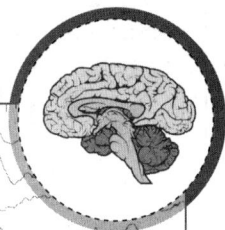

临床脑电图培训教程

中国抗癫痫协会

脑电图和神经电生理分会

临床脑电图培训教程编写组

编写组成员

吴　逊　吴立文　刘晓燕　王玉平　刘兴洲　金丽日

执　笔

刘晓燕

人民卫生出版社

图书在版编目（CIP）数据

临床脑电图培训教程/刘晓燕执笔. —北京：人民卫生
出版社，2011.11
ISBN 978-7-117-14901-3

Ⅰ.①临… Ⅱ.①刘… Ⅲ.①脑电图—教材
Ⅳ.①R741.044

中国版本图书馆CIP数据核字（2011）第 202293 号

人卫智网	www.ipmph.com	医学教育、学术、考试、健康，购书智慧智能综合服务平台
人卫官网	www.pmph.com	人卫官方资讯发布平台

临床脑电图培训教程

执　　笔:刘晓燕
出版发行:人民卫生出版社（中继线 010-59780011）
地　　址:北京市朝阳区潘家园南里 19 号
邮　　编:100021
E - mail:pmph @ pmph.com
购书热线:010-59787592　010-59787584　010-65264830
印　　刷:三河市尚艺印装有限公司
经　　销:新华书店
开　　本:787×1092　1/16　印张:16
字　　数:393 千字
版　　次:2011 年 11 月第 1 版　2025 年 4 月第 1 版第 20 次印刷
标准书号:ISBN 978-7-117-14901-3/R · 14902
定　　价:38.00 元

打击盗版举报电话:010-59787491　E-mail:WQ @ pmph.com
（凡属印装质量问题请与本社市场营销中心联系退换）

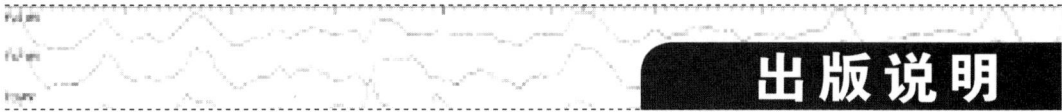

自 2011 年开始，临床神经电生理（脑电图）已正式列入国家专业技术职称系列，这为脑电图技术人员提供了在专业上发展提升的机会。为了配合大家学习的需要，中国抗癫痫协会脑电图和神经电生理分会组织有关专家编写了这本《临床脑电图培训教程》，内容涉及从事脑电图专业技术的人员需要掌握的神经电生理知识、脑电图技术以及常见神经系统疾病的脑电图表现等，希望对从事本专业人员的技术培训有所帮助。但本书并不是考试辅导书，因为不论是从临床工作还是从职称考试的角度，脑电图技术人员都需要了解更广泛的基础和临床知识，包括神经解剖学、神经生理学以及临床神经系统疾病等，这些内容显然不是这本教程所能够完全承载的。

由中国抗癫痫协会脑电图和神经电生理分会主持编写、刘晓燕教授执笔的《临床脑电图培训教程》正式出版发行了。这对我国从事脑电图诊断技术的医务人员来说，是件可喜可贺的事。

我国自 1949 年引进脑电图仪至 20 世纪后期快速推广，目前脑电图诊断技术已经相当普及。据 2010 年卫生年鉴统计，我国现有综合医院 13364 所，其中三级医院 1233 所，二级医院 6523 所。按照医院类型和设备配置常规，估计我国现有各种规格的脑电图仪超过一万台，脑电图从业人员（包括脑电图操作人员，脑电图判读和报告人员）约两万人以上。

可是，到目前为止，我国还没有建立起完善的脑电图从业人员的培训、考核和准入制度。卫生行政管理部门对脑电图从业人员的资质、操作规范、判读标准等也还没有统一要求。多数脑电图从业人员没有经过系统培训。

中国抗癫痫协会及其"脑电图和神经电生理分会"近两年为提高脑电图从业人员的业务资质、实际操作能力与结果判读水平，做了很大努力。在卫生部和有关政府部门的支持下，建立了"脑电图与神经电生理技术职称系列"，并与国际组织合作，开展了"脑电图资质考核"（ASEPA-ASNA-CAAE 脑电图 Certification），这对今后在我国正式建立脑电图从业人员的培训、考核和准入制度建立了必要的基础、也提出了更高的要求。我们下一步的目标是在卫生部相关部门的领导与支持下，举办定期、分级的脑电图在职从业人员水平测试，考试合格者发给证书，逐步实现脑电图从业人员的凭证上岗制度。

《临床脑电图培训教程》是在现有相关专著的基础上，根据教学的需求，择其要点、简化叙述，编撰而成。希望成为参与培训的脑电图专业人员的重要参考资料。

在此，对为此教程编写、出版付出了艰辛劳动的刘晓燕教授及其他教程编写组成员、专家和同道表示由衷的感谢。

中国抗癫痫协会　会长

李世绰

2011 年 7 月 25 日

目录

第一章

电子学和计算机基本知识

第一节 基本电子学知识

人体生物电(心电、脑电、肌电等)虽然非常微弱,但具有电子学的一般物理属性。此节仅对有关电子学的基本知识做一简单介绍。

一、电子学基本概念

(一)电流(I)

电子带负电荷,其在物体内部的运动形成电流,电流的方向是从正极流向负极,与电子运动的方向是相反的。例如 Na^+ 从左向右移动(或 Cl^- 从右向左移动)则产生一个流向右侧的正电流。电流的单位是安培(A),$1A=1000mA$。

(二)导体和电阻(R)

物体内部产生电流的首要条件是自由移动的带电粒子(载流子,carrier)搬运电荷运动的能力,即导电率。导电率的大小取决于物质的种类和温度。导电率的倒数称为电阻率。电流携带的能量会由于导体的阻力而损耗。不同物质的导电性能不同,电阻越高,导电性能越差。电阻的单位是欧姆(Ω)。在 EEG 记录系统中存在许多电阻,包括被测者身体(颅骨、头皮等)、头皮与电极的接触点、电极和导线以及 EEG 仪器内部的电路等。

(三)电压(V)

在一个闭合的电路内两点之间的电动势差称为电压,即物体中形成电流的电压力。电压的单位是伏(V),$1V=1000mV$,$1mV=1000\mu V$。心电图的电压是 mV 级的,而脑电图的电压是 μV 级的。

(四)电容和容抗

电容(C)为物体储存电荷的能力,可将其视为两块非常靠近,中间被很薄的绝缘层分开的平行导体(极板)。当电容两端有电位差时,正电荷将积累在极板的正极端,并吸引负电荷到另一个相对的极板。电荷在极板的移动在电容的两端形成电流,当两个导体分别带有正负电荷(Q)时,如导体之间的电位差为 V,则电荷与电位差之间的关系为:

$$Q = CV$$

当交流电通过电容器时,极板上所带电荷对电流的阻碍作用称为容抗(Xc)。电容量越大,容抗越小。许多生物体成分具有电容作用,可将其视为容积导体。例如脑脊液、颅骨及头皮等,都可以影响脑电信号的电压。连接患者和脑电图仪的电极也具有容抗性质,从而改变脑电信号。

(五)电感和感抗

线圈在磁场中活动时所能感应到的电流强度称为电感(L),单位是"亨利"(H)。根据法拉第定律,电磁感应产生感应电流的大小与磁通量的变化率成正比。用磁通量方向来表示感应电流方向为右手法则,即大拇指跟其余四个手指垂直并且都跟手掌在一个平面上时,拇指表示磁通量方向,其余四指所指的方向就是感应电流的方向(图1-1)。当交流电通过线圈时电感对交流电的阻碍作用称为感抗(XL),单位是欧。感抗和电感成正比,和频率也成正比。

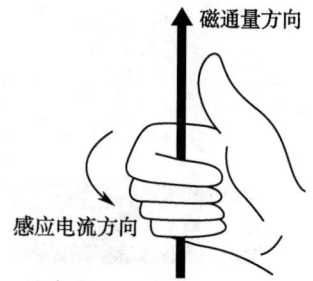

(六)欧姆定律

即在一个导体内,电流(I)与导体两端的电压(V)成正比,与导体的电阻(R)成反比(图1-1),即:

$$V = IR$$

图 1-1 右手法则

在图1-2,当电流通过一个闭合的路径时即构成电路。电路中的阻抗包括电阻、容抗和感抗。当通过电路的电流的电量和方向不随时间变化而改变时,称为直流电路(DC),由电池提供的即是直流电,人体的生物电也属于直流电;如电流的大小和方向随时间而呈正弦变化,称交流电路(AC),交流电正弦波形重复一次所需的时间称为周期(T),每秒的周期数称为频率(f),周期和频率的关系为:

$$T = 1/f(s),或 f = 1/T(Hz)$$

交流电正弦波形随时间的位移称为位相,两个正弦波 e1 和 e2 的位移所存在的时间差称为位相差(图1-3)。

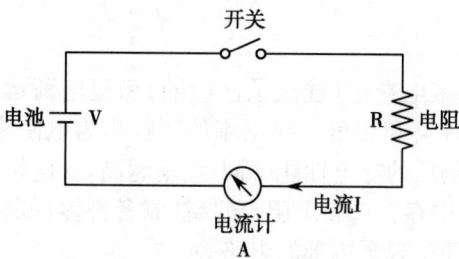

图 1-2 欧姆定律示意图

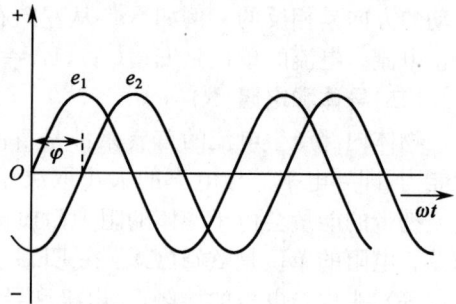

图 1-3 两个波形的位相差

头皮脑电图记录的是两个电极点之间的电位差(V),其反映的是生物组织内的电荷运动,因而脑电信号的导出也遵循欧姆定律的原则,见图1-4。

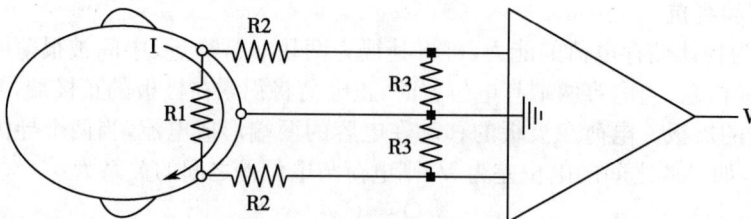

图 1-4 脑内电流的导出示意图

I为脑内电流,R1为人体组织内的阻抗,R2为电极阻抗,

R3为放大器输入阻抗,V为输出电压

二、电场和电偶极子

在导体两端加上电压就形成电场(electric field),电场强度与所加电压的大小成正比,电场强度越大,电子的运动速度越大。流过单位面积的电流大小称为电流密度,单位为 $J(A/m^2)$。位于电场内的电荷根据运动方向形成不同的场电位,可以用不同的电力线表示,这有助于帮助我们理解各种形式脑波在头皮脑电图上的分布。

(一)点电荷电场的等电位线

以电压最高点为中心,周边距离越远,电阻越大,因而电压越低,形成环形放射状的等电位线,例如局灶性棘波在头皮脑电图的分布(图 1-5)。

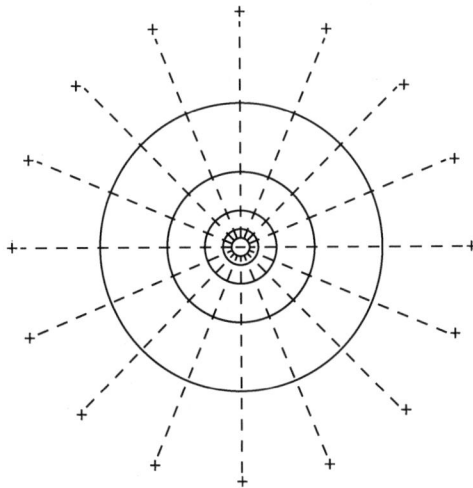

图 1-5　点电荷电场的等电位图
如果中心点是一个负相棘波,则在其周围形成相对正相的电场

(二)平行电力线

面积较大且距离很近的两个平行带电板之间的电场可以认为是匀强电场,即电场中各处场强的方向相同且大小相似(图 1-6),类似头皮脑电图记录的广泛的低波幅背景活动。

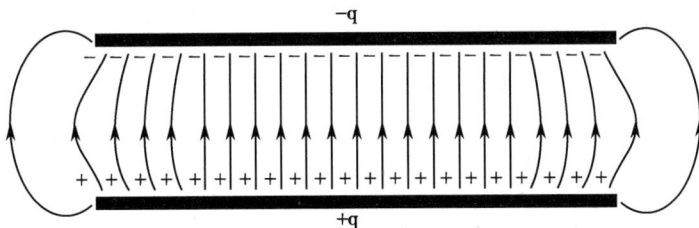

图 1-6　平行带电板的电力线
可将一q视为头皮一侧而将+q视为皮质的内侧,
其间是由皮质、脑脊液、颅骨、头皮等组织结构形成的电容器

(三)一对同号电荷或异号电荷的电力线

图 1-7 和图 1-8 显示 2 个负相电荷所构成的电力线,分别在其两端形成最大的正相电场,头皮脑电图及等电位线分布图没有电偶极子的分布特征。图 1-9 和图 1-10 显示 2 个异相电荷所构成的电力线,形成一对电偶极子。在脑电图的参考导联上出现颞区和前头部棘

波的"位相倒置",并在等电位图上显示颞区最负额区最正的电场分布。

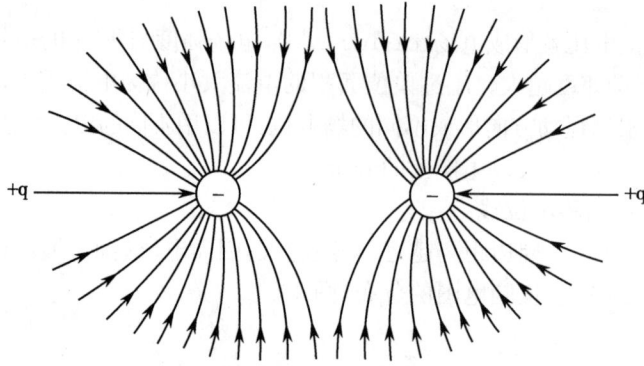

图 1-7 两个同号电荷的电力线

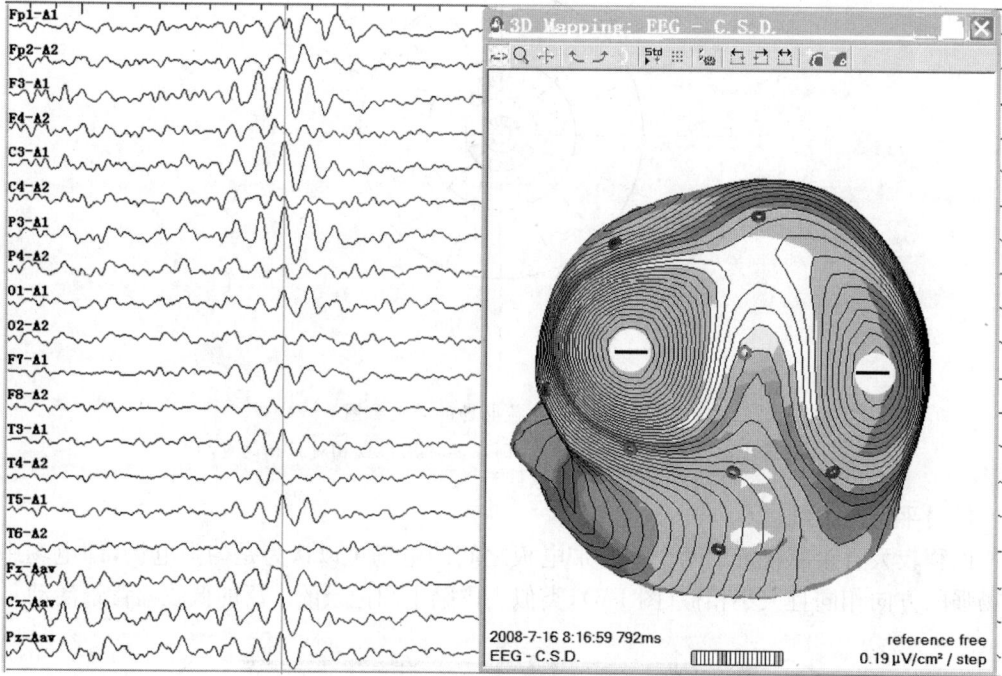

图 1-8 左侧半球前、后部分同相电位的等电位图

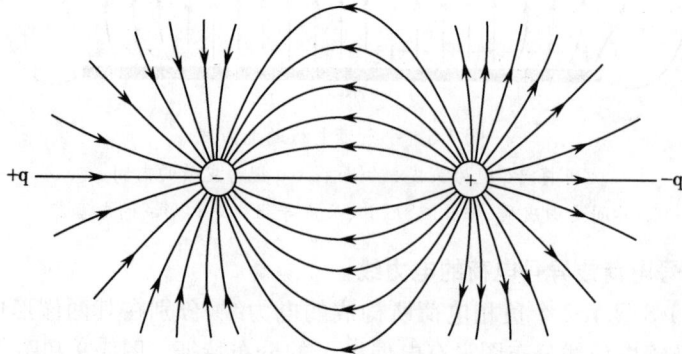

图 1-9 两个异号电荷的电力线

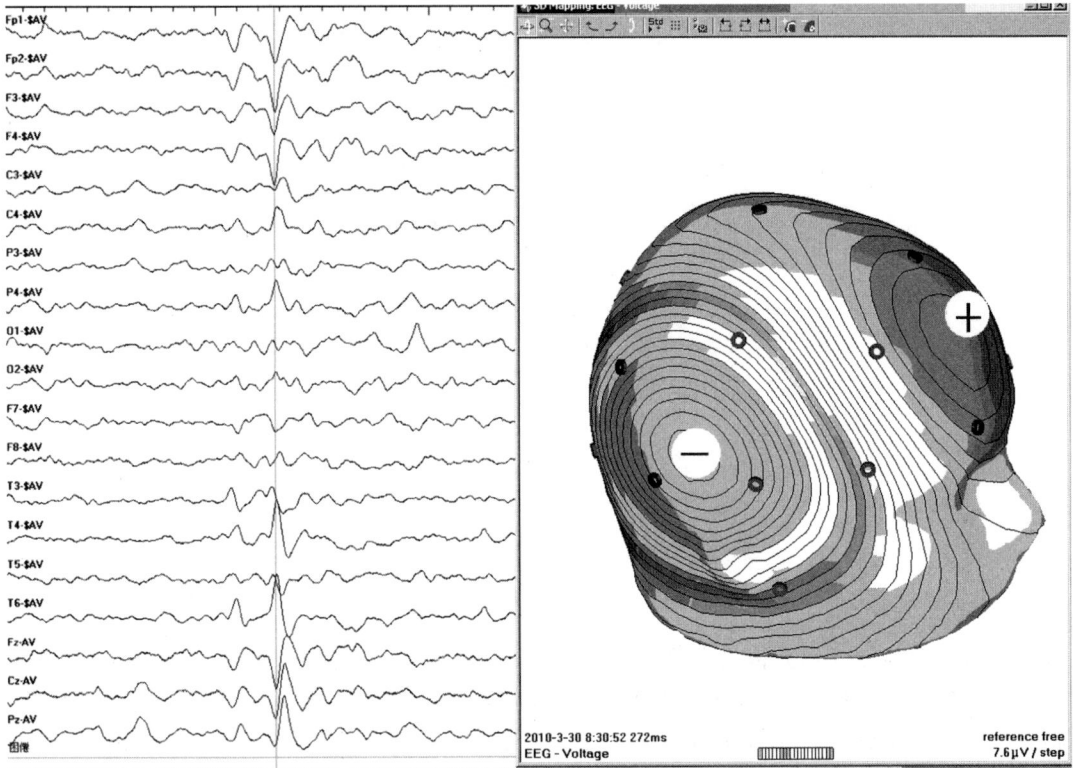

图 1-10　左、右异相电位的等电位图

(四)偶极子电场

带电体的电荷分布都是不均称的。物理学上把两个相距很近的等量正负电荷所组成的带电系统称为电偶极子(electric dipole),从负电荷(−q)到正电荷(＋q)的矢径(L)称为电矩(electric moment)。电矩是一个矢量(向量),方向是从负电荷到正电荷(图 1-11)。电矩用符号 P 表示,即得出公式:

$$P = qL$$

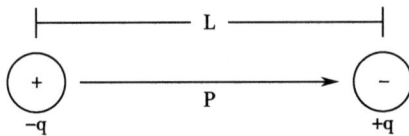

图 1-11　电偶极子的电矩

了解电偶极子电场内电矩的电压,对理解脑电图的波形、波幅和极性很有帮助。如图 1-12所示,若 A 点(头皮电极位点)距离电偶极子电场中心点(如棘波的起源点)的距离为R,与电矩 P(电偶极子的大小和方向)的夹角为 θ,则得出公式:

$$V = \frac{P\cos\theta}{R^2}$$

从以上公式可以看出,A 点(相当于记录电极点)所获得的电压(V)与几个因素有关:①电偶极子电矩 P(相当于任何一个脑波,例如棘波的电场范围),其电场范围越大,记录点所获得的电压越大;②偶极子电矩 P 与 A 点的夹角 cosθ,即棘波的方向与记录点的夹角,当

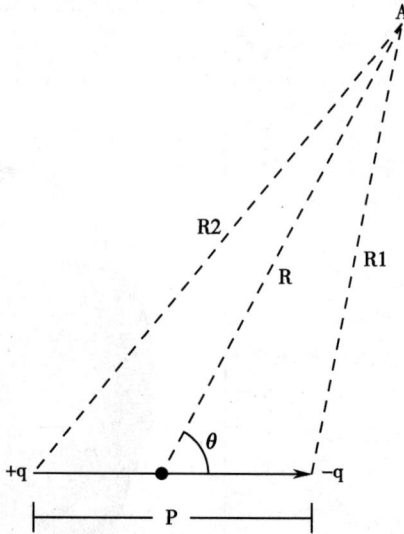

图1-12　偶极子电场的电矩和电压

该夹角为90°时,记录点获得最大负相电压;夹角为180°时记录点获得最大正相电压,而夹角为0°时记录点的电压为零;③A点的电压与距离的平方(R^2)成反比,即记录点与产生棘波的偶极子电场的距离越远,所获得的电压越低(图1-13)。根据同样道理,当A点(记录点)的位置不变时,偶极子电矩(P)方向的改变也会使记录点所获得的电压和极性发生改变(图1-14)。

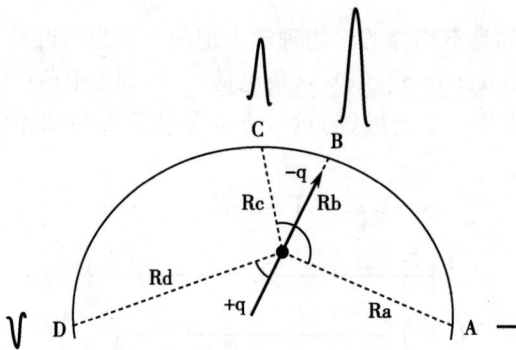

图1-13　一对偶极子电矩对不同记录点电位的影响

在一个容积导体内,若一对偶极子电场的电矩P不变,则记录位点(A-D)与P的角度或距离(R)不同时,所获得的电压和极性是不同的(黑色圆点表示棘波的起源部位)

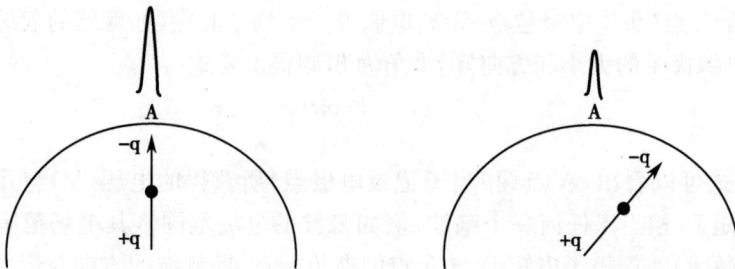

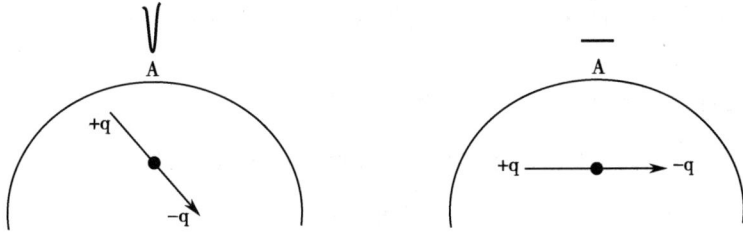

图 1-14 偶极子电矩的改变对某一记录点电位的影响
在相同的容积导体内,当记录点 A 不变时,
偶极子电矩方向或角度的变化对 A 点电压和极性的影响

由于皮质脑电活动的电偶极子方向大多垂直于皮质表面(表面相对于深部为负相),因而在头皮脑电图上仅能记录到偶极子的负相端,正相端因位于深部而多数记录不到。只有在少数情况下,产生于大的脑沟或脑裂(如外侧裂)内的放电由于其偶极子方向接近水平位,可以在头皮脑电图上看到这种偶极子现象(图 1-8)。

第二节 计算机基本知识

在数字化脑电图仪器已广泛普及的情况下,从事脑电图工作的人员需要具备计算机的基本知识和操作技能,并能进行简单的日常维护工作。

一、计算机的基本构成

(一)硬件系统

计算机由一系列执行不同功能的结构组成,主机包括主板、中央处理器(CPU)、信息存储区(硬盘)、临时随机存储区(内存或 RAM)、光盘驱动器等,外部设备则有显示器、外置存储器(外置硬盘或 U 盘)、键盘、鼠标、打印机等。其中 CPU 是决定计算机运算速度的主要因素,但当需要计算机同时进行多项工作时,内存的大小也影响运算速度;硬盘空间的大小决定着数据的存储量,在数据量很大(如储存视频脑电图中的视频图像时),需要硬盘有较大的存储量;显示器的分辨率决定了屏幕图像的分辨率和清晰度(如分辨脑电信号中的高频快波)。

(二)软件系统

计算机的软件系统包括系统软件和应用软件。

1. 系统软件 也称操作系统,是计算机系统中负责支持应用程序运行环境及用户操作环境的系统软件,同时也是计算机系统的核心。它的职责包括对硬件的直接监管,对各种计算资源(如内存、处理器时间等)的管理,以及提供面向各种应用程序的服务等。常用系统软件有 DOS、Windows、MOS 等,其不以某种特定应用为目标,而是在计算机硬件的基础上为应用软件提供通用服务。操作系统是计算机的必需组成部分,与硬件一起构成了完整的计算机系统。从用户角度看,操作系统可以看成是对计算机硬件的扩充。

2. 应用软件 是专门为某一应用目的而编制的软件程序,如办公室处理软件(Microsoft Office、WPS 等)、图像处理软件(Photoshop 等)、辅助设计软件等。数字化脑电图使用的各种记录分析软件也属于应用软件。应用软件必须在操作系统的支持下进行工作。

表 1-1 显示计算机的硬件、操作系统与应用程序之间关系。

表 1-1　计算机硬件、操作系统与应用程序之间关系

计算机系统	应用软件 Microsoft Office,Photoshop, EEG 记录分析软件……	计算机软件
	操作系统 Windows,Linus…	
	计算机硬件系统	

（三）数据的储存

计算机在开始使用之前应首先对硬盘进行分区，根据硬盘大小和使用情况至少分 2 个区，最好分 3～4 个区，以便于数据的保存和管理。其中 C 盘一般用于安装系统程序和应用软件，在有多个分区时，可将应用软件与系统程序分区安装，而各种数据资料则储存在其他盘符下。分区的目的是在系统程序发生故障需要重新安装时不会删除数据资料及应用软件（但一般情况下应用软件都有备份，删除或卸载后可以重新安装）。

各种不同类型的数据资料在储存时应在根目录下建立多级文件夹分类保存，避免都储存在根目录下查找困难。

二、数字化脑电图

数字化脑电图（digital EEG）是通过计算机运用数字化方式实现上述脑电图仪的所有功能，具有仪器小型化、低功耗、大容量、高速度、多导联、分析灵活、存储方便等诸多优越性。放大器与主机的信号传输可通过隔离电缆、光缆或无线传输，并可通过局域网或互联网实现远距离信号传输。各种参数调节功能可通过软件实现。由于其明显的技术优势，目前数字化脑电图正在迅速取代传统的脑电图仪器而在临床广泛普及。本节介绍数字化脑电图的一些特性。

（一）采样率

在传统脑电图记录过程中，用记录笔将放大器输出的信号记录成一条连续流畅的线图，其模拟起源信号并保持着连续不间断性，称为模拟信号（analog signal）。计算机将模拟信号转换为数字信号（digital signal）的过程称为模数转换（A-D 转换），反过来将数字信号转换为模拟信号的过程称为数模转换（D-A 转换）。数字化脑电图记录的核心是模数转换器（analog-to-digital converter，ADC），其按照一定的时间间隔对信号进行采样（A-D 转换），然后再将这些点连接成曲线图重构模拟信号（D-A 转换）。

数字化脑电图的采样率（sample rate）至少是所要分析的最高脑波频率的 2 倍，称为 Nyquist 频率限制。如果采样率低于这一限制，则会导致信号的波形和频率明显失真（图 1-15）。但若要真实描绘一个脑波通常需要 4 倍于最高频率或更多的采样点（图 1-16）。脑电图的采样率取决于脑电活动的实际频率和复杂性，脑波频率越快，要求的采样率越高。由于

颅骨衰减了大部分 40Hz 以上的高频脑电活动,颅外电极记录时采样率一般在 200～500Hz。而颅内电极可以记录到脑波频率更高,在研究高频振荡时需要分析数百赫兹的脑波,所以需要更高的采样率。采样率过低会导致高频脑波的波形失真,而采样率过高则会占用较大的存储空间并要求较高的运算速度。目前多数数字化脑电图仪的采样率在 200～1000Hz 左右,即 Nyquist 限制的脑波高频截止点为 100～500Hz。临床可根据需要适当设定采样率。

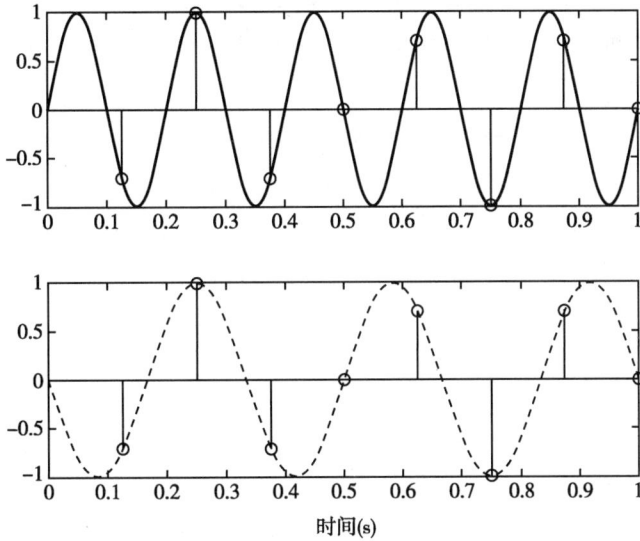

图 1-15　采样率对脑波频率的影响示意图

上图显示 5Hz 正弦样波的实际信号,对其进行采样率为 8Hz 的数字化采样(圆点所示),低于 Nyquist 频率限制;下图为根据上图的采样点重建的模拟信号,频率只有 3Hz,较实际频率明显降低(引自 Ebersole JS 主编《现代临床脑电图学》)

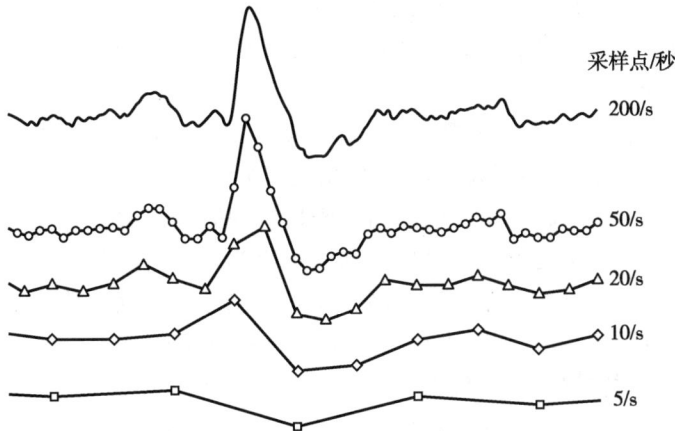

图 1-16　不同采样率对频率和波形的影响

注意在采样频率较低时,不仅图形失真,而且不能显示高频率的快波活动

(二)波幅分辨率

波幅分辨率(amplitude resolution)也称为动态范围(dynamic range),是指在脑波最大

偏转范围(full scale deflection,FSD)内对电压改变的最小垂直分辨率,分辨率越高,越能真实反映高电压信号。动态范围用二进制对数单位比特(bit)表示。n 个比特的垂直分辨水平等于 2^n 倍(表1-2)。例如对于电压在 $-150\mu V$ 至 $+150\mu V$ 的信号(FSD 为 $300\mu V$),6 比特的分辨水平为 $(300/2^6)=(300/64)=4.7\mu V$;而 16 比特则为 $(300/65\,536)=0.005\mu V$,即使电压范围高达 $2000\mu V$,依然能分辨 $0.03\mu V$ 的电压差。第一代数字化脑电图仪的动态范围一般为 6 比特,现多已被淘汰;第二代数字化脑电图仪为 8~12 比特,最大波幅显示为 $2000\mu V$,可分辨 $0.5\mu V$ 的电压改变。现在的仪器已发展到 12~16 比特,可显示 $4000\mu V$ 的超高脑电活动。

表 1-2 不同动态范围的波幅分辨率

动态范围 (Bit)	分辨水平	最小分辨电压差 (输出电压为 $2000\mu V$ 时)
1	$2^1=2$	$1000\mu V$
2	$2^2=4$	$500\mu V$
3	$2^3=8$	$250\mu V$
4	$2^4=16$	$125\mu V$
8	$2^8=256$	$7.8\mu V$
12	$2^{12}=4096$	$0.49\mu V$
16	$2^{16}=65536$	$0.031\mu V$

数字化脑电图记录系统比走纸记录的动态范围大得多。传统在纸上记录的脑电信号可能因为波幅过高超过记录笔的摆动范围而被削平,导致高波幅信号部分丢失,此时需要不断调整放大器输入和输出电压的比值(增益),而降低增益将造成低波幅信号的丢失。而数字化记录可以在增益固定的情况下在很大范围内根据需要调节灵敏度,一方面可以显示低波幅信号,另一方面可在不丢失信息的情况下降低灵敏度显示高波幅信号。

(三)数字化显示

脑电图的数字化显示可通过屏幕或打印机实现。由于计算机存储量和处理速度的高速发展,足以支持通过增加采样率和波幅分辨率来提高脑电图图形的分辨率,但显示器的分辨率未能随之增加,成为限制数字化脑电图高分辨显示的瓶颈。现在通用的计算机彩色显示器像素一般为 1280×1024 或 1600×1200。如以垂直为 1024 像素的显示器显示 16 导脑电信号,其波幅分辨率仅为 1/64,相当于 6 比特,而同一代计算机脑电信号采集的波幅分辨率为 1/4096(12 比特),是屏幕分辨率的 64 倍。同一代的 600dpi(dots-per-inch,点/英寸)的激光打印机打印出的脑电图在每一导联间隔 1 寸时垂直分辨率为 1/600,约合 9 比特。传统的走纸脑电图仪假定导联间隔 23mm,描线宽度 0.2mm,则推算其波幅分辨率为 1/115(约合 7 比特),也比显示器高出 1 比特。

水平分辨率也受到显示器的限制。水平为 1280 像素的屏幕如显示 10 秒信号,则每秒显示 128 个点,此分辨率仅为 256Hz 采样率的 50%。在此采样率下,一个 70ms(14Hz)的棘波由 18 个采样点构成,但在屏幕上仅能显示出 9 个点,导致在陡峭的部分出现不规则的台阶。600dpi 的激光打印机最大水平分辨率为 23.6 点/mm,相当于采样率 708Hz,即最大频率响应可达 354Hz,比目前最好的显示器(1600×1200 像素)高出 5.5 倍,甚至比标准的 ADC 采样率还要高,能够精确反映出棘波等短暂事件。提高显示器对频率分辨率的方法之一是减少每屏显示的长度,例如每屏显示 5 秒,则每秒即能显示 256 点,与采样率相当。表 1-3 列举不同采样和显示方法对脑电图频率和波幅分辨率的影响。

表 1-3　不同仪器对脑电图的分辨率

	采样频率(Hz) (30mm/s)	水平频率分辨 (Hz)	动态范围 (bit)	波幅分辨率 (1/FSD)
数字化脑电图仪	256	128	12	1/4096
打印机	708(600dpi)	354	9	1/600
显示器	128	64	6	1/64
常规脑电图仪	150	75	7	1/115

(四)数字化滤波

数字化脑电图采用的是数字化滤波(digital filters),不同仪器的数字滤波功能设计不同,有些在记录及回放时都可以滤波,有些仅在回放时可以滤波。一般来说,记录时的滤波为"硬件滤波",事后回放分析时带通范围不能再扩大;回放过程中的滤波则为"软件滤波",各种改变都是能恢复的。应提倡在记录时尽可能用宽带通采样以保证高频和低频部分的波形不失真,在分析时根据情况使用可恢复的"软件滤波"。

临床推荐使用以下数字滤波程序:①记录时使用硬件设定的宽带滤波,头皮记录为 0.1~70Hz,颅内记录为 0.1~120Hz(在分析高频振荡时需进一步提高采样率和高频滤波);②回放时最初使用 0.3~70Hz 的宽带通数字滤波;③如有持续 50Hz 干扰,则使用 50Hz 陷波;④在需要时短暂改变高频或低频滤波;⑤仅在非常躁动不合作的患者持续改变低频或高频滤波,并注意其对棘波和慢波的衰减作用,一旦患者情况稳定如进入睡眠,立即恢复宽带通滤波。

目前国内有些数字化脑电图仪为了增加抗干扰能力,通过"硬件滤波"方式缩小带通宽度,使波形变得"平滑干净"。但这种方法会使整个脑电记录失真,遗漏某些重要的波形特征,因此不宜提倡。仪器的抗干扰能力主要体现在放大器的性能上,不能完全依赖滤波去除干扰。脑电记录首先应保证采集信号的真实性,不论其中包含怎样的干扰信号。分析时如确实需要,再通过可恢复的"软件滤波"去除干扰。

(五)数字化回放

数字化脑电图仪都装有专门的数字化回放(digital review)分析软件,各家仪器的回放软件大同小异,一般都具有以下功能:

1. 回放方式　设有滚动回放、向前或向后自动翻页回放及键盘或鼠标操作的手动翻页回放等方式。滚动回放的速度与记录速度相同,一般仅用于和录像资料同步显示时使用。翻页回放的速度可调,对于熟练的阅图者,一般选用每秒 1~2 页或 10~20 倍的速度比较合适,速度过快容易遗漏异常波形。对特殊脑波采用手动逐页甚至逐秒回放仔细分析。

2. 导联组合　详见第四章第二节中"参考电极的数字化计算与转换"。

3. 波幅调节　一般数字化脑电图仪比传统仪器有更多挡次的灵敏度调节,以便于将波幅调整至最适合的程度。如果在有限高度的计算机屏幕上显示 16 导甚至 32 导时,波幅过高会使各导联的图形重叠,难以分析;过低则使一些低波幅的成分变得不明显甚至消失,同时不容易显示出电压不对称的现象。因此应尽量将波幅调整到既能充分显示低波幅成分,又不致使各导联图形重叠的状态。

4. 测量 不同的仪器可通过不同方式精确测量每个波的时限(ms)、频率(Hz)及波幅(μV),并在屏幕上和打印时显示比例尺(定标)。

5. 事件标记和搜寻 数字化脑电图仪一般都设有事件标记功能,既能在记录过程中由患者或陪护者通过事件按钮标记发作等特殊事件,也可由阅图者在回放分析时标记。除程序设定的标记事件如睁眼、闭眼、过度换气、闪光刺激、睡眠以及记录参数的改变等外,仪器还允许用户根据各种情况自行编辑标记事件,包括各种具体的临床症状或行为,并能够对各种事件标记静息方便快捷地搜寻。

6. 剪接编辑 数字化脑电图可进行长程监测,但并非所有记录下的数据都需要长久保存,多数仪器都设有剪接编辑功能,可将有代表意义的片段,包括背景活动、诱发试验、异常阵发性活动及发作期图形分别剪接,仪器可将这些片段自动生成一个编辑文件供长久保存,大大节省了存储空间。在数据剪接时应注意以下几点:①所选片段应是有代表性的内容;②在阵发性活动或发作期图形的前后应保留足够长的基本背景活动,以便于比较;③每个剪接片段都应标注患者的状态。

7. 报告生成 脑电分析程序中一般设有报告生成功能,给出一个脑电图报告模式,并将最后的报告内容生成数据库文件供检索查阅。

8. 数据的保存 经过剪接编辑的数据可临时保存在硬盘内,并定期转录到光盘等存储介质内长久保存。选择数据保存介质时应考虑到仪器升级换代后的兼容性和可读性。有些存储介质在市面上的流通周期很短,一旦被淘汰,储存在其中的数据很难在新一代仪器中读出。现在比较通用的是光盘、外置硬盘或可移动硬盘,脑电图仪器的标准配置应包括光盘刻录机。

(六)数字化文件格式

基于商业化的原因,各家公司开发的数字化脑电图仪的文件格式不同,导致数据之间不能通用,在一家仪器上所记录的数据无法在另一型仪器上读出和分析比较,使各家医院的资料不能交流。另外,由于微电子技术的高速发展,仪器的更新速度非常快,但临床上有些患者的资料需要长期保存,特别是儿科患者的记录可能需要保存和使用18年以上。同时科研和教学的需要乃至作为法律证据的需要都要求将脑电图资料长期保存。由于新仪器常常不能读出旧仪器记录的数据,造成资料长期保存的困难。如将旧文件转变为新格式则需要开发商编写出格式转换程序,而且大量的数据转换工作会给脑电图室增加极大的工作量和成本。现在国际上提倡制定标准的数字化脑电图文件格式,但目前还没有完全实现。

第一节　神经元和神经环路

一、神　经　元

(一)静息电位和动作电位

神经元由胞体、轴突和树突组成。在静息情况下,细胞内以 K^+ 和有机负离子为主,细胞外以 Na^+、Ca^{2+} 和 Cl^- 为主,维持静息电位在 $-70\mu V\sim-90\mu V$(细胞膜内为负,细胞膜外为正)。在细胞兴奋时,Na^+ 通道开放,Na^+ 内流,使膜内变正,产生去极化,形成动作电位的上升支;随后 K^+ 顺浓度差外流,膜内再次变负,称为复极化,形成动作电位的下降支(图 2-1)。最后通过 Na^+-K^+-ATP 泵逆浓度差将细胞内多余的 Na^+ 运送到细胞外,同时将细胞外多余的 K^+ 运送到细胞内(图 2-1)。

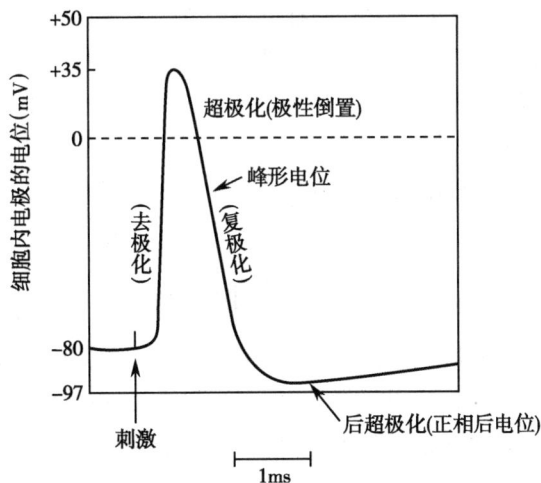

图 2-1　动作电位的时间过程示意图

由 Na^+ 快速内流构成的峰电位时间非常短暂($<2ms$),并在细胞外衰减,因而不是构成皮质脑电图电位的主要成分。除 Na^+ 电位外,在细胞膜兴奋时另一个重要的非突触电位由缓慢的 Ca^{2+} 内流引起,其可产生 $20\sim50mV$ 的高电压,并可在一群神经元中形成同步化峰

电位,在癫痫样放电中具有重要作用。

动作电位沿轴突(神经纤维)的传导是双向的,以局部电流的形式传向远端。但在到达突触时只能从突触前膜向另一神经的突触后膜单向传导。

(二)突触结构和神经递质

两个神经元之间的接触点称为突触(synapse),由突触前膜、突触后膜和突触间隙构成。一个神经元兴奋后对下一级神经元的作用取决于神经末梢(突触前膜)所释放的神经递质或调质的功能。兴奋性神经递质使突触后膜去极化,导致静息电位升高,神经元兴奋性增加,引起兴奋性突触后电位(EPSP);而抑制性神经递质则使突触后膜超极化,静息电位降低,神经元兴奋性降低,引起抑制性突触后电位(IPSP)。兴奋性电流主要与 Na^+、Ca^{2+} 内流有关,而抑制性电流主要涉及 Cl^-、K^+ 外流。在大多数生理情况下,突触活动是构成脑电图电位的最主要成分(图 2-2)。

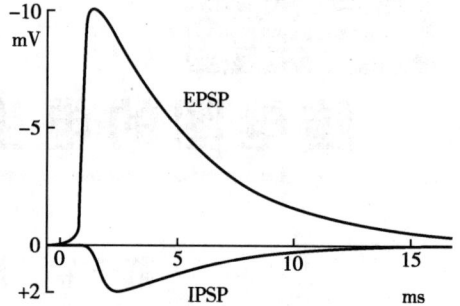

图 2-2　EPSP 和 IPSP 的时间过程

脑内主要的兴奋性神经递质为谷氨酸和天门冬氨酸,对大脑皮质神经元、海马、丘脑、小脑等结构都能产生极强的兴奋作用。兴奋性氨基酸的受体包括 NMDA 受体、AMDA 受体和海人酸受体。中枢神经系统的抑制性神经递质主要为 γ-氨基丁酸(gama-amino-butyric acid,GABA),相应的受体为 $GABA_A$ 受体和 $GABA_B$ 受体。GABA 及其受体广泛存在于脑组织中,可引起神经元超极化的抑制效应。其中 $GABA_A$ 是化学门控通道受体,介导突触后抑制效应;$GABA_B$ 受体则主要介导突触前抑制。此外,甘氨酸也是抑制性递质,但主要分布于脊髓、脑干和后脑,在前脑分布较少。

脑内 5-羟色胺(5-HT)能神经元主要分布在脑干的中缝核群及蓝斑、脚间核等部位。5-HT神经元的特点是放电缓慢而规律,其放电频率为 $0.5\sim3Hz$,与睡眠,特别是慢波睡眠有密切关系。中枢儿茶酚胺(CA)类物质包括肾上腺素和去甲肾上腺素。CA 对中枢的作用以兴奋为主,有助于维持中枢神经系统的觉醒状态。刺激去甲肾上腺素上行背束通路可引起脑电低波幅快波,并伴有觉醒。

乙酰胆碱在中枢神经系统的主要受体为毒蕈碱受体(M 受体)。M 受体具有兴奋性和抑制性双重作用。

二、神 经 网 络

脑内不同性质和功能的神经元通过各种形式的复杂连接,在不同水平构成神经环路和神经网络,最简单的神经环路是三突触结构,即上一级神经元的轴突分支一方面兴奋一个主神经元,另一方面通过兴奋中间神经元抑制该主神经元,从而在一个最小的环路上达到兴奋与抑制的平衡。更复杂的神经环路可见于神经网络的不同层次水平。在环路中兴奋性和抑制性活动相互作用,其最终效应取决于许多神经元活动正负相消后的净得值,也就是神经活动的整合作用。

某些神经环路是产生癫痫的重要基础,如海马内环路、边缘系统环路、丘脑-皮质环路等。在这些环路中,某一环节的兴奋阈值降低可使微小刺激引起强烈暴发,如此循环使环路对异常放电产生放大效应,进而引起异常放电的扩散和发作。在病理条件下,脑内异常结构可形成异常的神经环路,这与突触的可塑性有密切关系。异常环路可成为异常放电形成和扩散的基础,并可干扰正常神经活动。

第二节　半球表面脑电活动的起源

脑电活动的产生主要来自突触后电位,动作电位在轴突中的传导对皮质表面记录到的脑电活动可能不起什么作用,因为兴奋沿着很多不同走行方向的轴突双向传导,且在时间上也不同步,造成电位在时间和极性上相互抵消,对脑表面某一个电极的实际影响近似于零。皮质锥体细胞顶树突垂直于皮质表面,排列整齐而紧密,有利于电活动在时间和空间上的综合;树突表面膜的面积占锥体细胞膜总面积的 97%,具有很高的电兴奋性(图 2-3)。一个锥体细胞或一个垂直柱状结构的电活动相对于周围其他细胞所产生的电位变化在细胞外空间形成一个局部电场。当一大组神经元同步活动时,形成一个足够大的场电位,则可从头皮记录到这种电位的宏观变化。研究发现至少需要 $6cm^2$ 的皮质同步活动才能产生头皮可记录到的电活动,$20cm^2$ 以上的皮质同步活动才能在头皮记录到的典型间期棘波。但由于颅骨和头皮等组织的衰减作用,从头皮记录到的电位只有皮质表面电位的 1/5~1/10 左右。

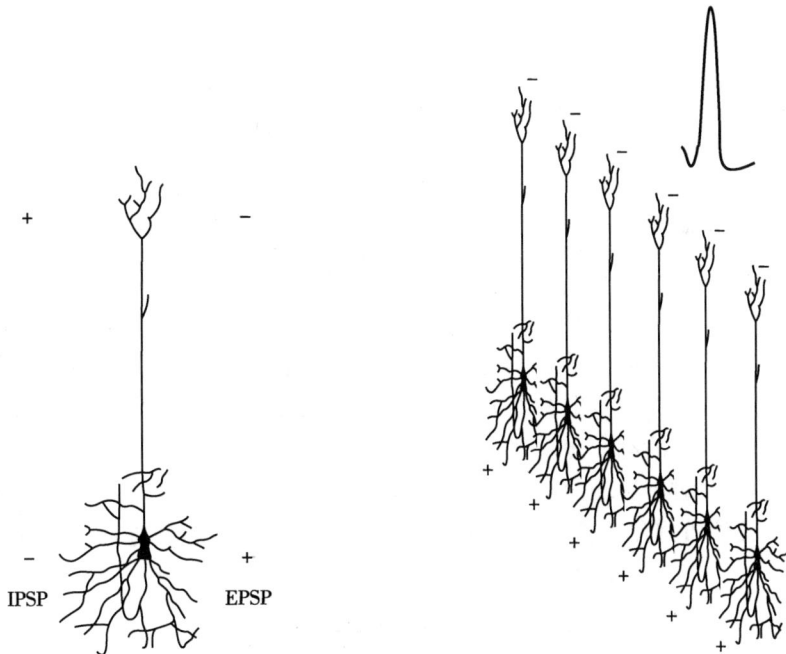

图 2-3　皮质大锥体细胞顶树突突触后电位的整合示意图

突触后电位对皮质表面记录电极的影响取决于它的极性、方向、部位和强度。通常将从细胞内向细胞外的电流称为"电源"(current sources),相反方向的电流称为"电穴"(current sinks),二者共同构成一对偶极子(dipole)。在皮质的各层中均以去极化的 EPSP 占优势。当 EPSP 产生的去极化电位发生在接近皮质表面时,在表面电极记录到负性电位;深层部位的 EPSP 则在表面记录到正性电位。IPSP 产生的极化电位效应则正相反。因为表面电极的面积较大，可记录到很多神经元的电活动，而这些电活动的性质、方向和时间不尽相同，因而从某一皮质或头皮表面电极记录到的脑电波形、频率和位相，反映的是记录电极下面许多神经元突触后电位的净得效应（图 2-4）。

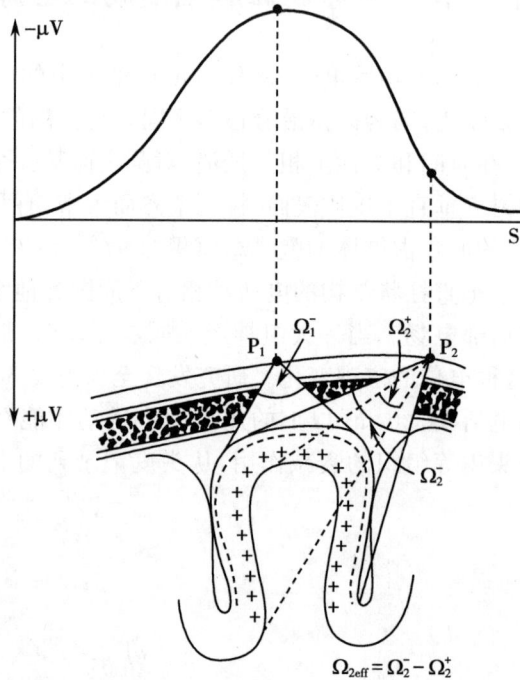

图 2-4 皮质脑回凸面的表面的脑回和凹陷的脑沟侧
面电活动对头皮脑电图的作用（引自 Gloor P，1985）
其计算原理见本书第一章图 1-10 偶极子电场的电矩和电压

此外，产生同步电活动神经元数量、电压、频率和部位也是决定头皮脑电活动的重要因素，由于颅骨和头皮对皮质电活动具有频率依赖性的电压衰减作用，即脑波频率越高，被衰减的越多，因此只有足够数量的神经元同步活动，产生足够强的电压，才能被头皮电极记录到；而低电压的高频电活动在头皮表面往往记录不到。头皮脑电图所记录到的主要是半球凸面皮质的电活动，对于半球内侧面或底面（如颞叶内侧、额叶眶回或扣带回）、深部灰质（如岛叶皮质）以及较深的脑沟或脑裂（如中央沟内、外侧裂或半球间裂等部位）的电活动常常不容易记录到。

一、丘脑-皮质环路

丘脑是感觉刺激传入大脑皮质最重要的中继站，也是产生低频脑电活动的主要起步点。根据解剖和电生理的研究，习惯上将丘脑核团分为特异性和非特异性两大类，特异性核团传递各种感觉冲动，与特定的大脑皮质区域有点对点的投射关系。非特异性投射核团指中线核团和内板核等，主要接受脑干网状结构传入的兴奋，进而引起大脑皮质广泛区域电活动的变化。皮质活动的信息又反馈至丘脑，形成丘脑-皮质环路，调节皮质神经元的兴奋性水平（图 2-5）。丘脑-皮质环路对产生某些正常脑波节律（如睡眠纺锤）、全面性癫痫样放电（如失神发作的广泛性 3Hz 棘慢波节律）以及部分继发双侧同步化放电中起到重要作用。

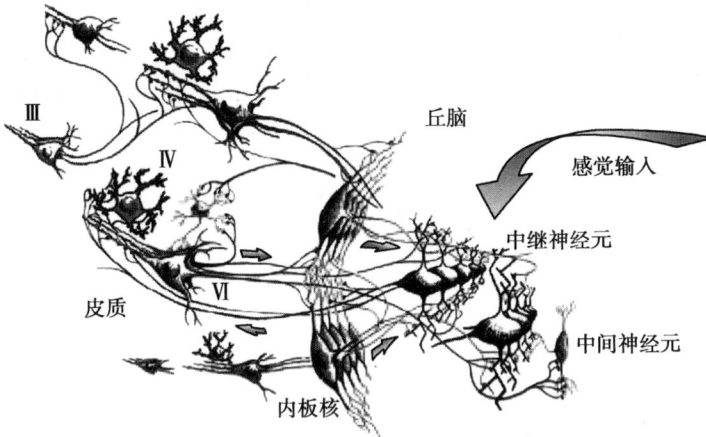

图 2-5　丘脑-皮质环路示意图

二、脑电节律的产生

低频刺激通过非特异性丘脑核团引起神经元暴发性点燃，产生短暂的 EPSP。由于丘脑内广泛存在的抑制性中间神经元，在 EPSP 之后紧跟着一个大而长的 IPSP，其足以阻断进一步的传入性刺激，并使丘脑神经元广泛同步化，直至出现下一群 EPSP-IPSP，如此反复，使丘脑成为节律性脑电活动的起步点，如 α 节律、睡眠纺锤或广泛性 3Hz 棘慢复合波节律。在意识减低或睡眠时，传入性刺激减少，则丘脑产生节律更慢的低频振荡，即慢波睡眠期的 δ 节律。由上所述，可以认为新皮质主要产生脑电活动的电压和电场，而丘脑则是控制脑电活动节律的主要部位。

三、边缘系统的电活动

由于边缘系统主要位于大脑半球的内侧面和底面，头皮电极很难直接记录到其电位活动，常需借助接近颅底的蝶骨电极、卵圆孔电极等特殊电极记录，或进行颅内深部电极记录。

海马的固有节律为 4～7Hz 的 θ 活动。新皮质的电活动可通过内嗅皮质传入海马，在此经过整合后，输出到边缘系统其他结构、大脑皮质及脑干下行通路。海马特殊的环路结构使之具有"放大器"的效应，微小的异常电活动在此环路内被逐渐放大，经传出通路抵达效应器后引起脑电活动的异常同步化放电，因而海马常常成为癫痫发作的起源地。

四、脑干网状结构对脑电活动的影响

位于脑桥中部与延髓尾侧之间的中缝核、孤束核、蓝斑等结构与睡眠-觉醒周期及脑电活动的同步化或去同步化波形有密切关系。脑干结构的这些功能与神经递质有关（表 2-1）。

表 2-1 脑干结构对脑电图和行为的影响

神经结构	神经递质	脑电图	行为
中缝核群头部	5-HT	同步化慢波	非快速眼动睡眠
中缝核群尾部	5-HT	去同步化快波	快速眼动睡眠
孤束核	Ach	同步化慢波	非快速眼动睡眠
蓝斑头部	NA	去同步化快波	觉醒
蓝斑中后部	NA	去同步化快波	快速眼动睡眠

→ 第三章
脑电图仪器和参数调节

传统的脑电图仪由电源、信号采集和输入、放大、信号输出和调节、记录等几部分组件构成。信号采集和输入包括电极、头盒、导联选择、校准电压、电阻测量等装置;放大部分包括前置放大器和后置放大器;调节部分包括增益、滤波、纸速、阻尼等;记录部分包括记录笔、记录纸等装置。最近20年来,随着电子计算机技术的发展,脑电图仪已逐步从传统的模拟信号记录发展到数字化记录,很多参数调节功能可通过软件实现。但脑电图记录的基本原理和方法及所显示的图形并无本质的改变。

第一节　电源和用电安全

一、电源的要求

电源用于为脑电图仪器系统供电。出于对人体和仪器安全的角度考虑,脑电图仪器应连接医院专用的安全供电系统,其线路及插座的质量及安全标准均高于普通市电的电路。应使用三相的插头和插座,并保证其中的地线连接正常。对仪器和电源插头和插座应定期进行预防性的维护检查。

脑电图仪器尽量不使用电源延长线,因为电缆虽然绝缘,但仍可能有小的电容作用,当有电流通过时有可能对脑电图记录产生干扰。

电源的50Hz交流电可能对脑电图记录产生干扰。必要时应使用电源隔离器,屏蔽电路中的交流电干扰。电源系统应尽量远离脑电图的前置放大器和患者,以减少电源干扰进入放大器。

在供电不稳定的环境内,可配置不间断电源,以保证在意外断电时仪器和数据的安全。

二、仪器的接地

仪器接地又称底盘接地(chassis ground)、大地接地(earth ground)或安全接地,是将脑电图仪器的金属外壳通过导线与大地连接。在仪器出现漏电时,地线可将电流引入大地,保障人员和设备安全,并可起到消除交流电干扰的作用。为使脑电图仪器有良好的接地,最好埋设脑电图室专用的地线。地线连接脑电图仪的一端可插入仪器的专用地线插口(不是放大器的地线插口),或固定在仪器外壳的金属螺丝等部位;接地一端连接铜板深埋于地下,周围用木炭填充,对地阻抗值≤3Ω。

如果同一患者身体连接有其他电子仪器如心电图机或监护仪,各台仪器的地线应连接到一个共同地线,即单点接地原则。若采用多点接地法,各仪器的漏电流和接地阻抗均不一样,可形成经由人体的回路电流,在人体产生电压差,影响仪器的正常工作,严重时能对人体造成伤害。

现在的脑电图仪多数具有较强的抗干扰能力,不需要放置在特殊的屏蔽室内。但如果脑电图室周围有功率较强的电源或电器设备,会对记录造成很大干扰。此时可安装金属网(一般是铜网)的屏蔽室,屏蔽室要有良好的接地,使外界电磁波通过金属屏蔽网进入地下。

第二节　脑电信号的采集和输入

一、电　　极

1. 电极材料　脑电图电极用于采集脑电信号,由导电性能良好的金属材料制成。但有些金属材料在有直流电持续通过时,由于电化学反应而在金属电极表面产生电荷积累,造成时间和频率依赖性的电阻增加。电极表面因为存在电荷和极性而产生直流电效应,经放大后产生大幅度的基线缓慢漂移伪差。因此这种有极性的金属材料不能用于记录脑电信号。脑电图的电极通常为银-氯化银电极,其可在外部直流电作用下形成双相表面电荷,因而没有明显的极化现象。也可采用不锈钢、金或铂金制成的无极性电极。但银、金等某些金属材料长期直接接触脑组织时会产生刺激或毒性作用,因此不适用于颅内记录。颅内电极常用不锈钢或铂铱合金材料制成。如果患者需要在安放电极的情况下进行磁共振成像检查,则要求无磁性材料的电极,一般使用铂铱合金电极。

2. 电极的种类　临床用于颅外脑电图记录的电极有以下几种:

(1)柱状电极:又称桥式电极,电极一端垂直与头皮接触,另一端连接一个直角支架形成桥式结构,用特制的弹性胶带电极帽固定在桥的横梁上。常用于短程的普通脑电图记录,优点是安装方便快捷,缺点是电极固定性差,容易脱落。

(2)盘状电极:为直径7mm左右的圆盘形电极,接触头皮一侧的中间向外凹陷并有孔,用于注入导电膏。如做短时间记录,可用导电膏固定电极,但很容易脱落。也可用火棉胶将电极固定在头皮,优点是牢固,不易脱落,患者可以卧位记录,适合于睡眠记录、长程记录及对不合作的儿童记录;缺点是安装及取下电极均费时费力。

(3)针电极:一般多用于特殊部位如蝶骨电极记录。偶可用于昏迷患者的头皮记录,此时患者疼痛感觉多减退或消失,且在监护室内有各种仪器的干扰,需要在最短时间内获得有效记录。应用针电极时应严格消毒头皮,并使用一次性针电极。使用时应注意前后方向平行排列针电极,排列混乱可造成人为的波幅不对称和波形畸变。

(4)耳电极:常用弹簧夹固定的盘状电极或螺旋式电极,将电极固定在耳垂,也可用胶布直接将盘状电极固定在耳垂。

二、阻抗测试

由于脑电信号非常微弱,为保证最大限度采集到真实的脑电信号同时消除各种外界干扰,需要尽可能降低电极与头皮之间的阻抗,这一方面要求电极的材料电阻性要低,另一方面要求对头皮进行认真处理。记录脑电图的前一天应洗头。记录前应对头皮进行认真清洁,可用酒精或丙酮去除头皮脂质,以降低电阻。在头皮和电极之间应使用导电膏或盐水等电介质溶液,保证界面的导电性能良好。长时间记录时可用火棉胶固定电极。记录前应测试每个电极与头皮间的阻抗,要求在 $100{\sim}5000\Omega$ 之间。电阻过高时可产生各种干扰,最常见的是 50Hz 交流电干扰。如果放大器两端输入端的一对电极之间的阻抗过低(如出汗或两个电极下的导电膏或盐水相互有接触)可产生"盐桥"即短路效应,导致两点之间的电压差过低甚至呈直线。有时金属电极表面的离子可与导电膏或盐水中的离子发生交换,在头皮与电极之间形成一个直流补偿电压(DC offset voltage),脑电放大器可通过差分放大作用消除直流补偿电压。但当输入放大器两端的一对电极之间的阻抗差别过大而导致直流补偿电压差过大,则可形成"电桥",造成脑电图形的失真,所以应特别注意各电极点之间的阻抗平衡。

三、信 号 接 地

脑电图的地线有大地接地和信号接地两种。前者是为了保证人身和设备安全(见前述),后者是为了保证放大器电路的正常工作。

信号接地(signal ground) 又称电路接地(circuit ground)或患者接地(patient ground)。导线的一端通过电极连接患者身体表面的任何部位(地电极),一般放置在前额正中或颅顶;另一端接入仪器头盒的接地(ground 或 G)端口。信号接地是放大器电路的电位参考点。患者接地电极接触不良时将导致所有导联的脑电信号受到干扰。

四、电 极 盒

电极盒位于患者和脑电图仪之间,表面有插孔,插孔数目因放大器的通道数目而异,如 16、19、28、32、64、128 等。电极盒有三个功能:①连接作用,即将头皮上任何一个电极连接至任何一个放大器的输入 1 或输入 2 端口,可以形成不同的导联方式;②放大功能,前置放大器位于电极盒内,放大后再通过导线进入脑电图仪,可以保证不因患者与脑电图仪器相距过远而造成脑电信号的明显衰减。带有前置放大器的电极盒应尽可能靠近患者的头部,电极线不宜过长,以减少环境干扰信号通过电极线进入放大器的机会;③测试电极与头皮之间的阻抗。

第三节 脑电信号的放大

脑电信号是一种毫伏(mV)级或微伏(μV)级的微弱低频电生理信号,经过颅骨和头皮的衰减后,在头皮表面记录的信号一般只有数十至数百微伏,需经过数百万倍的放大才能显示出来。而环境噪声和干扰通常比脑电信号强得多,仪器本身也可能产生一定强度的噪声。这就需要有高灵敏度、高输入阻抗的低频直流放大器,并具有抗干扰性强、噪声低的特性。

一、放 大 器

脑电图的放大器由前置电压放大和后置功率放大两部分组成。脑电图的前置放大器通过多级连续电压放大,可将微弱的脑电信号放大数百万倍。前置放大器有两个输入端,分别为输入 1 或栅极 1(input 1 or grid 1,G1)和输入 2 或栅极 2(input 2 or grid 2,G2)。前置放大器具有抑制同相共模信号(CM)而放大异相差模信号(DM)的功能,前者称为共模抑制,后者称为差分放大。来自外界的干扰信号一般同时进入放大器的两端,由于信号的位相和电压相同而被抑制,从而达到抗干扰的目的。而来自两个不同记录电极的脑电信号存在一定的电压差和位相差,可通过差分放大而显示出来,因此我们看到的脑电图都是两个记录点之间的电位差。国际脑电图协会技术用语委员会协议规定,脑电图仪放大器的输入端 1 对输入端 2 为相对负相,使记录笔产生向上的偏转,因此向上偏转的信号称为负相,向下偏转的信号称为正相。这种规定与物理学或电工学的习惯相反,后者称向上偏转的波为正相波,而向下偏转的波为负相波。

前置放大器的性能用共模抑制比(CMR)表示:共模抑制比=异相信号的放大倍数:同相信号的放大倍数(CMR=KDM/KCM)。对异相信号的放大倍数越大,越能反映出微小的脑电信号改变;而对同相信号的放大倍数越小,抗干扰能力越强。所以总体来说是共模抑制比越大越好,一般应在 5000∶1 以上(≥50~70dB)。

后极放大为功率放大,是将从前置放大器输出的信号功率放大,从而带动记录笔的机械运动。数字化脑电图仪(无笔脑电图)则没有后置放大部分。

二、输入阻抗和输出阻抗

1. 输入阻抗　指从一测量系统或线路环节的输入端测得的系统自身的阻抗,反映一个系统对其前一级系统的功率要求,输入阻抗愈高,它从前一级所吸取的电流愈小,因而愈容易与前一级系统相连接,不致引起前级输出信号的改变。脑电图等许多生物信号都很微弱,不能向测量仪器提供较大的电流,否则将会引起被测量的生物信号发生变化(如幅度衰减),因此要求用于生物医学测量的仪器具有很高的输入阻抗,例如生物电放大器的输入阻抗一般为 2~10 兆欧,用于测量细胞单位的微电极放大器的输入阻抗高达数十至数百兆欧。

2. 输出阻抗　指从一个测量系统或线路环节的输出端测得的系统自身的阻抗,输出阻抗反映系统的输出端向后级系统提供电流的能力,输出阻抗愈低,向后级系统提供电流的能力愈强,愈容易在确保输出信号无失真条件下与后级系统连接。人脑作为一个生物电路系统,其输出端(头皮)与后级系统(记录电极)之间的阻抗即属于输出,电阻越低,越能更好地将脑电信号输出到脑电图的放大器。

三、信/噪比

放大器除了能把有用的信号放大之外,同时也可能把一些无规则的电流或电压加以放大,这些杂乱无规则的电压或电流称为放大器的噪声。噪声可来源于放大器外部(如来自周围的电磁场)或内部(如电子元件因热运动而产生的热噪声)。信/噪比即信号功率与噪声功率的比值。被放大的信号越微弱,所要求的信/噪比越大。如果脑电放大器输入端的噪声达到 100μV 以上,脑电波将被淹没在噪声之中无法分辨。当噪声水平超过 2μV 时,与脑电图的低电压活动不易区分,这一点在判断电静息和脑死亡时特别重要。因此一般要求脑电图仪器的噪声水平不得高于 2μV。

四、放大器的频率特性

放大器的频率特性是指某一种放大器只能对某一范围内的频率有同样大小的放大倍数。当信号频率高于或低于这个频率范围时,放大倍数就要下降。如果将不同频率的标准信号输入放大器,分别测量电压的放大倍数,可测得放大器的频率特性曲线(图 3-1)。如图所示,当频率过低或过高时放大倍数都下降。在频率降低部分,当放大倍数下降至 70.7% 时,所对应的频率(F1)称为下限频率。在频率升高部分,当放大倍数下降至 70.7% 时所对应的频率(F2)为上限频率。从 F1 到 F2 之间的频率范围(F0)称为放大器的带通(band-pass)或带宽(band-width),即在此范围内的频率不被明显衰减。

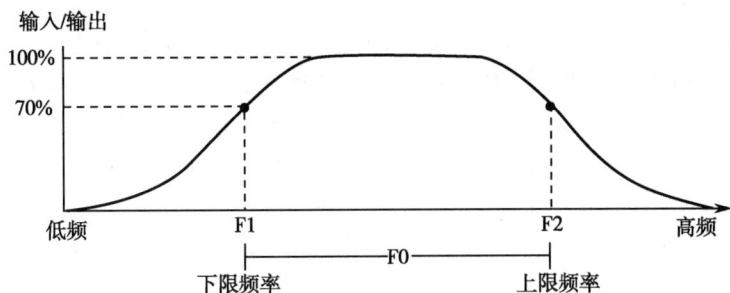

图 3-1　放大器的频率曲线

神经系统的生物电活动频率最高可达 2000Hz,例如在小脑。而皮质低频活动可低至 0.25~0.3Hz。在特殊情况下可记录到更慢的电活动,如意外性负变化(contingent negative variation,CNV),其至接近直流状态,如癫痫发作前的负相直流偏移。在头皮记录时,非常慢的脑电活动很难与出汗或皮肤反应性变化引起的慢电位区别,而高频的脑电活动则常常被颅骨和头皮衰减掉,而且传统脑电图仪的记录笔对 100Hz 以上的信号无法响应,因此脑电放大器的带通范围一般在 0.1~100Hz。但在颅内皮质或深部记录时,可以记录到 100Hz 以上的高频信号和低频的 DC 偏移,因此需要宽带滤波放大器,同时数字化的电生理仪器不存在频率响应限制的问题。

第四节　仪器参数的调节

一、带 通 滤 波

脑电图记录中滤波的目的在于减少干扰,更好地显示所要分析的脑波,并尽可能保持所要观察信号的真实性。但滤波总是会对脑电信号产生一定影响。目前国际脑电图界普遍接受的标准是,对所要观察频率范围内的脑波,至少应能显示其实际电压的 70% 以上,即滤波造成的波幅衰减不应超过 30%,否则会造成明显失真。

1. 高频滤波(high-frequency filters,HF)　也称为低通滤波(low-pass filters)。当需要衰减某些高频信号时,可适当降低上限频率,此时放大器的频率曲线将高峰段将向左侧偏移(图 3-2)。峰左移有可能使脑电活动中的高频快波被衰减失真,但低频的慢波不受影响。高频滤波的主要目的在于减少高频信号的干扰。

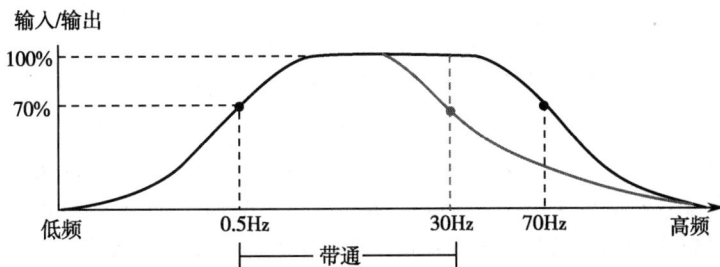

图 3-2　峰左移,衰减高频信号

脑电图仪的高频滤波通常设有 100Hz、70(或 60)Hz、35(或 30)Hz 及 15Hz 几挡。国际脑电图及神经电生理学会规定将高频滤波设定在 70Hz 左右，即对 70Hz 以上的快波衰减 30%以上，以减少肌电信号的干扰。棘波放电的范围多在 13～20Hz，但也可达 40～50Hz。如将高频滤波设定在 35Hz，对 50Hz 波衰减约 60%，对 40Hz 波衰减约 40%，这将使棘波呈现某种程度的失真，波幅变低，顶端变钝，失去棘波特征，类似 β 波。如高频滤波设定在 15Hz，快波的失真将更加明显。在出现大量肌电活动时，如使用 15Hz 或 35Hz 的高频滤波，可明显衰减肌电活动中的快成分，使之失去肌电活动的特征而类似于棘波节律或 α 节律。

2. **低频滤波**(low-frequency filters，LF)　也称高通滤波(high-pass filters)。当需要衰减或消除某些低频信号时，可适当提高下限频率，此时放大器的频率曲线将呈现"峰右移"(图 3-3)。过度峰右移将使低频的慢波被衰减失真。当同步记录肌电图时，由于肌电信号均为高频电位，不含低频信号，因此在提高低频截止点消除基线漂移的同时，高频截止点也要尽可能提高，造成整个带通右移，以充分显示高频肌电活动并使基线平稳(图 3-4)。

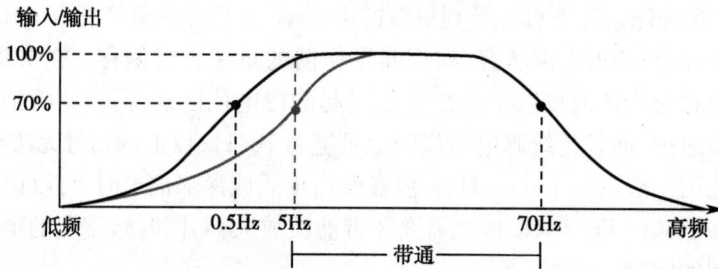

图 3-3　峰右移，衰减低频信号

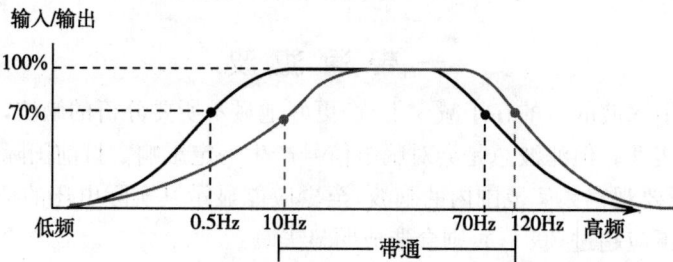

图 3-4　整个带通峰右移，多用于肌电记录

脑电图仪的低频滤波一般设有 0.1、0.3、0.5、1、5、10Hz 等几挡。低频滤波也可用时间常数(time constant，TC)表示。TC 指一个方波从其峰值下降 63%所需要的时间(s)，可通过校准方波信号作出测量判断。TC(s)和 LF(Hz)的关系大致为：1s 相当于 0.1Hz 或 0.16Hz，0.3s 相当于 0.5Hz，0.12s 或 0.16s 相当于 1Hz，0.03s 相当于 5Hz。

国际脑电图及神经电生理学会规定低频滤波为 0.3Hz 或 0.5Hz(TC 为 0.4s 或 0.3s)。提高低频滤波截止点或缩短 TC 可衰减因患者的运动、呼吸、出汗或眼球漂移引起的缓慢基线漂移。在背景有较多 0.5～1Hz 的慢波时，应选择较低的低频滤波或更长的 TC，以便发现慢波不对称现象。较高的低频滤波(5Hz)或短 TC 可衰减大部分 δ 活动，使快波变得更明显。因为就一般规律而言，δ 波的波幅最高，其次为 θ、α 和 β 波。将高波幅 δ 波衰减后可通过增加灵敏度显示低波幅的快波活动。

3. **陷波滤波**(notch filters，or 50Hz rejection filter)　指有选择地衰减某一频率的信号。

国内使用的市电一般为50Hz交流电。为滤除50Hz交流电的干扰,可开启50Hz陷波。但应注意陷波滤波可能使棘波失真,因此在出现交流电干扰时应首先去除周围环境中的电源干扰、修理记录电极、参考电极和地电极,并保证仪器有良好接地。只有在交流电干扰不能通过其他方法去除时才开启陷波滤波。因为在高频滤波的基础上再使用陷波滤波,等于进行两次高频滤波,会使快波和棘波失真。

二、灵 敏 度

指输入信号电压(μV)与输出到记录笔偏转的垂直距离(mm)的比值,用于调节记录波幅的高低,用μV/mm表示。目前各家仪器设定的灵敏度等级不尽相同,但至少要有2μV/mm、7μV/mm、10μV/mm、20μV/mm等几个挡次。成人背景活动波幅较低,一般用7μV/mm或10μV/mm;儿童波幅较高,可选用10μV/mm或20μV/mm。在儿童慢波睡眠期、阵发性放电或异常慢波背景时,波幅可能高达数百微伏,可适当降低灵敏度。脑死亡的脑电图标准为没有超过2μV的电活动,因此在怀疑脑死亡时,应将灵敏度增加至2μV/mm。低于2μV的信号很难区分是脑电信号还是仪器本身的噪声。

增益(gain)表示放大器输入信号电压与输出信号电压之比,二者呈倍数关系,用1、1/2等表示。在数字化脑电图中不再使用。

三、纸 速

1. 标准纸速　纸速是影响脑电信号清晰度和时间分辨率的因素之一。大部分脑电图仪设有30mm/s、15mm/s和60mm/s等几种不同的纸速选择,国际上大多数国家的脑电图室采用的标准纸速为30mm/s,少数研究室使用25mm/s或15mm/s的纸速。大多数脑电图工作者习惯于识别在30mm/s的标准纸速下记录的脑波图形。数字化脑电图仪仍沿用传统的纸速概念,使打印出的图在时间轴上符合上述标准。但在屏幕显示时,则会受到屏幕尺寸的影响,如同样为每屏显示10s,15寸显示器每秒可能小于30mm,而21寸显示器则会大于30mm。其纸速调节有10秒/屏、5秒/屏、20秒/屏、30秒/屏等。但屏幕显示不会影响打印的效果。

2. 慢纸速(15mm/s)　主要用于观察和显示一些间隔较长的周期性变化,如SSPE的周期性波、暴发-抑制、新生儿的交替睡眠图形等,使一个或多个周期能比较完整地显示在一张纸或一屏上。也用于多导睡眠监测时观察睡眠周期的变化。但慢纸速降低了时间分辨率,不能用于观察分析波形的变化,因其可使慢波变得较尖,同时不易分辨快波成分的频率差别。常规脑电图记录不提倡使用慢纸速。

3. 快纸速(60mm/s)　可将波形展宽,提高时间分辨率,用于观察快波成分,精确测量快波的频率,区别有规律的50Hz干扰和无节律的肌电活动,分析微小的不同步活动。一般来说,双侧同步化放电时两侧棘波、尖波相差不超过15~25ms,而继发双侧同步化则可相差75~100ms。

第五节　闪光刺激器

闪光刺激器用于脑电图记录中的闪光刺激诱发试验(图3-5)。对闪光刺激器有如下要求:

1. 刺激器可以是圆形或矩形,但以圆形最好,直径为13cm,其可以产生大范围的圆形照射区,产生白色弥散光,散射灯罩的中心标出一个注视点,但灯罩的表面应该没有条纹图案,以免同时产生图形刺激的效果。

2. 光照度不小于10万烛光(>100Nit)。

3. 刺激脉宽在0.1～10ms,刺激频率在1～60Hz之间可调。

4. 刺激器放置在患者旁边,刺激脉冲通过连接线输送至脑电图记录仪的主机,与脑电信号同步记录和显示。

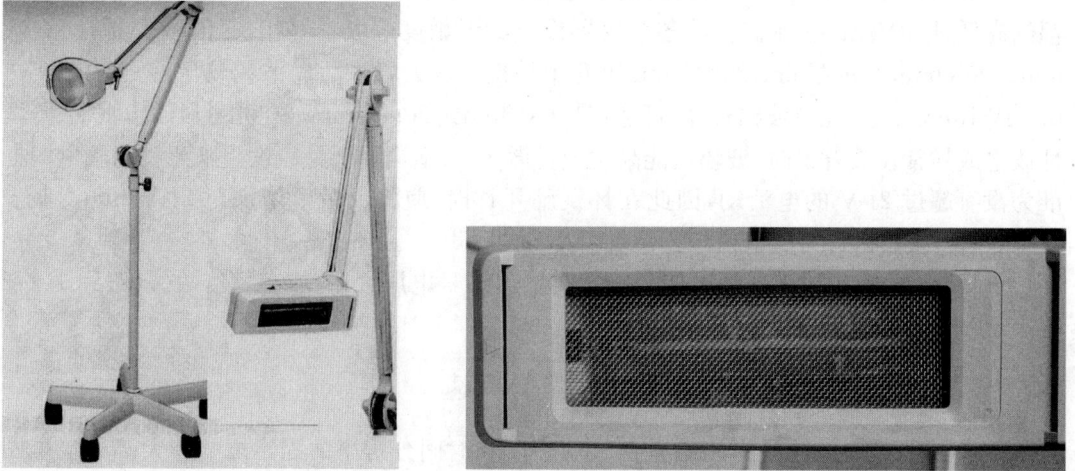

图3-5 闪光刺激器
左图显示圆形和矩形的闪光刺激器,右图显示刺激器灯罩表面的网格状图形可能产生图形刺激的效果

第四章 脑电图的导联和极性确定

第一节 记录电极的位置

记录电极（recording electrode）又称活动电极（active electrode），是用于采集脑电信号的电极，应放置在距离脑电活动电场最近的部位。头皮脑电图的电极用于采集双侧大脑半球表面的电活动，不论电极数目多少，排放时都应注意兼顾到半球表面的各解剖分区，并应遵循左右对称、间距相等的原则。

一、国际 10-20 系统

根据国际脑电图学会的建议，头皮脑电图记录常规使用 10%～20% 系统确定电极的安放位置，简称国际 10-20 系统（international 10-20 system）。10-20 系统包括 19 个记录电极和 2 个参考电极（图 4-1）。

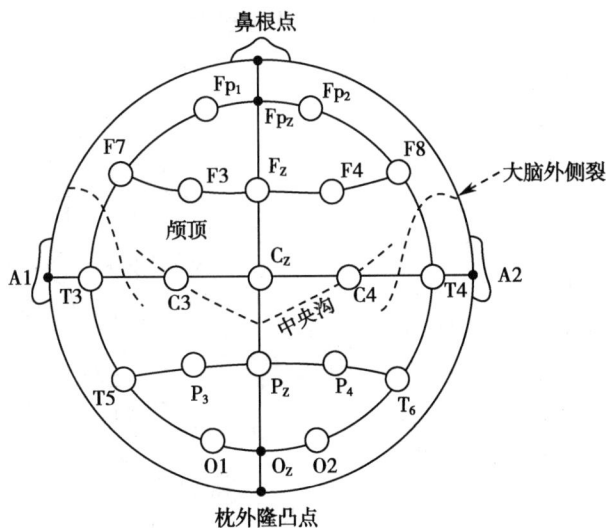

图 4-1 国际 10-20 系统

1. 首先在头皮表面确定两条基线，一条为鼻根至枕外粗隆的前后连线为 100%，另一条为双耳前凹之间的左右连线为 100%。二者在头顶的交点为 Cz 电极的位置。

2. 从鼻根向后10%处为Fpz（额极中线），从Fpz向后每20%为一个电极的位置，依次为Fz（额中线）、Cz（中央中线）、Pz（顶中线）及Oz（枕中线）。Oz与枕外粗隆的间距为10%。

3. 双耳前凹连线距左耳前凹10%处为T3（左中颞）电极位置，以后向右每20%放置一个电极，依次为C3（左中央）、Cz（中央中线）、C4（右中央）和T4（右中颞）。T4距右耳前凹间距为10%。

4. 从Fpz通过T3至Oz的连线为左颞连线，从FPz向左10%为Fp1（左额极），从Fp1向后每20%放置一个电极，依次为F7（左前颞）、T3（左中颞）、T5（左后颞）及O1（左枕），其中T3为此线与双耳前凹连线的交点，O1距Oz为10%。右颞连线与此相对应，从前向后依次为Fp2（右额极）、F8（右前颞）、T4（右中颞）、T6（右后颞）及O2（右枕）。

5. 从Fp1至O1和从Fp2至O2各作一连线，为左、右矢状旁连线，从Fp1和Fp2向后每20%为一个电极位点，左侧依次为F3（左额）、C3（左中央）、P3（左顶）和O1（左枕），右侧依次为F4（右额）、C4（右中央）、P4（右顶）和O2（右枕）。在10-20系统中，Fpz和Oz不包括在19个记录位点内。

10-20系统是经过长期研究和临床实践而形成的，并被国际脑电图界广泛接受。其优点为：①电极数较多；②电极位置的排列与头颅的大小和形状成比例，克服了因头围大小和头形变异所带来的影响，使不论处于生长期的儿童，还是有小头畸形、脑积水等各种病理情况的患者，其脑电图结果在个体之间及同一个体自身前后的记录之间都具有可比性；③与解剖部位基本吻合，但前颞例

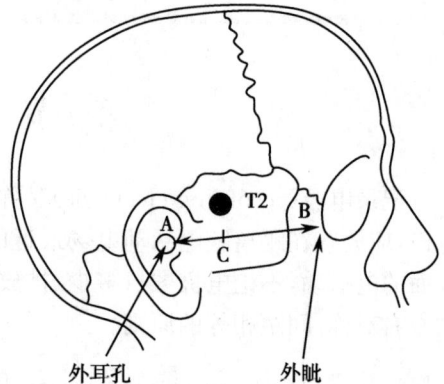

图4-2 前颞区表面T1和T2的位置

外，F7和F8分别位于双侧额下回的后方，并不是真正的前颞区，头皮表面与前颞区最接近的部位是T1和T2，位于眼外眦与外耳孔连线的后1/3点向上2cm处（图4-2）。

二、国际10%系统

从10-20系统的电极位置缩写中可以发现，各电极的代码命名是不连续的，如仅有C3而无C1，仅有T3而无T1等。这是因为国际脑电图学会在设计时为增加电极数目而预留了位置代码，如需横向增加电极，从中线向外侧，在Cz和C3之间为C1，C3和T3之间为C5，以此类推。纵向增加的电极则为前后两点的代码合并，如在F3和C3之间增加的电极为FC3，C4和P4之间为Cp4，以此类推。每个电极间距均为10%，所以也称为10%系统。

美国脑电图协会1991年在10%系统的基础上增加了颞区电极，共有75个电极的位置（图4-3），同时对国际

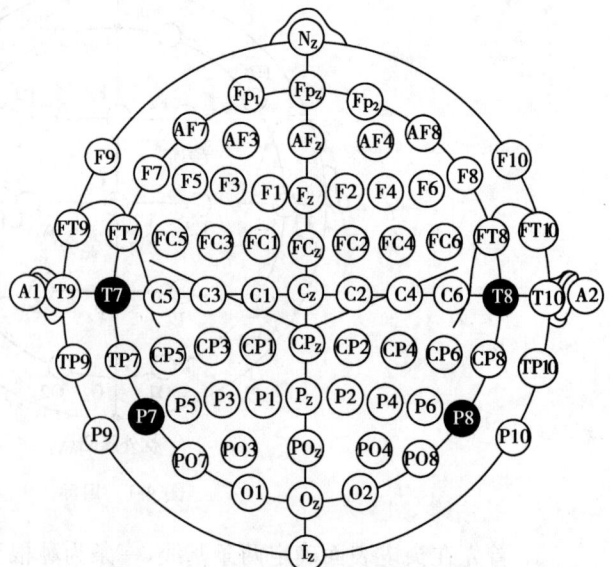

图4-3 美国脑电图协会的电极安放位置

10％系统的命名作了个别修正,用 T7/T8 取代了 T3/T4,P7/P8 取代了 T5/T6。这使得电极的字母缩写及代码更有规律可循,更加便于记忆,也更能反映电极位置与解剖分布的关系(图 4-3)。

三、蝶 骨 电 极

源自大脑半球内侧面、底面及深部的脑电活动常常难以从头皮电极记录到。为了解决这一问题,可使用一些特殊部位的无创性表面电极或微创性的插入性电极,以发现头皮记录难以发现或难以确认的异常电活动。常用的是蝶骨电极(sphenoidal electrodes)。一般使用尖端裸露的绝缘针电极记录,穿刺点位于颧弓中点下缘乙状切迹处,耳屏前方 1.5cm。穿刺方向略向后上方,深度约 4～5cm,接近卵圆孔周围(图 4-4)。蝶骨电极的尖端接近颞叶内侧面及底面,可增加发现颞叶内侧或海马放电的机会,操作简便,临床使用较为广泛。

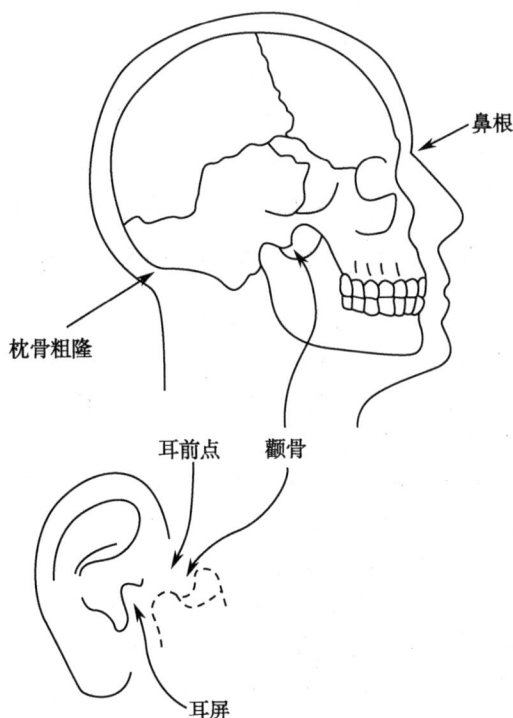

图 4-4 蝶骨电极的位置

第二节 参考电极的位置

参考电极(referential electrode)又称非活动电极(inactive electrode)。理论上,参考电极应为零电位,即没有任何脑电或其他生物电活动。但在人体表面几乎没有这样的部位。在头部,多数部位位于脑电活动的电场范围内;而远离头部的其他体表会不可避免地受到肌电、心电的干扰,并有较多的运动伪差,因此只能选择相对受各种生物电场影响较小且较少运动的部位作为参考电极的位置。

一、耳垂参考电极

耳垂的大部分不直接与头皮表面接触,电位相对较弱,是常用的脑电参考电极位置,也是国际 10-20 系统的标准参考电极位置,左右耳垂分别标记为 A1 和 A2。耳电极作参考的优点是较少受躯体运动或心电活动的干扰。但颞区记录电极(F7、F8、T3、T4、T5、T6)由于与耳垂电极的距离近,容易活化耳电极从而抵消部分颞区电极,造成颞区电压偏低。一侧耳电极被邻近的脑电活动或外来干扰活化还可引起左右半球假性不对称的图形,甚至掩盖异常波的起源。

二、平均参考导联法

平均参考电极是将头皮的每个记录电极分别串联一个 $1\sim2M\Omega$ 的电阻,然后再并联在一起,经此处理后,头皮各点的电位被显著减弱并被平均,电位接近于零。以此作为参考,可使参考电极不受位置的影响,且不存在与各部位记录电极距离不相等的问题,从而使各记录电极的电压具有可比性,并克服了因一侧耳电极活化造成的双侧半球不对称。但如果某一个或几个记录点有一过性的非常高的电压,上述平均处理不足以将其完全消除,将会在平均参考电极上反映出来(参考电极活化),引起所有记录部位出现一个与其极性相反的波形,而引起参考电极活化的波源则会被其相反极性抵消。前额极的眨眼伪差、浅睡期顶尖波或极高波幅棘波常常会造成这种情况。其结果是掩盖了真正的波源,使整个图形和波幅被严重歪曲。

三、参考电极的数字化计算与转换

在数字化脑电图,每个位点的电位都是通过计算与另一个位点的电位差而得出的,这个过程是一个简单的减法计算。理论上在记录时可以将位于人体任何一点的电位作为所有其他记录电极的参考点(Ref)。在操作时通常将 Ref 放置在前额或颅顶(Fpz、Fz 或 Cz),这是因为这些部位的电极容易固定,较少受到外界的影响。以单点 Ref 作为参考点克服了双侧耳电极电压不一致所带来的影响,使双侧半球的参考值完全相等,因此在进行电位计算和各种转换时更加准确。但是由于作为 Ref 点的 FPz、Fz 或 Cz 本身具有较高电压的脑电活动,因此不能直接作为参考电极进行显示和分析,否则将可能导致波形、电压和位相明显失真,甚至可能引起定位的错误。因此这种"Ref"只是作为数字化脑电图计算和转换的参数,并不是真正的参考电极,在回放分析时应使用计算和转换后的参考电极,包括耳电极或平均参考电极等。

例如,由于耳电极总是多少带有一点电位,且双侧耳电极所带的电位不可能完全相等,即:

式 1:$A1 \neq A2$

因此在直接以同侧耳电极作参考时,我们可以认为:

式 2:$C3-A1 \approx C3$,$C4-A2 \approx C4$

但根据式 1 在转换为双极导联时,则:

式 3:$(C3-A1)-(C4-A2) \neq C3-C4$

如果以 Cz 作为记录的参考点,由于 Cz 带有比耳电极更高的电位,则:

式 4:$C3-Cz \neq C3$,$C4-Cz \neq C4$ (所以 Cz 不能直接作为参考电极)

但可以转换为双极导联,即:

式 5:$(C3-Cz)-(C4-Cz)=C3-C4$(双极导联)

或转换为耳电极参考,即:

式 6:$(C3-Cz)-(A1-Cz)=C3-A1$(单极导联,但前提是记录时必须包括耳电极)

或转换为平均参考导联，即：

式7：平均参考电位 $= \dfrac{\left[(E_1-Cz)+(E_2-Cz)+(E_3-Cz)+\ldots\ldots+(E_n-Cz)\right]}{n}$

根据式5，式7也等于：

式8：$\dfrac{(E_1+E_2+E_3+\ldots\ldots+E_n)}{n}$

公式中 E 为电极，n 为参加平均计算的电极总数。

如代进数据进行计算，假设实际电压为：

$Cz=90\mu V$，$F3=120\mu V$，$F4=80\mu V$，$F3-F4=120-80=40\mu V$

$A1=5\mu V$，$A2=10\mu V$（耳电极活化电位）

当直接以同侧耳电极作参考时：

$F3-A1=120-5=115\mu V$，$F4-A2=80-10=70\mu V$（受参考电极活化影响，电压轻度失真）

当根据耳电极参考计算并转换为双极导联时：

$(F3-A1)-(F4-A2)=115-70=45\mu V$（受参考电极活化影响，双极导联电压也失真）

当以 Cz 直接做参考时：

$F3-Cz=120-90=30\mu V$，$F4-Cz=80-90=-10\mu V$（因为 Cz 的电活动导致 F3 和 F4 的电压和位相明显失真）

但根据 Cz 参考计算并转换为双极导联时：

$(F3-Cz)-(F4-Cz)=30-(-10)=40\mu V$（与实际数值相同）

或由 Cz 转换为平均电位时（平均参考电极 AV）：

$\left[(F3-Cz)+(F4-Cz)\right]/2=\left[30+(-10)\right]/2=10\mu V$

则 $F3-AV=120-10=110\mu V$，$F4-AV=80-10=70\mu V$（平均参考电极有小的活化电位，其对所有记录电极的影响相同）

四、发生源导联法

由于一个头皮记录电极记录的电位是其下方大约 $2.5\sim3cm^2$ 范围皮质所产生的电活动，因而其周围的电极也会受到一定影响。发生源导联法（source derivation，SDV）是通过一系列计算（Laplacian 算法），将某个记录电极周围数个电极的电位进行叠加平均后，作为该电极的参考电极（图4-5）。此方法比平均参考法更能消除其他部位电位的影响，使局部背景脑电波幅降低，因而更容易记录出局部脑电活动变化，但通常电压比其他导联法更低。

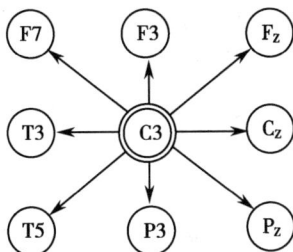

图 4-5 发生源导联法示意图

例如当以 C3 为记录电极时，将其周围的电极进行叠加平均后作为 C3 的参考，
比其他参考导联方式更容易分辨 C3 局部的电位改变

31

第三节 导联组合和定位

脑电图反映的是两点之间的电位差,因此每一导联的脑电图必需由两个电极进入同一放大器的正、负两端才能产生。脑电图的导联组合(montage)是评价脑电图波形、极性和定位的基本依据。数字化脑电图仪器可对同一段记录采用多种形式的导联方式分析,增加了发现异常波的机会,但改变导联方式或增加导联数目并不能影响由采样率所决定的时间分辨率。

一、参 考 导 联

参考导联又称单极导联。记录电极连接放大器的负端(G1),参考电极或无关电极连接正端(G2)。理论上,如参考电极为零电位,所有记录电极获得的是该位点实际的波形、波幅与位相,因此特别适用于对波形和位相的识别与分析。但在人体表面很难找到不受任何干扰的部位,因此参考电极很容易受到各种因素的影响,从而带有一定的电活动,这种现象称为参考电极活化。被活化的参考电极将影响所有与其相连的记录电极,影响对脑电图的判读和对异常波的定位。表 4-1 列举不同位置参考电极被活化的常见原因及其对脑电图的影响。其中 Cz 是一个记录电极位点,其他记录电极都与 Cz 连接并不是真正的参考导联而是一种双极导联,而且这种导联方式常引起整个脑电图波形和位相的严重失真,临床不提倡使用。

表 4-1　不同位置参考电极活化的来源及其对脑电图的影响

参考电极	活化来源	对 EEG 的影响
同侧耳	外来干扰电位	影响同侧半球,造成假性双侧不对称
	心电活动,左侧耳电极更容易被活化	影响同侧半球,造成假性双侧不对称
	肌电活动,特别是咀嚼或面肌抽搐引起的颞区肌电活动	影响同侧半球,造成假性双侧不对称
	同侧颞区的脑电活动,包括头皮电极记录不到的颞底和颞极的电活动	影响同侧半球,但可抵消或降低颞区真正的局部放电
双耳平均	与同侧耳电极的活化来源相同,平均后活化电位可降低或被抵消,但仍可能残存有活化电位	一侧耳电极来源的伪差可影响双侧半球
平均参考	某一电极受脑内或外来极高波幅电位影响,难以用平均方法消除	影响双侧半球
Cz 记录电极（不是真正的参考电极）	来自颅顶区的脑电活动,特别是 Cz 及其附近的顶尖波、睡眠纺锤、颅顶或 Rolandic 区棘波等	抵消 Cz 本身的全部电压,降低 Cz 周围区域的电压,并使其他部位出现与 Cz 极性相反的电位,导致全图波形及位相严重失真

二、双 极 导 联

双极导联是将两个记录电极分别连接前置放大器的 G1 和 G2 两端。由于两个记录电极都有电活动,因此实际引出的波形为两点之间的电位差。双极导联对分析在极性上有明显改变的图形特别有用。但双极导联的波形不稳定,其位相取决于某一电极进入放大器的哪一端;波幅则与两个电极之间的距离有关,距离越近,波幅越低,距离过近时电位差接近于零,脑波可近乎于直线,因此一般两个电极之间的距离不应小于 3cm。表 4-2 列举了常用的双极导联排列方式,注意各种方式的特点。每个阅图者还可以根据需要或个人习惯编制更多的导联方式。在有些情况下,某一种导联方式可能因为相邻电极脑波的位相和电压相似而相互抵消,此时可使用多种双极导联方式分析以充分显示特殊的脑波。

表 4-2　常用的双极导联方式

导联 编号	双极纵联	左右半球 双极纵联	双极横联	双极环联
1	Fp1-F3	Fp1-F3	Fp1-Fp2	Fp1-Fp2
2	Fp2-F4	F3-C3	F7-F3	Fp2-F8
3	F3-C3	C3-P3	F3-Fz	F8-T4
4	F4-C4	P3-O1	Fz-F4	T4-T6
5	C3-P3	Fp2-F4	F4-F8	T6-O2
6	C4-P4	F4-C4	A1-T3	O2-O1
7	P3-O1	C4-P4	T3-C3	O1-T5
8	P4-O2	P4-O2	C3-Cz	T5-T3
9	Fp1-F7	Fp1-F7	Cz-C4	T3-F7
10	Fp2-F8	F7-T3	C4-T4	F7-Fp1
11	F7-T3	T3-T5	T4-A2	F3-Fz
12	F8-T4	T5-O1	T5-P3	Fz-F4
13	T3-T5	Fp2-F8	P3-Pz	F4-C4
14	T4-T6	F8-T4	Pz-P4	C4-P4
15	T5-O1	T4-T6	P4-T6	P4-Pz
16	T6-O2	T6-O2	O1-O2	Pz-P3
17	Fz-Cz	Fz-Cz		P3-C3
18	Cz-Pz	Cz-Pz		C3-F3
特点		左右半球对比	观察 Rolandic 区放电	确定额极和 枕极的位相倒置

第四节　脑电信号的极性和位相

如果脑电信号类似正弦样波,则没有极性的问题,如典型的 α 节律或 θ 波等,只要确定位相关系即可(同位相或不同角度的位相差)。但多数脑波不是真正的正弦样波,常表现为一端比较钝而另一端比较尖,例如棘波、尖波、Rolandic 区 μ 节律等。更重要的是极性常常决定着脑波的性质和起源部位,如有些正相棘波与癫痫无关,而负相棘波、尖波常常为病理性的。在头皮脑电图记录中,具有极性的脑波尖端是向上还是向下(记录笔偏转的方向)主要是由仪器决定的。

一、脑电信号的极性

脑电图放大器的设计规定输入端 1(G1)为纯负性(net negativity),使记录笔向上偏转。因此差分放大器输出信号的极性不仅取决于输入信号的极性,也与该信号进入放大器的哪个输入端有关。图 4-6 显示负相或正相信号输入放大器的不同输入端引起记录笔偏转的方向。

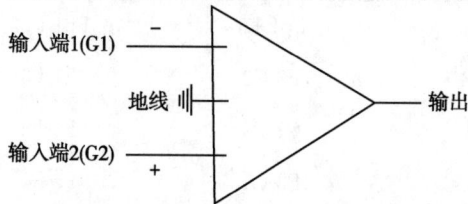

图 4-6　放大器输入端和输出端示意图

根据上述规定,如图 4-7 所示,一个负相波如进入放大器的 G1 端输出向上偏转的图形,进入 G2 端输出向下偏转的图形;正相波则相反,进入 G1 端输出向下偏转的图形,进入 G2 端输出向上偏转的图形。如 G1 和 G2 端分别输入不同位相和(或)不同电压的脑波,根据两点之间电位差的简单减法 G1－G2,输出波的位相和电压可有不同的变化。

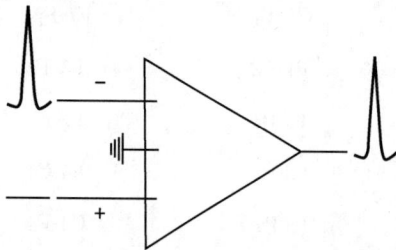

负相信号进入放大器 G1 端,记录笔向上偏转　　　　正相信号进入放大器 G1 端,记录笔向下偏转

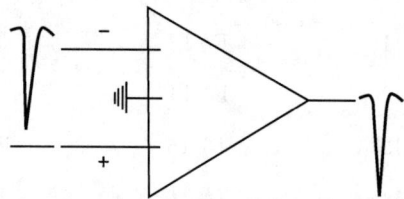

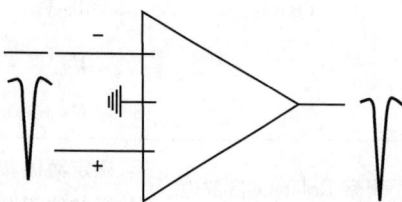

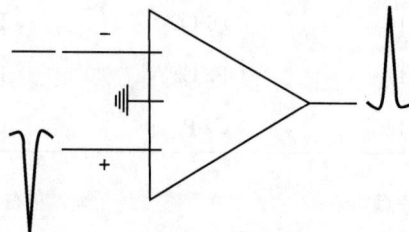

负相信号进入放大器 G2 端,记录笔向下偏转　　　　正相信号进入放大器 G2 端,记录笔向上偏转

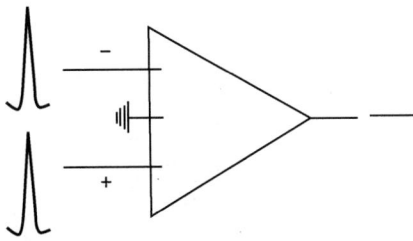

同电压的同相信号分别进入放大器两端,相互
抵消,输出电压差为零

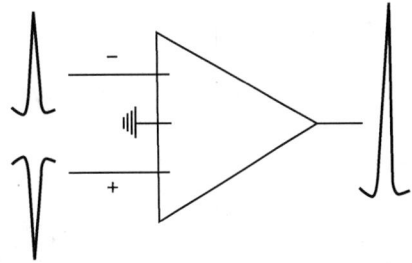

同电压的异相信号分别进入放大器两端,输出
信号为二者的电压相加的和

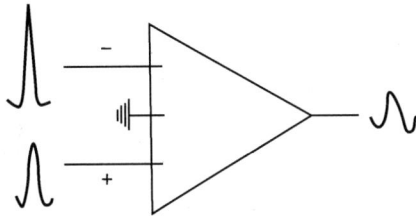

不同电压的同相信号分别进入放大器的两端,
G1 比 G2 更负,输出电压降低的负相信号

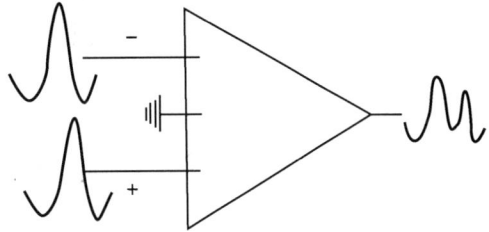

两个同相信号有 90°位相差,输出电压降低的双
相波形

图 4-7　不同情况下输入和输出信号的位相关系

二、位相倒置的定位原则

位相倒置是脑电图定位的重要方法。根据位相倒置进行定位有三个先决条件:①必须是双极导联;②相邻的两个放大器有一个公用电极;③此公用电极分别进入两个放大器的 G1 和 G2 端口(图 4-8)。有时某个脑波(如棘波)具有较大的电场范围,同时累及 2 个或周围数个相邻电极,根据相邻电极之间是否有明显的电压差,可在不同范围内形成不同形式的位相倒置(图 4-9)。由于这种位相倒置是由放大器决定的,所以称为仪器导致的位相倒置(instrument phase reversal),其并不反映脑内电位真正的位相倒置,因此有时可以出现误差。真正的位相倒置(true phase reversal)主要见于颅内深部电极记录,在头皮记录中较少见到。

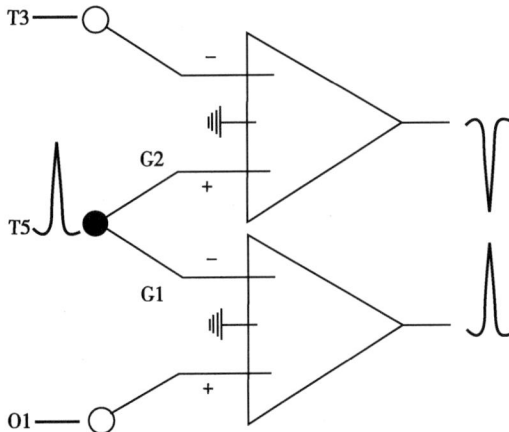

图 4-8　棘波的位相倒置示意图

符合三个条件:①双极导联;②两个相邻的放大器有一个公共电极 T5;③T5 分别进入第一个放大器的 G2 端和第二个放大器的 G1 端。两个放大器输出的棘波形成位相倒置,即可确定该棘波是 T5 产生的负相棘波

35

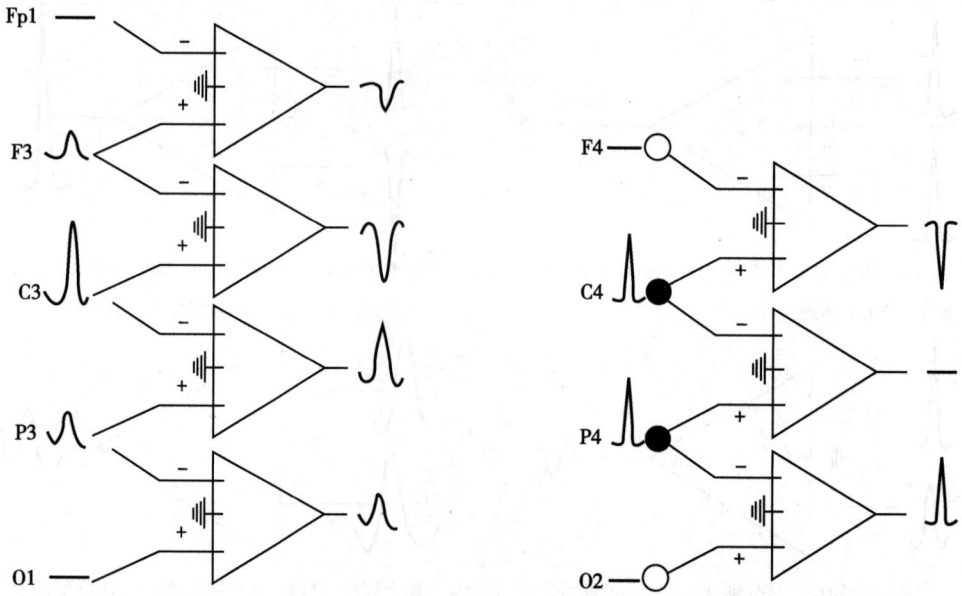

图 4-9 棘波形成一定电场范围(累及几个相邻电极)时
在双极导联形成不同形式的位相倒置

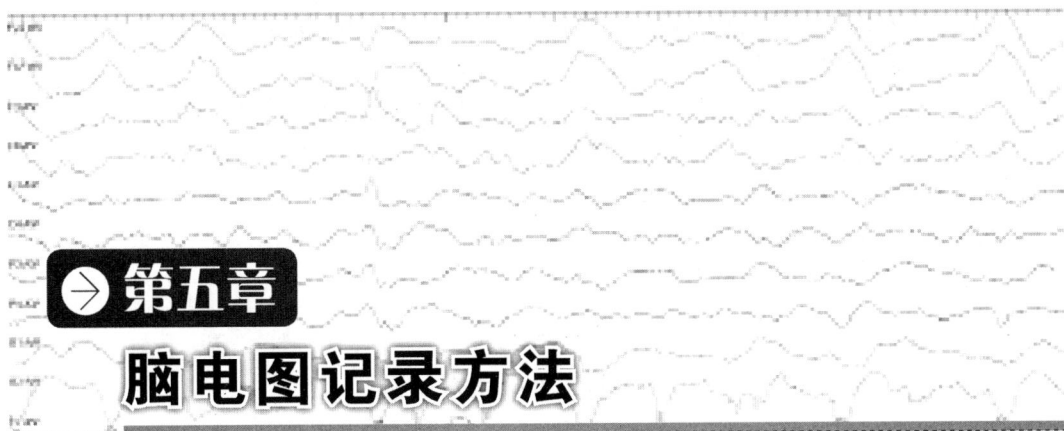

→ 第五章
脑电图记录方法

第一节　常规脑电图记录

一、患者的准备

脑电图检查之前应向患者说明检查目的,并向患者解释此项检查无痛苦、无伤害,减少患者的紧张和恐惧心理。检查前一天患者应洗头,减少头皮油脂造成的皮肤电阻增加。检查前避免服用镇静催眠药物和中枢兴奋药物。癫痫患者正在服用抗癫痫药物时,除有特殊诊断需要,一般不应停药。清醒脑电图检查时前一天应充分睡眠,避免检查中困倦。日间睡眠脑电图检查前应进行12~24小时睡眠剥夺。对入睡非常困难的患者可在检查前酌情应用水合氯醛等药物诱导睡眠。检查应在进食后3小时之内进行,避免因饥饿造成低血糖影响检查结果。检查中应安慰患者情绪放松,避免紧张焦虑。脑电图室应安静,光线柔和,温度适宜,避免使患者过热出汗或过冷寒战影响记录效果。

二、安放电极

用酒精或丙酮仔细擦拭头皮,去除油脂和角质层。视患者情况可采取坐位或卧位,婴幼儿患者可在家长怀抱下接受检查。使用柱状电极时根据患者头颅大小选择不同型号的弹力电极固定带,盘状电极则用导电膏固定,也可使用特制的电极帽,特别不合作的患者可使用火棉胶固定盘状电极。按照国际10-20系统的位置安放电极。有需要的患者增加蝶骨电极。在仪器条件允许时应同步记录1导心电图,必要时增加其他生理参数记录,如表面眼动图、肌电图、呼吸等。

三、仪器的准备和调试

应在为患者安放电极之前接通电源,开启仪器,进入脑电图记录程序。然后开始安放电极。电极安放完毕后,按照以下顺序对仪器进行操作和调试:

1. 测试电阻　尽量使每个电极的电阻不超过5KΩ,并要特别注意电极之间的阻抗匹配,即电阻差不能过大。电阻过高时应随时修正电极。

2. 校准电压　首先记录并测量方波校准电压,方波定标时,推荐尝试不同滤波设定状态下记录并测量校准电压。必要时进行生物校准,即各导联均连接到同一电极部位,如

O1-A1,记录 10 秒钟,确保所有导联的图形在波幅、波形和位相上完全一致。

3. 调整仪器参数 包括:

(1)灵敏度 7~10μV/mm,儿童波幅过高或昏迷患者波幅过低时酌情调整。

(2)带通滤波:高频滤波 70Hz,低频滤波 0.5Hz,或时间常数(TC 为 0.3s)。

(3)50Hz 陷波,在需要时开启。

(4)纸速 30mm/s,或每屏 8~10 秒。

(5)导联选择,一般以参考导联方式记录。

在确定仪器各项性能正常后开始脑电图记录。

四、描记时间和诱发试验

根据国际脑电图协会的要求,常规脑电图描记应至少记录 20 分钟清醒状态下的无干扰图形,在此期间应进行下列常规的诱发试验。

1. 睁闭眼试验 令患者进行数次睁眼和闭眼,每次闭眼至少持续 10 秒。

2. 过度换气 在没有禁忌证的患者,过度换气应至少持续 3 分钟。为了评价诱发效果,在过度换气开始前应记录至少 1 分钟,过度换气结束后再继续记录至少 1 分钟,如有异常应继续记录直至异常现象消失。

3. 节律性闪光刺激 常规情况下进行一次闭眼状态下的全序列闪光刺激,必要时增加睁眼及合眼状态下的闪光刺激(详见第十一章第四节)。

4. 睡眠诱发 对怀疑为癫痫的患者,应尽可能进行睡眠脑电图记录,记录时间可适当延长,应记录到入睡过程和浅睡期(NREM 睡眠Ⅰ~Ⅱ期)图形。经过适当的睡眠记录后应唤醒患者,并继续记录一段清醒脑电图,一般总记录时间为 30~60 分钟。

五、特殊患者的脑电图记录

(一)儿童脑电图记录方法

儿童脑电图记录的设备和方法与成人基本相同,但基于儿童的特点,需注意以下方面:

1. 国际 10-20 系统也适用于儿童。因为儿童在记录过程中容易活动,最好用电极膏或火棉胶固定盘状电极。

2. 幼儿脑电活动的电压较高,因此要适当调整灵敏度(10~20μV/mm)。但对低波幅快波仍应使用 7~10μV/mm 的灵敏度。

3. 记录要尽可能包括睁、闭眼状态。3 个月以上的婴儿常可通过被动闭眼(即家长或技术人员用手遮盖其眼睛)记录后头部的优势节律。能合作的小儿可通过吹纸条或吹风车完成过度换气试验。有适应证的小儿应进行 1~20Hz 的节律性闪光刺激。

4. 要尽可能记录睡眠期脑电图。困倦期、入睡过程及觉醒过程的脑电图非常重要。应尽量记录自然睡眠状态,或剥夺睡眠-睡眠状态,必要时也可应用镇静剂。但睡眠脑电图不能取代清醒期脑电图。

5. 随时观察并注明记录过程中小儿的状态。对年龄较小的幼儿,仔细观察和记录清醒、困倦或睡眠状态的变化尤为重要。

(二)新生儿脑电图记录方法

详见第十七章。

(三)反应异常患者的脑电图记录

对于有反应异常、怀疑有意识障碍、缄默状态或假性发作的患者,应首先通过问答测试和简单的神经系统检查判断患者的意识水平。如患者处于睁眼状态且不能配合睁闭眼试验,可通过用毛巾遮盖双眼的方法进行被动的睁闭眼试验。患者通常难以合作进行过度换气试验,但仍可以进行被动的节律性闪光刺激。在这种情况下,一般不建议使用镇静剂,以免影响从临床和脑电图方面对患者意识状态的判断。

(四)ICU 或急诊室内重症病人的脑电图记录

由于病人情况通常比较危重,脑电图电极的安装应快速有效,并减少对病人的扰动。同时这类病人常同时接受心电图、输液泵、甚至呼吸机等多种仪器的检查治疗,常对脑电图记录造成各种干扰,因此记录人员必须现场快速判断干扰图形,查找干扰原因并及时排除干扰。当有同一病人身体连接有多种电子仪器时,要特别注意仪器的地线单点接地的原则。

六、记录过程中的事件标记

在记录过程中应随时将以下情况实时标记在记录纸上:①导联方式的改变;②各项记录参数的调整改变;③患者状态的改变,包括意识水平、睁眼、闭眼、过度换气开始和结束、过度换气的力度、思睡、睡眠、觉醒或唤醒及儿童哭闹等;④记录中患者出现的症状,如头痛、意识障碍、惊厥发作等;⑤各种来源的伪差;⑥记录中给予的声、光、躯体刺激及患者的反应情况;⑦记录中给予的特殊药物或其他处置;⑧记录中出现的各种特殊情况。

如为数字化脑电图,导联方式和记录参数的改变标记由仪器自动生成,其他事件可通过键盘或鼠标进行实时或事后标记。应在分析程序中编制出常见事件以备使用。在打印出的每一张图上都应标有当时基本状态及其他有关事件。

七、记录过程中对现场情况的处置

在对患者进行具有某些危险的特殊操作时(如在癫痫持续状态时静脉应用止惊剂,或使用中枢兴奋性药物进行诱发试验),需要具有资质的医生在场,并应具备适当抢救设备。当癫痫患者出现临床发作时,应在保证患者安全的前提下继续进行脑电图记录,以获取有价值的诊断信息。

当记录到少见的特殊图形或与临床情况明显矛盾的图形时,应现场观察判断患者的意识水平和特殊反应,以便对脑电图结果作出正确解释。

八、适应证和优缺点

(一)适应证

1. 中枢神经系统发作性疾患,如癫痫、意识障碍、睡眠相关疾病等。
2. 各种脑内器质性或功能性病变。
3. 危重患者的脑功能评估。
4. 昏迷患者。
5. 脑死亡的辅助判断。

(二)优缺点

常规脑电图的优点是方便快捷,可在门诊检查,每次检查仅需数十分钟,并可在短时间内获得检查结果。缺点是因为记录时间短，对发作性疾病的阳性率低，特别是在缺乏睡眠记录时，常常不能发现异常放电，因此对癫痫患者多作为一种筛查性方法。

第二节 动态脑电图监测

动态脑电图监测(ambulatory EEG monitoring，AEEG)或便携式脑电图监测，因通常可连续记录 24 小时左右，又称 24 小时脑电图监测。在常规脑电图方法的基础上，动态脑电图检查具有以下方面的特点。

一、仪器和记录方法

1. 电极的固定　与常规脑电图一样，采样国际 10-20 系统安放电极。头皮要使用丙酮脱脂以降低电阻。盘状电极用火棉胶固定。动态脑电图监测一般不使用蝶骨电极或其他半侵入式电极记录。

火棉胶中的成分包括硝化纤维素、乙醚和丙酮，均为易燃、易爆、易挥发的化学物质，配制及储存时应特别注意环境的防火、通风。配好的火棉胶应密闭保存。

2. 记录方法　动态脑电图的记录盒是整个仪器的关键部分，内有放大器和存储器，一般由电池供电。将安放好的电极导线对应插入记录盒的各插孔内，注意逐一检查避免插错。开启记录开关，并将记录盒连接仪器主机进行测试和参数调试(内容和方法同常规脑电图)。在确定记录情况正常后，进行睁闭眼试验和过度换气试验(同常规脑电图记录)，以获得背景活动和诱发试验的基本资料。然后断开与主机的连接线，开始连续记录。

3. 记录中的注意事项　动态脑电图记录中的大多数时间不在医技人员的监护之下，为保证监测成功和记录质量，记录开始前要详细告知患者和陪护人员有关注意事项以取得充分合作：①妥善保护记录盒的安全以保证仪器正常工作；②记录过程中尽可能保持安静，避免过多活动，不吃零食，远离各种电器设备，尽量减少各种干扰；③详细记录患者的各种状态(清醒、活动、安静、睡眠及其他日常活动)；④如遇临床发作或可疑发作，记录准确的时间和症状，多数仪器配有事件报警按钮，发作时可按下报警按钮，仪器可自动标记报警时间；⑤监测结束后技术人员应询问监测过程中的情况，特别是有无发作，如有发作应详细询问和记录发作症状，供分析诊断时参考。

4. 回放分析和数据剪接编辑　监测结束后取下记录盒，将其中的数据输入主机进行分析。分析后的数据可根据需要对有意义的片段进行剪接编辑，供永久保存。多数患者可能只需保存数分钟至数小时的资料，包括完整的发作期图形、发作间期放电的片段及背景活动片段等，这样可以节省很大的存储空间。需要时也可将有意义的片段打印出来。剪切及打印时应注意：①需是典型图形，能反映该患者的脑电图特点；②对阵发性放电或发作期图形，要保留一定的前后背景活动作为对照；③对每次发作期脑电图尽量完整剪切或打印；④所有剪切或打印的片段均应标注状态和临床情况(如清醒、睡眠、发作表现等)，实际上，状态标记比时间标记更重要，没有状态标记的脑电图片段有时很难分析判断。

二、适应证和优缺点

(一)适应证

动态脑电图可用于鉴别癫痫及非癫痫性发作，协助诊断发作类型及起源部位。主要适

用于以下情况:

1. 临床怀疑为癫痫发作,但常规脑电图无阳性发现者。

2. 发作和(或)放电稀少,短程脑电图记录不易捕捉到者。

3. 发作以主观感觉症状为主,缺乏可观察到的客观体征者。

(二)优点

1. 记录时间长,可连续 24 小时记录或更长时间,捕捉到异常放电或发作的几率高。

2. 患者可在门诊或居家接受检查,多数不需住院(小儿患者例外)。

3. 监测期间患者可相对自由活动,不需要药物诱导睡眠或剥夺睡眠,不影响自然生物周期及发作规律。

(三)缺点

1. 监测中如患者出现发作,医师不能观察发作时的临床表现,因而有时难以确定发作性质或发作类型,并有可能遗漏脑电图特征不典型的临床发作,如某些额叶发作、婴儿痉挛发作等。在不熟悉癫痫发作期脑电图特征时,甚至可能把比较典型的发作期图形遗漏掉,特别是在缺乏经验的阅图者。

2. 监测期间患者活动多,环境复杂,造成干扰伪差多,干扰来源不易判断,有些干扰波酷似棘波、尖波或各种节律性放电,导致分析时判断错误,造成假阳性结果,可能误导临床诊断。AEEG 的伪差问题已成为困扰该项技术临床应用的主要问题。

3. 不能及时修理接触不良或脱落的电极或其他仪器故障,有时导致监测质量不佳或监测失败。

第三节　录像脑电图监测

录像脑电图监测(video-EEG,VEEG)又称视频脑电图监测,是在长程脑电图监测的基础上增加 1～2 个摄像镜头,同步拍摄患者的临床情况。监测时间根据设备条件和病情需要灵活掌握,从数小时至数天不等。在常规脑电图方法的基础上,视频脑电图检查具有以下方面的特点。

一、设备和记录方法

1. 人员和环境　VEEG 应在专门的监测室内进行,最好放在病房内,便于监测中各种情况的处理。如在门诊或其他地方,室内应备有必要的抢救器材和药品,并应有专人在现场负责处理患者和仪器的各种情况。环境应恒温、安静。如室温过低,患者必须全身盖被子,则影响摄像观察的效果。病床和仪器主机最好分室安放,避免电源干扰和各种操作对患者的影响。

VEEG 的技术人员应经过特殊培训,有良好的脑电图工作基础,并了解有关癫痫和各种发作性疾病的临床知识,做到会问(询问有关发作的病史)、会看(观察发作期的临床表现)、会描述(描述发作期临床-脑电图特征)。

2. 监测前的准备　监测前应对每一例患者的情况有大致了解,如发作的时间规律、主要发作表现、用药情况、临床欲解决的主要问题(检查目的)等。根据个体的情况设计监测方案,如是否需要加做眼动图、肌电图或其他特殊生理记录,是否需要特殊的诱发试验、是否需要提前建立静脉通路以备监测中的药物疗效观察等。

3. 电极固定 头皮电极的固定同 AEEG。VEEG 可使用蝶骨电极等半侵入式电极记录,在合作的患者可使用针电极作一段短时间记录,或使用带有特殊软管的电极进行长程记录。操作时应注意局部消毒。

4. 多导生理记录 根据患者情况、诊断要求和仪器设备的条件,可同步记录心电、眼动、表面肌电、呼吸等多种生理信号。主要用于发作性质(癫痫性或非癫痫性)或发作类型的鉴别。

5. 前置放大器(头盒) 置于患者床旁或背在患者身上。放大器信号通过电缆输送到脑电图仪器的主机,存储在计算机的硬盘内。亦有用无线蓝牙技术传输脑电信号。

6. 视频监测 VEEG 配备 1~2 个彩色摄像镜头。2 个镜头中一个用于拍摄患者全身,另一个拍摄面部或其他局部的特写。具有远红外功能的镜头可在夜间黑暗环境下拍摄出黑白图像。弱光镜头可用于在微弱光线下的拍摄。视频图像刷新率不应低于 20 帧/秒,否则会产生图像动作不连贯,类似动画效果。

监测中应保证患者随时处于拍摄范围内,并调整合适的姿势和角度,以便能观察到某些有意义的局部或细微的动作。亦可使用具有自动跟踪功能的镜头,可在一定范围内跟踪患者的活动。

7. 麦克风 患者床旁应安放麦克风,记录现场各种声音,特别是患者发作时伴有的声音。麦克风的拾音范围应广泛,可拾取各种环境背景音。不宜使用卡拉 OK 所用的麦克风。

8. 记录过程 应记录包括清醒、入睡、至少一个完整睡眠周期和觉醒后的脑电图,并在记录开始时或结束前进行睁闭眼试验和过度换气试验,必要时进行闪光刺激或特殊刺激诱发试验。对于发作比较频繁的患者,应尽可能记录到发作期图形,必要时延长记录时间。对于癫痫外科术前评估的患者,应至少监测到 3~5 次典型的临床发作。对记录中出现的发作和其他事件随时进行标记,以供事后分析时参考。

9. 现场观察和处置 VEEG 监测期间应始终有技术人员在场,观察患者的情况,随时修理电极、调整镜头,根据情况调节仪器参数。特别是在癫痫发作时,既要保证患者安全,又要保证监测记录的质量。有经验的技术人员对各种情况的现场判断和及时处置对保证监测质量和对监测结果作出正确诊断至关重要。如果监测人员或病房护士只在监测开始和结束时在场,则可能因记录质量不佳而遗漏监测中间的一些重要事件,特别是发作期的事件,从而无法达到诊断的目的。

监测中如出现临床发作或脑电图显示有发作期图形,在场人员应即刻进行如下操作:

(1)在保证患者安全的前提下,避免对患者进行不必要的搬动或其他操作,以减少各种干扰的产生,避免镜头被遮挡。

(2)立即掀开被子,使患者全身充分显示。

(3)调整镜头,保证图像质量。

(4)呼唤患者名字或要求其执行一些简单命令如"把手抬起来",注意其意识和反应性。

(5)轻轻活动肢体,注意肌张力情况和有无轻微的局部抽动。

(6)观察眼神和瞳孔。

(7)观察发作的运动性症状特点、自动症及发作演变过程。

(8)观察发作后意识恢复情况和有无 Todd 麻痹。

(9)发作结束后询问患者对发作的记忆和感受。

应强调医生和脑电图人员对发作过程的现场观察比录像观察更加准确可靠,是对

VEEG结果的重要补充。

10. 监测中的用药 对癫痫频繁发作、持续状态或电持续状态的患者,应与临床负责医师联系,必要时静脉给予抗癫痫药物控制发作。新生儿不明原因频繁惊厥发作时应在抗惊厥药物治疗之前首先给予诊断性维生素B_6静脉注射。脑电图技术人员应标明给药时间、种类和剂量,并在给药后继续监测1~2小时或更长时间,以观察药物对脑电图的影响和发作控制情况。

11. 回放分析 VEEG监测中对发作间期脑电图的回放分析、剪接编辑及打印方法与AEEG相同。VEEG的录像回放要与脑电图回放完全同步,但录像资料不能快速回放,否则无法判断发作情况。一般不需要全程回放录像资料,当出现下列情况时必须调出录像资料与脑电图同步回放分析:

(1)在患者有明确临床发作时,根据同步录像资料,观察和描述发作临床特征和相应的脑电图改变;要特别注意发作开始的部位和发作过程中症状的演变,以及发作期脑电图改变开始的部位和演变过程。

(2)在脑电图显示类似发作期图形,而在监测中未注意到有明显临床发作时,需重新回顾录像资料,以确定有无轻微的临床发作或电发作。

(3)在出现来源不明的可疑图形或节律性波形时,需根据录像资料鉴别是否为干扰伪差,确定伪差来源。

对发作期VEEG应单独剪接保存。剪接时必须保留足够长的发作前图形,对大多数发作应从发作开始前30秒~1分钟直至发作后完全恢复背景活动后1分钟,对肌阵挛、痉挛等短暂发作也要保留其前后各10秒左右的图形。对发作期脑电图的打印也应包括发作前后的背景活动。如果发作持续时间较长,可间断打印几个有代表性的片段,但发作的起始部分和结束部分特别重要,否则不能反映一次完整的发作过程。

对发作期VEEG的分析应有临床或脑电图医师参与,以确定发作性质和发作类型的诊断。

二、视频脑电图的适应证和优缺点

(一)适应证

1. 发作性质不确定 需要鉴别是癫痫发作还是非癫痫性发作。

2. 确定癫痫发作类型 根据视频记录的发作期症状特点和发作期脑电图表现,大多数癫痫发作可以明确发作类型。

3. 判断发作起源部位 有些部分性癫痫在发作期头皮脑电图可记录到从局部开始的发作期放电,结合发作症状特点,对确定发作起源有很好的提示作用。

4. 在频繁发作或癫痫持续状态时,观察静脉应用止惊剂对临床和脑电图的影响。

5. 诊断非惊厥性癫痫持续状态。

(二)优点

1. 可通过录像观察发作时的临床表现,与同步脑电图记录对照分析,更准确地判断发作性质和发作类型。

2. 准确掌握患者在各时间段的活动状态及相应的脑电图变化,及时发现并排除各种干扰伪差及电极故障,大大降低了假阳性率和假阴性率。

(三)缺点

1. 多数视频脑电图由电缆线与脑电图主机连接,患者活动不方便,在活动受限的情况下,小儿患者常难以耐受长时间监测。现在已发展出无线监测技术,使病人能在一定范围内活动,但不能超出视频镜头监测的范围,同时过多的活动会增加记录中的干扰。

2. 监测一般需在医院内完成,受监测时间和环境的限制,影响患者的正常生物周期和发作规律。

3. 和动态脑电图监测相比,视频脑电图监测需要消耗更多的人力和物力。

第六章

脑电图的基本概念

脑电图的波形是由频率、波幅、位相、波形等基本要素组成。脑电图检查就是分析这些基本要素及其相互关系，并进一步分析其在时间序列及空间分布的特征。目测脑电图是对上述要素进行定性或半定量分析，而定量脑电图则是在数字化脑电图的基础上进行线性或非线性计算分析。

第一节 周期和频率

周期和频率是对脑波同一特征的两种不同描述方式。周期(cycle)是指一个波从开始到终止的时间，单位为 ms。频率(frequency)为一秒钟内相同周期的脑波重复出现的次数，单位为 Hz 或周期/秒(c/s)。在实际工作中更常用频率作为分析单位。周期和频率的换算公式为：

$$频率(Hz) = \frac{1000(ms)}{周期(ms)}$$

频率的测量是从每一个脑波的波谷至下一个波谷，或从波峰至下一个波峰。用标准纸速(30mm/s)描记在纸上的脑电图可使用专用的脑电图尺测量频率，数字化脑电图可使用分析软件中的测量工具。在分析频率比较快的波时可用增加记录纸速(60mm/s)的方式使波形展宽，便于准确测量。但对大多数背景脑波不需要逐一进行精确测量。

临床脑电图分析的脑波频率范围在 0.1～100Hz 左右，特别是 0.3～70Hz 之间。国际上统一用希腊字母命名，将脑波频率分为 α、β、δ、θ 四个主要频带(frequency band)，其中 α 和 β 频带又称快波频段，δ 和 θ 频带又称慢波频段，30Hz 以上的高频电活动称为 γ 频带。每一频带的范围见表 6-1，表 6-1 是四种不同频带的脑波节律。

表 6-1 脑波频率的分类

名称	频率范围(Hz)
δ 频带	0.3～3.5
θ 频带	4～7.5
α 频带	8～13
β 频带	14～30
γ 频带	＞30

第二节 波 幅

波幅(amplitude)也称电压(voltage),是以微伏(μV)为单位(1μV$=10^{-6}$V)的任意两个电极之间的电位差,此电压的高度经放大器定标电压测定,可通过脑波的高度(mm)确定电压值。一般确定标准状态下 1mm$=10\mu$V,在波幅较低时可将灵敏度调整为 1mm$=7\mu$V,如波幅过高则可调为 1mm$=20\mu$V(降至 1/2)或 1mm$=30\mu$V(降至 1/3)等。

从皮质表面记录到的脑电活动约为 500～1 500μV,但经过软脑膜、脑脊液、硬脑膜、颅骨、皮下组织及头皮的层层衰减,从头皮记录到的电位仅为数十至数百微伏(成人一般为10～50μV)。由于脑波的波幅变化受到年龄、个体差异、时间、状态、导联组合方式等多种因素影响,因此没有必要对每个脑波逐一精确测量。在描述时可给出一个波幅的基本变化范围,如 20～30μV 的 α 节律,50～100μV 的 δ 活动等。也可将波幅的高度分为低波幅、中等波幅、高波幅、极高波幅四个级别描述(表 6-2)。但通常沿用的成人波幅分级标准并不适用于小儿脑电图。正常学龄前和学龄期儿童脑电图的枕区节律常可达 75～150μV,甚至可超过150μV;睡眠期 θ 和 δ 频段的慢波可超过 300μV,有时异常放电可达 400～1000μV。如果按照成人的标准衡量,小儿正常和异常脑波普遍在高—极高波幅范围内,则失去了分级的意义。

表 6-2 脑波波幅的分级

	成人	小儿
低波幅	$<25\mu$V	$<50\mu$V
中等波幅	25～75μV	50～150μV
高波幅	75～150μV	150～300μV
极高波幅	$>150\mu$V	$>300\mu$V

第三节 调节与调幅

1. 调节(regulation) 指脑波的频率调节,反映脑电活动的规律性。正常成人的脑波频率相当稳定,同一次记录中的一段时间内(如 1～3 秒内),同一部位的频率差不应超过 1Hz,两侧半球相应部位的频率差不应超过 0.5Hz,否则为调节不良。在脑电发育尚未成熟的小儿则缺乏如此稳定的频率调节。如脑波完全没有规律则为失节律(disorganization)、无节律活动(arrhythmic activity)或节律失调(dysrhythmia)。

2. 调幅(modulation) 指脑波的波幅变化规律,反映脑波活动的稳定性。正常成人脑波的基本节律,特别是清醒期的枕区 α 节律呈现渐高-渐低的梭形串,每串节律持续约 1 秒钟,两串之间为少量低波幅 β 活动,这种现象即为调幅。调幅不良可表现为持续无变化的节律性 α 波,也可表现为波幅参差不齐,完全没有规律的 α 波。正常小儿大约在 9～10 岁以后才出现比较稳定的调幅现象(图 6-1)。

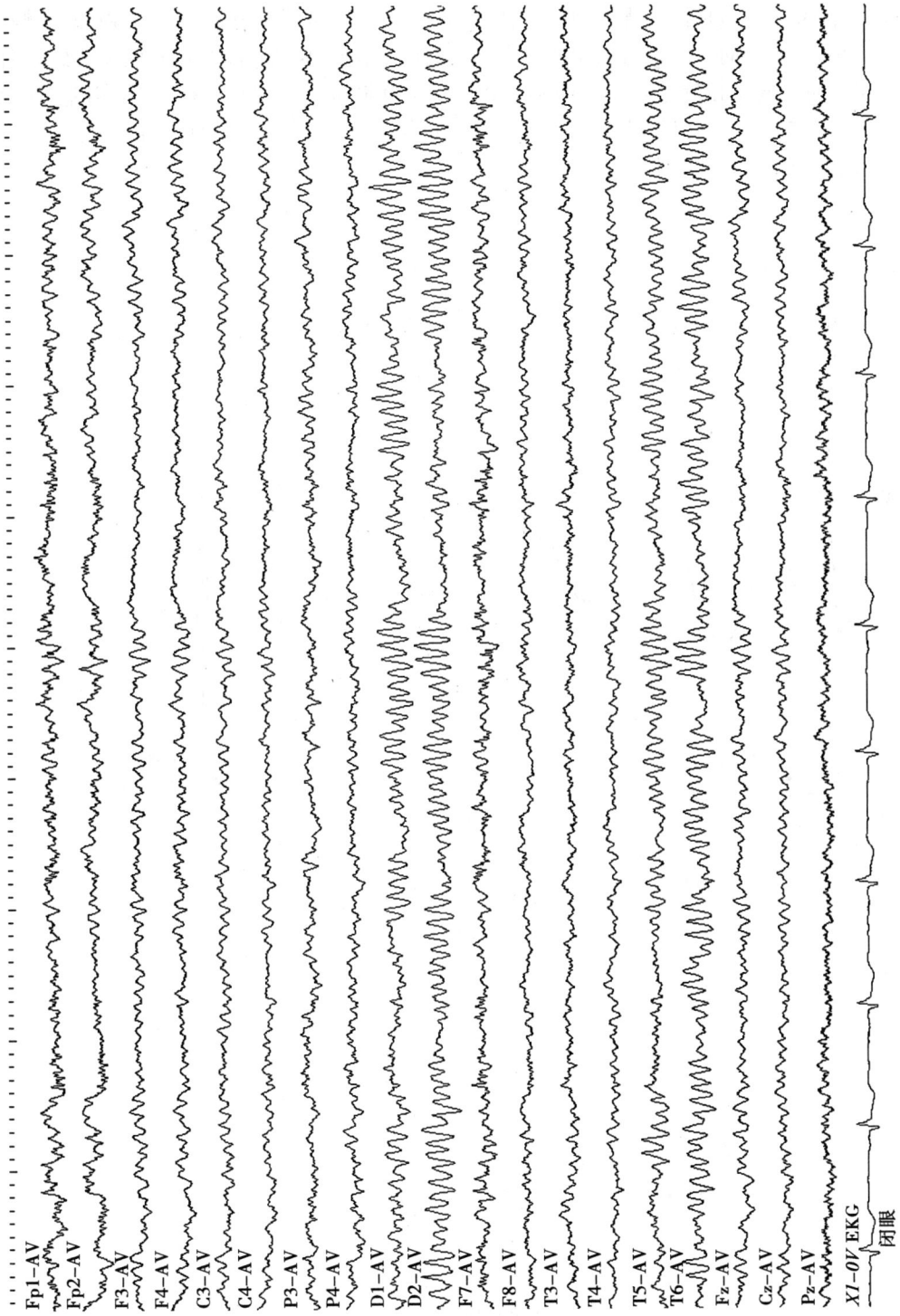

图 6-1 枕区 α 节律的调节和调幅

第四节 位 相

位相(phase)又称时相,指脑电波形与时间的关系。以基线为标准,某一脑波的波峰向上时为负相波,波峰向下时则为正相波。在同一时间点两个不同部位的脑波位相一致,即位相差等于零时为同位相信号(in-phase signal),否则为非同位相信号。有90°位相差时两波相差1/4个周期,180°位相差时则出现位相倒置(phase reversal)。位相除与脑电的波形有关外,还取决于输入到放大器的哪一端(图6-2)。

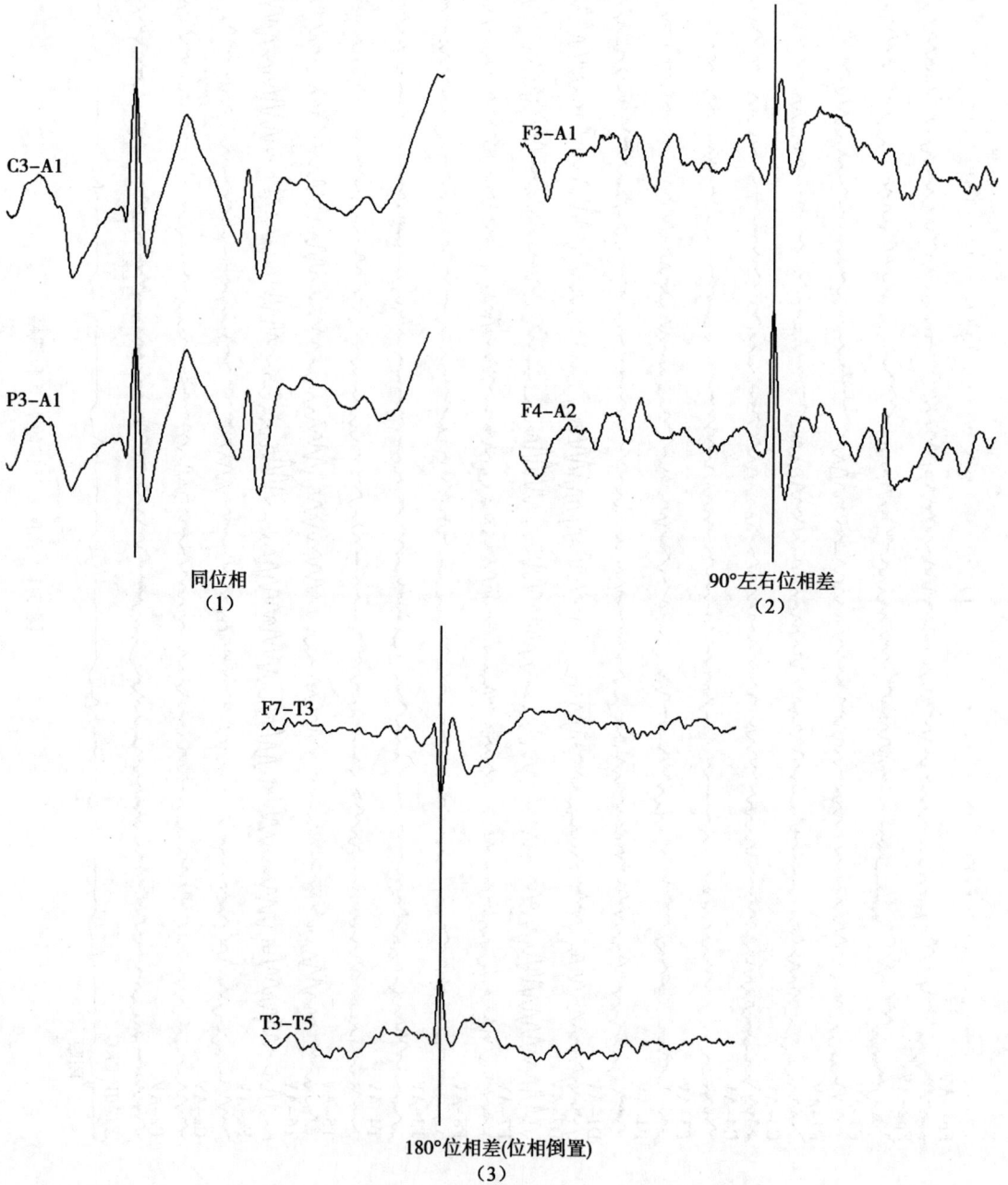

图 6-2 脑波的位相关系

(1)同位相;(2)90°左右位相差;(3)180°位相差(位相倒置)

通常在两侧半球相应部位的脑波是同位相的。同侧半球两个相邻的部位也基本上是同位相的,或仅有很小的位相差。同侧前头部和后头部(额和枕)可以有 90°的位相差。顶颞区左右部位也可存在位相差。在有脑局部病变时,异常棘波、尖波或 δ 波的位相倒置可作为定位的参考,但如病变范围特别大,或位于深部白质,对皮质有广泛影响,或病灶位于中线区时,难以根据位相定位。快波频带的 α 波或 β 波位相倒置没有意义。

第五节 同步化、超同步化和去同步化

1. 同步化　单个或几个神经元的电活动在头皮脑电图上是记录不到的。头皮脑电图上显示的每一个脑波都是一组神经元同步化活动在时间和空间上的总和,参与同步活动的神经元数量越多,脑波的波幅越高;同步化程度越高,脑波的频率越快(时限短),相反神经细胞或核团之间电活动的离散程度越高,脑波的频率越慢(时限延长)。当双侧半球所有或大部分神经元都参与同步化活动时,则脑电图显示全导同步的脑波活动。

2. 超同步化　当一组神经元、一个脑区局部的大量神经元或双侧半球的大部分神经元出现高度同步化的电活动时,就会出现时限很短,频率很快,波形很尖的脑波活动,即所谓的棘波或尖波。同样,参与超同步化活动的神经元越多,棘波或尖波的波幅越高,形成局灶性或广泛性棘波或尖波发放。其形成机制类似于心电图 QRS 波的形成。但脑电图的超同步化棘波是病理现象,而心电图的 QRS 波是生理现象。

3. 去同步化　大脑半球不同部位各个神经核团之间均没有明显的同步化,各自按自己固有的频率活动,在头皮脑电图上就形成低波幅无节律的不规则快波活动,类似心电图的房性或室性纤颤。但脑电图的去同步化在大多数情况下是正常清醒期的背景活动,是大脑不同区域执行各自功能的结果;而心肌活动只有同步化活动才能完成同步收缩和泵血功能,去同步化产生的心肌蠕动将使心脏丧失心输出量。

第六节　波　形

本节只介绍基本的脑波形态,不涉及各种波形出现的状态及意义。任何一种形状的脑波正常与否取决于年龄、状态、出现部位及出现方式等多种要素的综合。各种正常和异常脑波特点在以后的有关章节中描述(图 6-3)。

1. 正弦样波(sinasoid wave)　正常脑波的基本形态类似正弦形,波峰和波谷都比较圆钝,负相和正相成分大致相当。正常的 α、δ、θ 波均为正弦样波。

2. 弓形波(arch wave of wicket rhythm)　又称梳状节律(comb rhythm),波形一端圆钝而另一端尖锐,如同弓形,分为弓背向下形,如 Mu 节律;和弓背向上形,如 14 和 6Hz 正相棘波。某些正常人,特别是儿童的 α 节律或睡眠纺锤也可呈弓形波,弓背可向上也可向下。

3. 带切迹的波　有些脑波的波峰形成一个小的凹陷,但深度没有达到该脑波高度的 1/2,形成带切迹的波形。少数 α 节律带有切迹,称为双峰形 α 节律。有些枕区 4～5Hz 的 θ 节律带有切迹,同时具有 α 节律的性质,称为慢 α 波变异型(slow alpha variant)。颞区带切迹的 θ 节律过去称为精神运动变异型。

4. 双相波(biphasic wave)　脑波沿基线上下各有一次偏转,形成正-负或负-正双相,波形可为尖波或慢波。

正弦样波

弓形波

β 节律

α 节律

θ 节律

δ 节律

双相波

三相波

多位相波

复合慢波

棘波

棘慢波

多棘波

多棘慢波

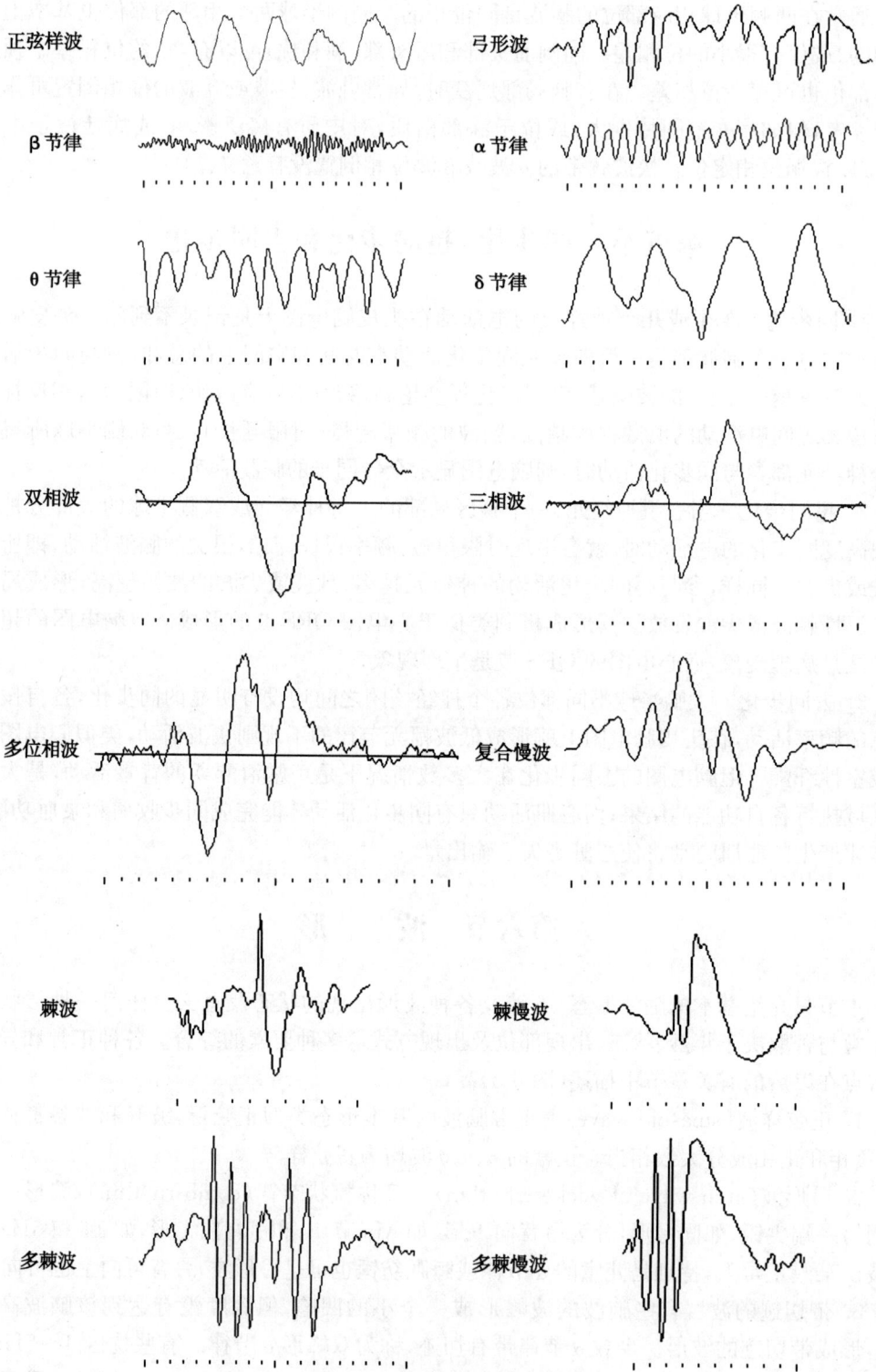

图 6-3　常见脑电图波形

　　5. 三相波(triphasic wave)　脑波沿基线上下有三次偏转,形成负-正-负三相尖波或尖慢复合波图形。

　　6. 多相波(polyphasic wave)　脑波沿基线有多次偏转,形成多位相的波群,通常为多棘波或多棘慢复合波。

7. 棘波(spike) 波峰尖而波底稍宽,上升支陡峭,下降支稍缓,常下降至基线以下,然后逐渐回至基线。计算机分析显示在棘波的上升支之前通常有一个小的正相尖波成分,下降支降至基线以下后逐渐回到基线水平,棘波时限在 70ms 以内,因而波峰显得比尖波更锐利。

8. 尖波(sharp) 与棘波相似,但时限在 70～200ms,新生儿及婴幼儿可达 300～500ms 甚至更宽,多数为负相,也可为正相。

9. 复合波(complex wave) 由两个或两个以上波组成,如棘慢复合波、尖慢复合波或多棘慢复合波等。以棘慢复合波为例,棘波可在慢波之前、亦可在其后,或重叠于慢波之上。但从棘慢复合波产生的病理生理学机制来说,总是棘(尖)波与其后的慢波构成一个复合波。

10. 重叠波(superposed wave) 又称复形慢波,系在较慢的波上重叠波幅较低,频率较快的波。

11. 多形性波(polymorphous wave) 多为 δ 频段的慢波,波形畸变不规则,上升支和下降支极不对称,常有不规则的切迹或重叠波。

第七节 脑波的分布方式

某种脑波的空间分布特征是分析判断脑电图的一个重要指标。脑波的分布形式及其定义如下:

1. 广泛性(generalization) 脑电活动出现在双侧半球的各个脑区,左右半球相应区域频率及波幅基本对称,但前、后脑区的波幅可有差别。可用于描述背景活动或阵发性活动(图 6-4)。

2. 弥漫性(diffuse) 与广泛性相似,但波形、波幅和(或)频率有不固定,非持续性的不对称及不同步现象。通常用于背景活动的描述(图 6-5)。

3. 一侧性(unilateral) 仅用于描述一侧半球的特殊脑电活动,如一侧半球的慢波、棘慢复合波或低电压活动等。背景活动的一侧性改变应属于不对称(图 6-5)。

4. 局部性(location or focus) 局限在某一局部的特殊脑电活动,可仅涉及一个电极记录部位,也可累及相邻的几个电极记录部位。局灶性电活动可随时间而扩散至不同范围。如棘慢复合波恒定出现在 O1 导联,但有时也同时出现在相邻的 P3、T5 导联(图 6-5,图 6-6)。

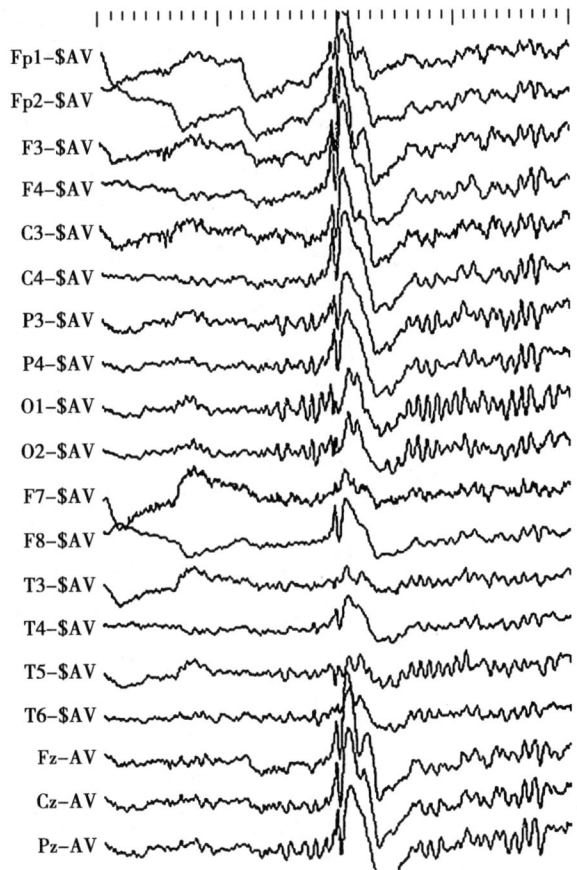

图 6-4 广泛性棘慢波发放

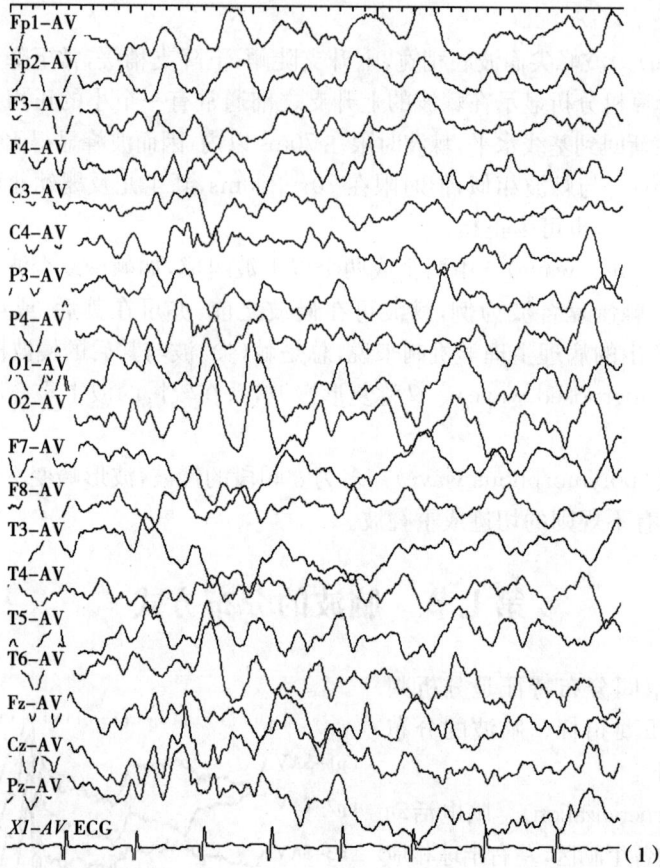

（1）

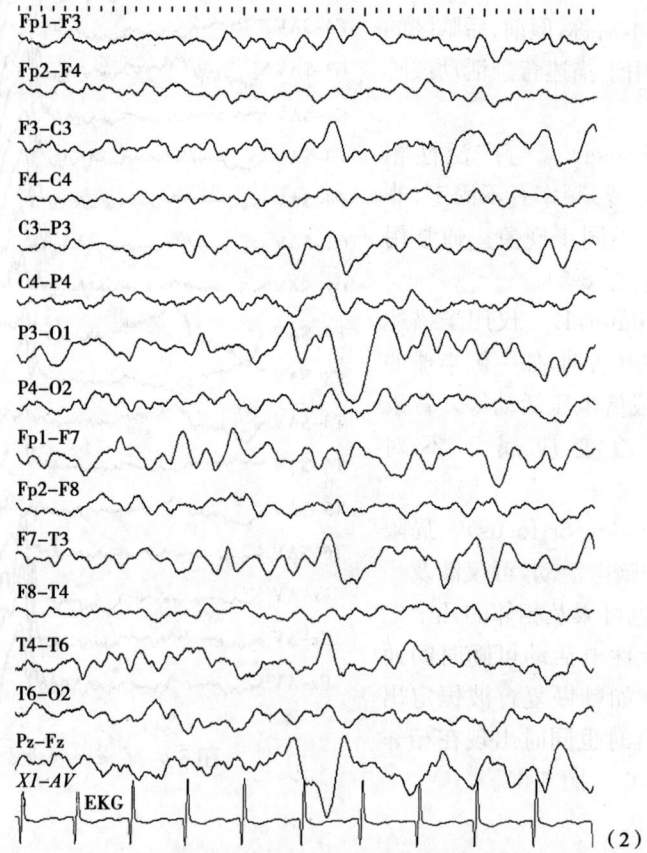

（2）

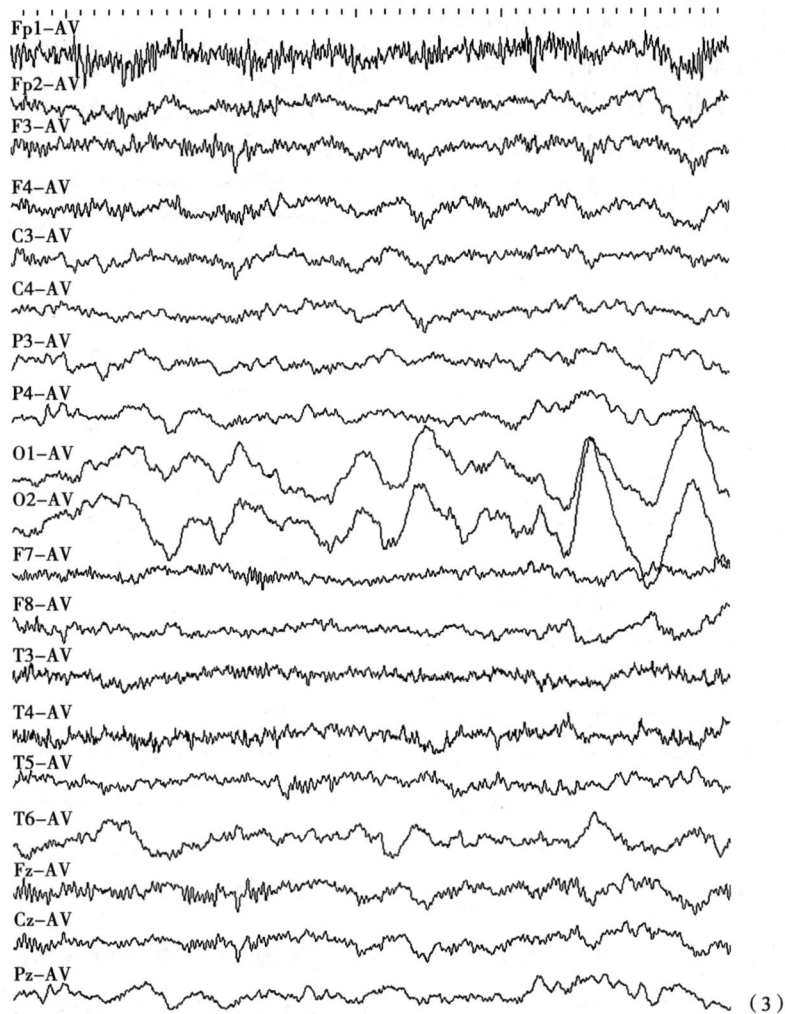

图 6-5 弥漫性、一侧性和局灶性慢波
（1）弥漫性慢波；（2）一侧性慢波；（3）局灶性慢波

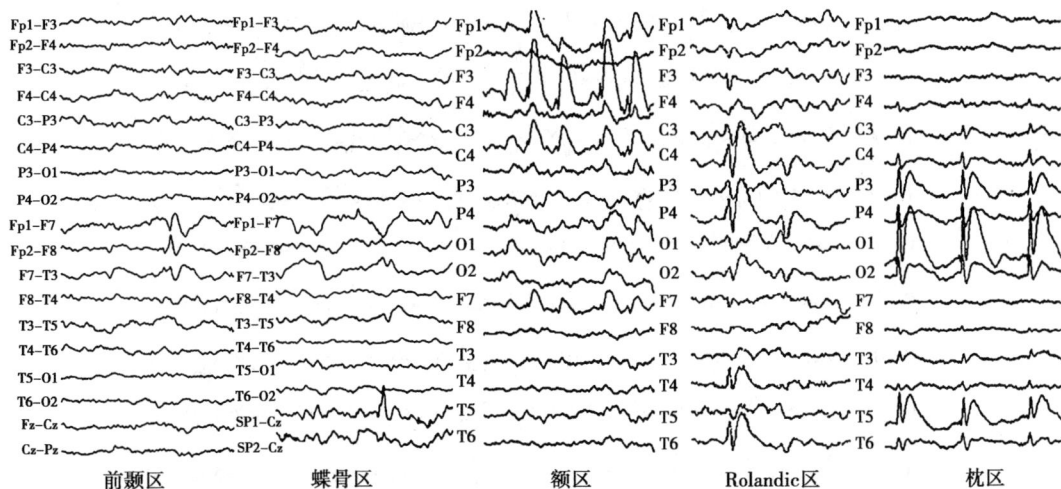

前颞区　　　　　蝶骨区　　　　　额区　　　　　Rolandic区　　　　　枕区

图 6-6 不同部位的局灶性棘波或棘慢波

5. 多灶性（multiple foci） 在两个或两个以上不相邻的部位且不在同一时间出现的特殊脑波。有些作者采用更严格的定义，即在不同时间出现的三个或三个以上且分别位于不同半球的脑波，例如 C4、T3 和 T4 分别独立出现的棘慢复合波（图 6-7）。

6. 游走性（shift） 某一特征的脑波活动从一个部位逐渐移行至同侧半球或对侧半球的另一个部位，一般可见到该波形的活动在一个部位逐渐减弱的同时，在另一个部位逐渐出现，两个部位之间常有一定的衔接过程，或在时间上非常接近，但频率不一定一致。例如发作期尖波活动开始于 C4 导联，并逐渐向前头部游走，至发作后期 C4 放电消失，而主要表现为 Fp1 和 F3 导联的放电。此外如某一特征的脑波有时在两个相邻的部位同时出现，有时不固定地出现在其中的一个部位，如棘慢复合波有时同时出现在 T3 和 O1 导联，有时仅见于 T3 或仅见于 O1 导联，也可认为是在两个部位之间游走，常见于儿童良性 Rolandic 癫痫（图 6-8）。

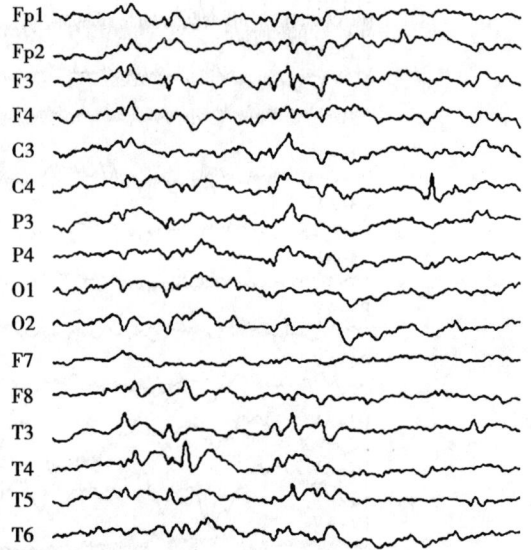

图 6-7 多灶性棘波

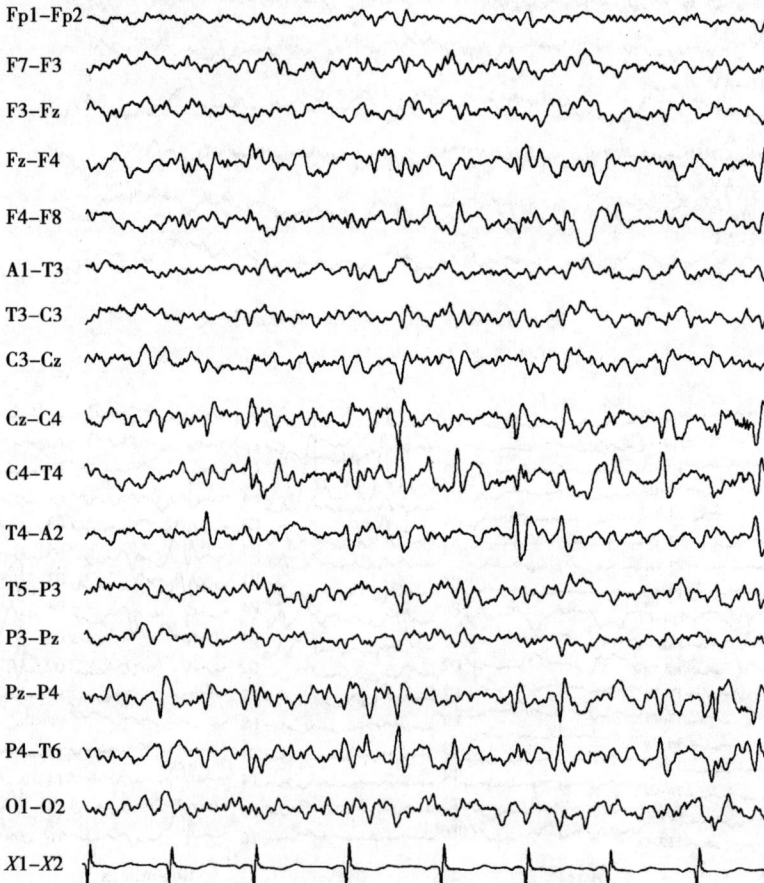

图 6-8 双侧 Rolandic 区游走性棘波

7. 对称性(symmetry) 大脑两半球各对应区域脑电活动的波形、频率和波幅大致相同为对称。反之为不对称(asymmetry)。不对称包括背景活动不对称或某些特殊波形的不对称,也包括广泛性不对称或某一局部的左右不对称。

第八节 脑波的出现方式

脑波的出现方式是相对于背景活动而言。背景活动(background activity)是指在脑电记录中普遍而连续出现的占优势数量的脑电活动,可以由正常波或异常波组成。同一个体不同状态(如清醒和睡眠)的背景活动明显不同,一般以清醒放松闭眼状态下的背景作为基本背景活动。

在背景活动的基础上,可出现一些在波幅、波形、频率或节律等方面明显不同于背景活动特征的脑波。本节主要介绍突出于背景活动脑波的常见出现方式。

1. 活动(activity) 泛指任何一种连续出现的占优势的脑波,该术语在脑电图描述中被广泛应用,但没有非常严格的定义。如以快波为主的脑电图可以称之为快活动脑电图,以慢波占优势的脑电图称之为慢活动脑电图,但成年人以α波占优势时很少称之为α活动脑电图。此外任何一种突出于背景活动的脑波连续数个发放都可统称为活动,如阵发性θ活动、尖波活动等。

2. 节律(rhythm) 频率和波形大致恒定的脑波连续出现,但波幅可有变化。对节律性活动的持续时间长度或连续出现的数量并没有也不需要作出刻板的规定。因为如以持续时间作为标准,1秒钟内α节律可连续出现10个波,而600ms的δ波却不足两个,不足以构成节律;若以连续出现的数量作为标准,连续3～5个δ波可构成明显的δ节律,而同样数量的β波作为节律显然没有特别的意义。

3. 暴发(burst) 一组突出于背景,突然出现,突然终止,并持续一定时间的脑波。暴发波可由各种波形构成,但波幅通常明显高于背景活动(图3-14)。

4. 阵发(paroxysm) 和暴发的概念相似,为突出于背景活动并持续一段时间的脑波,但出现和终止不太突然。有时作为暴发的同义词,但不用于描述暴发-抑制图形。

5. 周期性(periodic) 某种突出于背景的脑波或波群以相似的间隔重复出现。可为广泛性、局灶性或一侧性。应注意周期性波群的波形特征和持续时间,以及两组波群之间的间隔时间。

6. 散发(random) 单个脑波以不规则的间隔时间,出现在某些相同或不同的导联。

7. 偶发(episodic) 在一次常规脑电图记录中仅出现1～2次的特殊脑波,或在长程脑电图监测中每小时出现1～2次的特殊波形。

8. 一过性(transient) 或称短暂性,指某种突出于背景的脑波少量而无规律出现,仅存在于脑电图记录的某一时段或某一状态,通常用于描述某些正常或良性变异型脑波,如睡眠期枕区一过性正相尖波(positive occipital sharp transients of sleep,POSTS)、老年人良性颞区一过性波形(benign temporal transients of the elderly)。也可用于描述仅出现在新生儿或婴幼儿发育过程某一阶段的特殊波形,如新生儿额区一过性尖波。

9. 同步性(synchrony) 两个或两个以上部位乃至两侧半球同时出现的脑波为同步。反之为不同步(asynchrony)。同步发放的脑波在前-后头部可有90°的位相差,或两半球之间存在数十毫秒的时间差。

第九节　脑电图分析的基本要素

脑电图的判读过程是对一份脑电图的各种要素进行分析,并结合被试者的基本信息进行综合判读。因此首先应充分了解患者的基本信息(表 6-3),并对图中的各种基本要素予以确认(表 6-3)。

表 6-3　脑电图分析时需要了解的患者基本信息

患者的基本信息	对脑电图分析的意义
姓名	—
性别	—
年龄	新生儿精确到日,婴幼儿精确到月;或记录准确的出生年月日
利手	用于判断优势半球
临床诊断	申请脑电图检查的主要理由
检查时间	记录检查起止时间
检查地点	脑电图室、普通病房床旁、ICU 病房、急诊室等,有些特殊环境可能对脑电图信号造成干扰
末次癫痫发作时间	近期的发作可能对脑电图背景活动产生一过性和可逆性影响
被试者状态	对脑波图形正常与否的判断非常重要
闭眼	清醒放松状态下保持持续闭眼状态,是清醒期脑电图记录时的基本状态,主要用于观察 α 节律和清醒期背景活动
睁眼	在上述闭眼基础上睁眼片刻,以观察 α 节律阻滞现象
清醒	在长程脑电图监测中的清醒自然状态,多数情况下是睁眼状态
思睡	闭眼困倦状态
睡眠	注意区别自然睡眠或药物诱导睡眠,后者的脑电图背景活动及睡眠进程可能受药物的影响,同时需要判断睡眠周期或睡眠深度
意识状态	包括警觉(alert)、嗜睡(lethargic)、昏睡(stuporous)、半昏迷(semicomatose)和昏迷(comatose),以及植物状态(醒状昏迷)和无反应状态等(闭锁状态或缄默状态)等
用药情况	
镇静催眠药	可能影响脑电图背景频率,有时抑制癫痫样放电
抗癫痫药	可能影响脑电图背景频率,有时抑制癫痫样放电
抗精神病药	可能影响脑电图背景频率,有时引起或增加癫痫样放电
中枢兴奋药	可能影响脑电图背景频率,有时引起或增加癫痫样放电
脑电图特征的分析	**主要内容**
频率(波宽)	α、β、θ、δ 频带
电压(波幅)	低波幅、中等波幅、高波幅、极高波幅

脑电图特征的分析	主要内容
波形	正弦样波、弓形波、棘波、尖波、棘慢波、尖慢波、多棘慢波、双相波、三相波、多形性波、复合波
节律的调节	
出现方式	活动、节律、暴发、阵发、散发、周期性
分布	广泛性、弥漫性、一侧性、局部性、多灶性、游走性
半球间对于区域的相关性	对称性(电压、频率)、同步性(波、暴发)
反应性	睁闭眼、心算(智力活动)、过度换气(低碳酸血症)、感觉性刺激、运动、情感状态

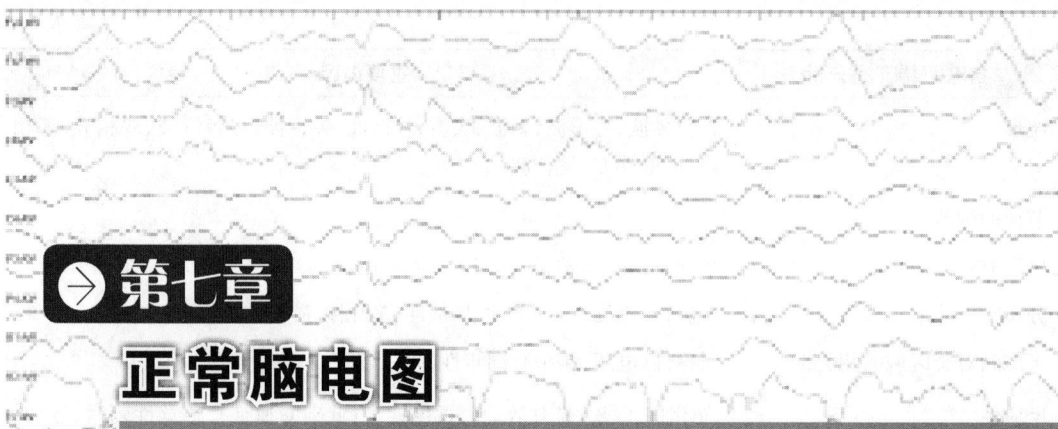

第七章

正常脑电图

和其他各种生理指标的正常值一样,正常脑电图是一个统计学的概念,即在健康人群中脑电图的各项指标在95%的可信限范围之内属于正常脑电图,偏离此范围则为异常脑电图。但无论是从统计学角度还是在临床实践中,都有少数正常人的脑电图在95%的可信限范围之外,或在中枢神经系统异常的患者中出现正常脑电图。

正常脑电图是基于特定年龄、精神状态、部位和出现方式等要素而作出判断的,同样的图形如偏离了这些要素,则可能成为异常图形,例如成年人在清醒闭眼状态下,枕区出现10Hz的α节律为正常图形,但同样的图形如出现在睡眠期,或出现在额区,或出现在婴幼儿期,则可能为不正常。所以对每一份脑电图记录都需要综合多种因素进行分析才能作出正确的判断。

第一节 正常清醒期脑电图形

一、后头部α节律

1. 定义 α节律(alpha rhythm)是清醒状态下出现在后头部的8～13Hz的节律,一般在枕区电压最高,波幅可变动,但在成人常低于50μV,闭眼且精神放松状态下容易出现,注意力集中,特别是视觉注意和积极的精神活动可使其阻滞(图7-1)。出现在其他部位或其他状态下的α频带的节律不是严格意义上的α节律,如Rolandic区的μ节律,睡眠期的纺锤节律等,频率虽然在α频带,但不能称为α节律。在确定α节律时,部位和反应性比频率更重要。α节律脑功能状态及发育水平有密切关系,但与智力水平、人格或个性无关。

2. 波形 α节律多数波形圆钝或为正弦样波。少数正常人可表现为负相成分较尖而正相成分较钝,形成尖形α节律,多见于儿童及青少年,也有些与应用镇静剂后混入β波有关。

3. 频率 α节律的频率与年龄有密切关系。一般在3岁左右出现最初的α节律,约在8Hz左右;10岁时α节律的频率接近成人水平,达到10Hz,但仍混有δ波和θ波;成人α节律的主频段在9～11Hz之间,60岁以后α节律变慢,但仍≥9Hz。成人同一个体在同一次记录中,α节律的频率变化范围在两侧半球的对应区域内不超过0.5～1Hz,称为调频,反映脑波活动的规律性。全头的频率变化范围不应超过2Hz。但不同个体之间差别较大。

正常成年人的α节律可有变异:①慢α变异型,为较慢的波或节律,频率为其本人α波的二分之一,如α波为10Hz,则其变异型为5Hz,慢波上常带有切迹,为两个不完全的10Hz

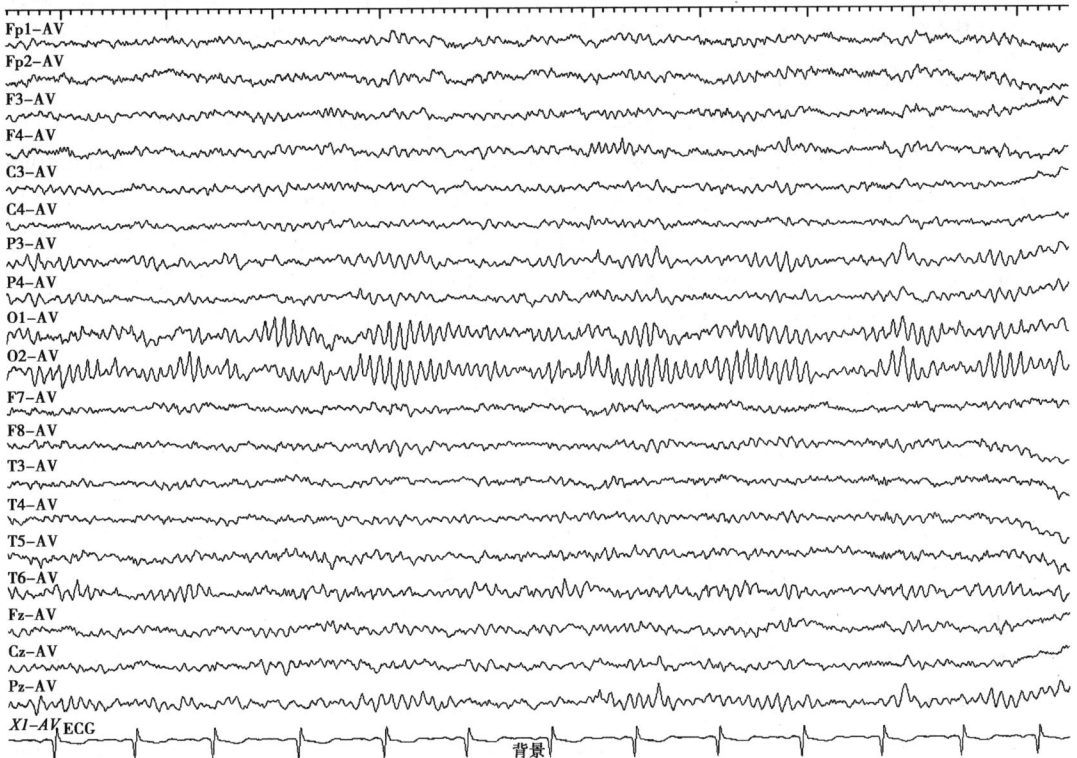

图 7-1 α节律

女,10 岁,枕区 11～12Hz 低-中波幅 α节律,调节和调幅良好

波。慢 α 变异型波可夹杂在 α 节律中出现。②快 α 变异型,较少见,有些人的基本 α 节律较快,在 11～13Hz,其间常夹杂 14～20Hz 的快波,对外界刺激的反应与 α 节律一致。这两种变异型均应出现在枕区。

4. 波幅　α 节律的波幅在个体间差别很大,同一个体的波幅也呈现出有一定规律的波动,一般枕区波幅最高。成人 α 节律的波幅一般在 20～100μV 左右,儿童的 α 节律波幅多数较高,在 4～7 岁儿童可高达 100～150μV,以后逐渐降低,至 13～15 岁左右接近成人水平。左右枕区的 α 节律可有轻度的波幅差,多数为非优势半球侧的波幅较高,但这种生理性的不对称波幅差不应超过 30%。正常 α 节律的波幅呈渐高-渐低的梭形变化,称为调幅,反映脑波的稳定性。每一串梭形 α 节律持续时间在 1～2 秒左右,少数可长达 20 秒。两串 α 节律之间为低波幅 β 波,持续不超过 2 秒。小儿年龄越小,脑波稳定性越差,常缺乏调幅现象。

5. 分布　α 节律主要分布在后头部(枕、顶、后颞区),有时可扩散到中央区、中颞区或颅顶,文献上将出现在这些部位的节律性 α 波称为 α 频率的节律(rhythms of alpha frequency)或 α 样节律(alpha-like rhythm)。波及中央区时应注意与 μ 节律鉴别,后者的频率及波形与 α 节律相似,但多出现在睁眼状态下,不受睁闭眼的影响,触觉刺激、运动或运动的意念可使之消失。α 节律很少扩散到额区,如在单极导联时额区出现和枕区一致的 α 节律,多数与参考电极活化有关,特别是将参考导联置于乳突时容易受后头部活动的影响,此时前后头部的 α 节律有 180°位相差,采用双极导联可消除参考电极活化的影响。

α 泛化指 α 频带的节律或活动广泛分布于全头部。α 分布倒置或 α 前移则指 α 活动以前头部最明显。这些 α 的异常分布常见于头部外伤及其后遗症、长期应用抗惊厥药物、脑肿瘤、去皮质综合征、α 昏迷等情况,机制不明,可能与脑干或丘脑节律起搏点功能异常有关,也可能与额叶功能紊乱有关。

6. 反应性　α 节律最突出的特点之一是外界或内源性刺激可使波幅明显降低或 α 节律完全消失,代之以低波幅不规则快波活动,类似睁眼状态下的图形,称为 α 阻滞(alpha block)或 α 抑制。最常使用的是睁-闭眼试验,可见闭目后即刻或 1～1.5 秒之内出现 α 节律,睁眼后即刻或 1 秒钟内 α 节律消失。但在闭眼状态下如被试者紧张、有明显外界刺激或有积极的思维活动,α 节律也可被抑制。虽然 α 节律的反应性有较大个体差异,但如果 α 节律对各种刺激的反应性完全消失为不正常现象,见于脑桥水平损伤的昏迷患者。

二、β 活动

β 活动(beta activity)是指频率超过 13～40Hz 的快波活动,是正常成人清醒脑电图的主要成分,分布广泛,波幅通常较低,成人多在 30μV 以下。当 α 节律因生理性反应而抑制时,常代之以 β 活动。β 活动是正常成人清醒脑电图的主要成分,分布广泛,波幅通常较低,成人多在 30μV 以下。当 α 节律因生理性反应而抑制时,常代之以 β 活动。不同部位的 β 活动具有不同的特征:①额区 β 活动最常见,频率在 20～30Hz,睡眠期可达 35～40Hz,比催眠药引起的 β 活动频率更快,但通常不形成纺锤形节律;②中央区 β 活动,部分可能是在 Rolandic 区 μ 节律基础上的变异,快波中常混杂有 μ 节律;③后头部 β 活动,频率多为 14～16Hz,也可达 20Hz,反应性与 α 节律相同,可被睁眼阻滞,属于快 α 变异型;④弥漫性 β 活动,与上述部位的生理性节律均无关;⑤缺口节律(breach rhythm),指在有颅骨缺损的患者,可见局部 β 活动数量增多,波幅增高。这是因为在没有颅骨衰减的情况下,可记录到更多的高频脑电活动。

婴幼儿思睡期和浅睡期 β 活动常增多。思维活动也可增加 β 活动。巴比妥类、安定类及水合氯醛等镇静催眠剂可引起大量 β 活动,频率在 18～25Hz,波幅 30～100μV 不等,前头部明显,常呈纺锤形节律,是脑电图对药物的正常反应。当脑内有病变时,病变区域的药物性快波反应常常减弱或消失。哌甲酯、安非他明等中枢兴奋剂也可引起广泛性 β 活动增多。

以 β 活动为主的低波幅活动既可见于少数正常人,也可见于某些病理情况下,但与癫痫无明确关系(图 7-2)。在无前后对照的一次脑电图记录时不能肯定为异常现象,如在以往 α 型背景的基础上变为低波幅 β 活动为主,则属不正常图形。局部或一侧 β 活动电压明显降低(降低 50% 以上)或消失属不正常现象,常伴有局部背景活动的低电压,提示有局部皮质损伤。

三、中央区 μ 节律

中央区(Rolandic 区)μ 节律(mu rhythm)是在清醒状态下出现于一侧或双侧中央区(C3,C4),在颅顶区(Cz)的 9～11Hz,30～80μV 左右的节律,其中常混有 20Hz 左右的快波活动,波形为负相尖而正相圆钝,常以短串形式出现,可左右交替或同时出现,或从一侧游走至另一侧,有时扩散到顶区(图 7-3)。μ 节律不受睁-闭眼的影响,但可被对侧躯体的主动或被动运动阻滞,甚至准备运动或肢体运动的意念也可对其产生抑制。μ 节律是 Rolandic 区的生理性脑电活动,虽然其频率和波幅与 α 节律相似,但出现部位、反应性和生理意义均与 α 节律不同,应注意鉴别。

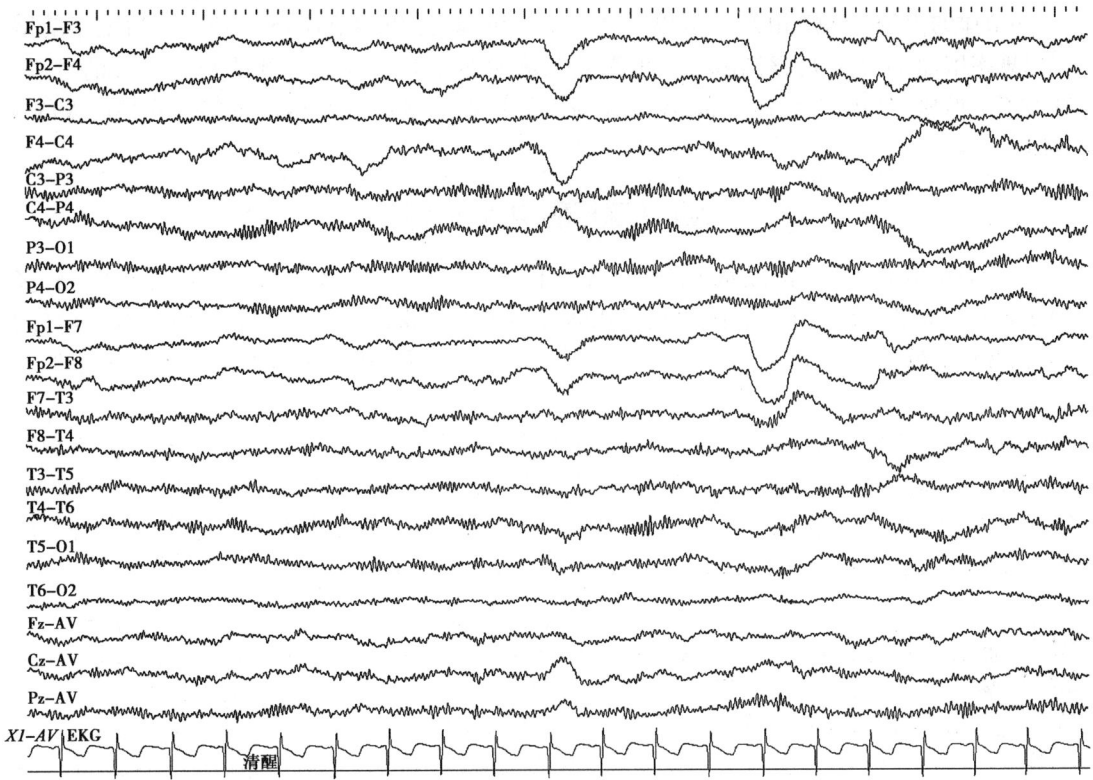

图 7-2 β活动

女,15个月,抽搐待查,未用抗癫痫药物,清醒期大量广泛性低波幅 β活动

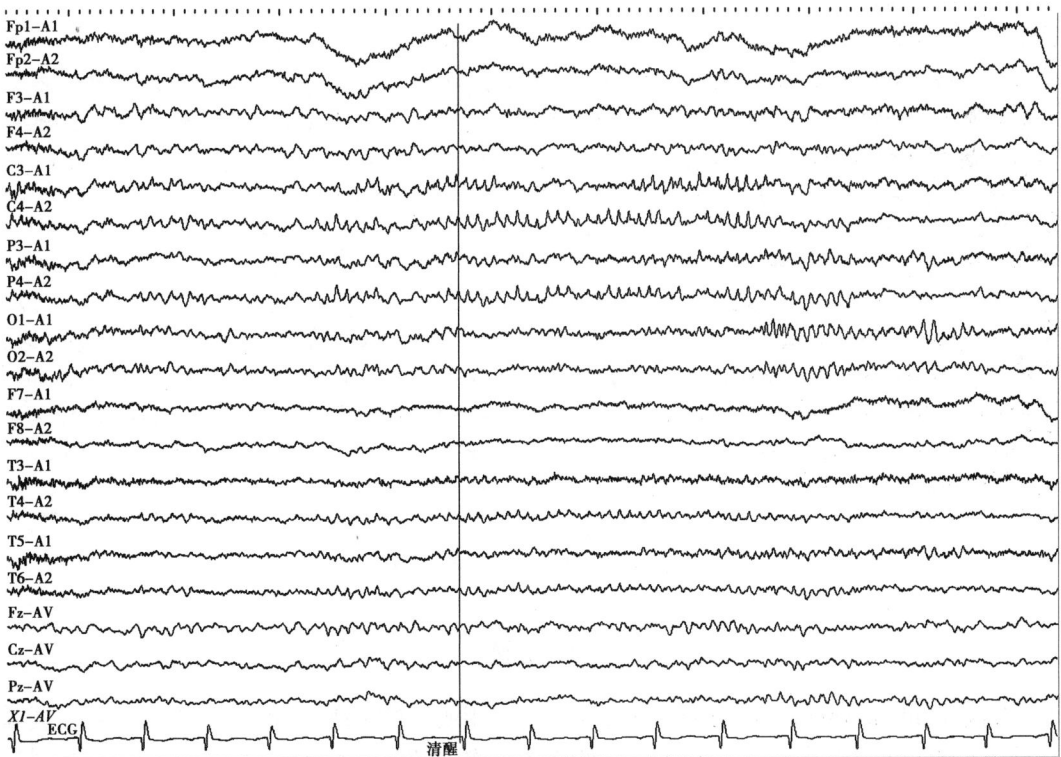

图 7-3 中央区 μ节律 男,14 岁

μ节律的出现与年龄相关,4岁以下儿童很少出现典型的μ节律,8岁左右之后随年龄增长出现率增加,中老年后逐渐减少。但婴幼儿清醒期在 Rolandic 区可见 8～10Hz 的节律,其波形不像典型的μ节律,而分布、频率及对肢体运动的反应性均类似于年长儿和成人的μ节律。

四、θ波和额中线θ节律

θ波(theta wave)　正常人θ波的数量与年龄及状态密切相关。婴幼儿和儿童可有较多的θ活动。青少年和成年人思睡时也可出现θ活动。正常成年人清醒状态时仅有少量(约10％)散在的低波幅θ波,主要分布在额、中央区,此外在颞、顶区也有少量分布,一般不形成节律。

额中线θ节律(frontal midline theta rhythm,Fmθ)为前头部中线区(Fpz、Fz、Cz)出现的5～7Hz 中-高波幅的节律性正弦样波,持续 1 秒以上,多见于儿童及青少年期(图 7-4)。中线θ节律受情绪和思维的影响,在注意力高度集中如心算或思考等智力活动时出现,有人认为其与脑的成熟度有关。额中线θ节律应与连续节律性眨眼引起的伪差鉴别。

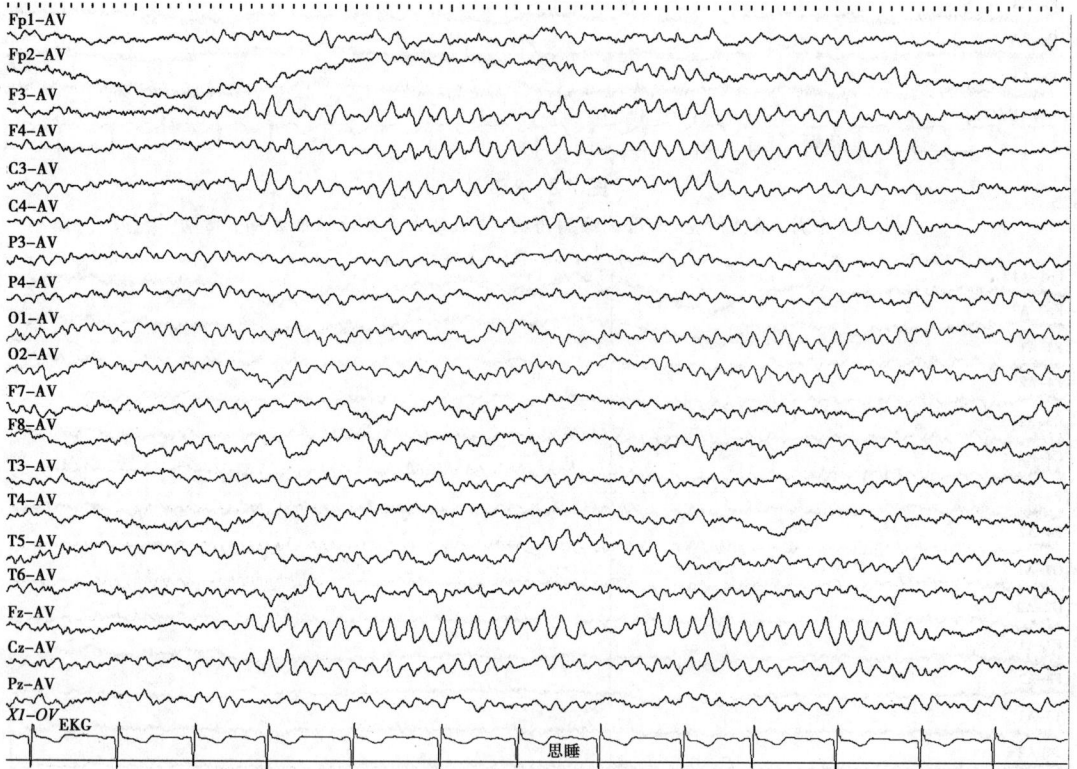

图 7-4　中线 θ 节律　男,11 岁

五、λ波

λ波(lambda wave)是清醒期出现在枕区的双相或三相尖波,多数正相成分最突出,波幅一般不超过50μV,少数可达 70～80μV,波底较宽,约为 200～300ms,呈倒三角形或锯齿状,

散发或连续出现。λ波主要位于枕区,一般双侧同步,可扩散到顶区和后颞区,在注视活动的物体或复杂的几何图形、眼球扫视运动或节律性闪光刺激时容易出现。在双导纵联(香蕉导联)时,枕区电极(O1或O2)只连接放大器的正相端(G2),此时λ波的波峰向上,应注意与异常枕区尖波鉴别。λ波常见于2～15岁的儿童,甚至可见于婴儿期(图7-5),且小儿λ波有时在头皮记录中呈现负相尖波且波幅更高。λ波与枕区异常尖波的区别点在于λ波仅出现在清醒睁眼扫视时,如果处于暗环境下,或令被试者闭眼,或让被试者注视一张白纸,λ波会消失,但这些情况对异常尖波通常没有影响。

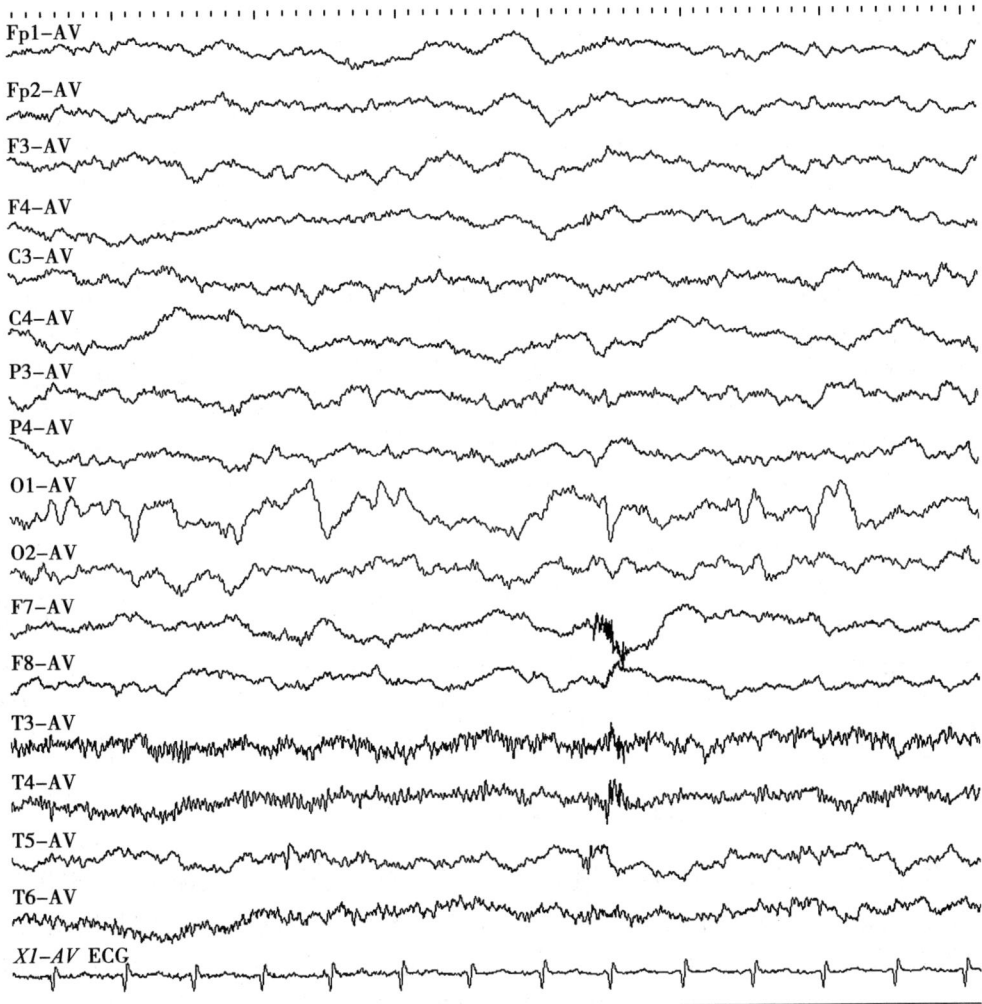

图7-5 枕区λ波 女,9个月

六、儿童后头部慢波

正常小儿后头部可有数量不等的慢波活动,以枕区最突出,称为儿童后头部慢波(posterior slow waves in children),属正常发育现象,进入青春期后消失。儿童后头部慢波有以下几种表现形式:

1. 枕区多位相慢波 为2～4Hz中～高波幅多位相慢波,以正相波为主,反复出现在枕

区 α 节律中。一般从 3 岁后增多，9～10 岁达高峰，13 岁后明显减少，在正常儿童中占 30% 左右。

2. 后头部慢波节律　间断出现在枕区 α 节律中，为 2.5～4.5Hz 的中～高波幅慢波节律，持续 1～3 秒或更长时间，双侧出现或非恒定地出现于某一侧，通常以右侧为著，在过度换气时更明显。高峰年龄为 4～7 岁，可持续到 11 岁。

3. 后头部孤立性慢波　又称后头部插入性慢波，为在后头部 α 节律中插入的单个慢波，有时其前面的 α 波较为高而尖，容易被误认为棘慢复合波，应注意鉴别（图 7-6）。

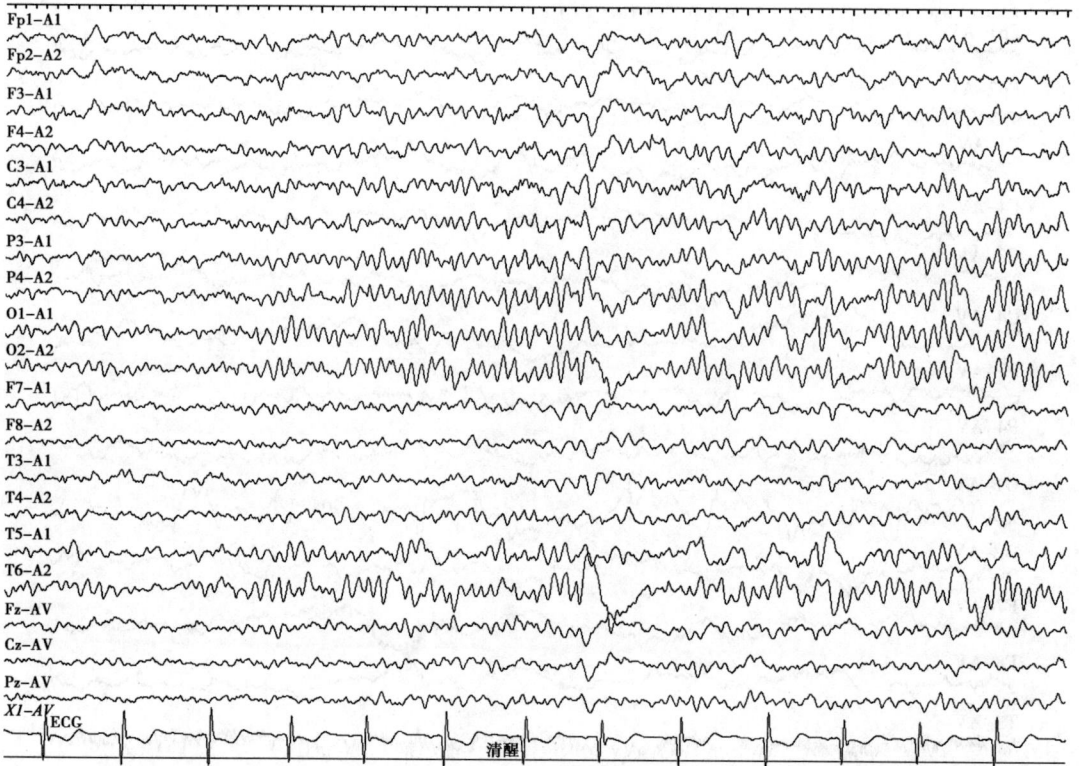

图 7-6　枕区插入性慢波　男，13 岁

在各种病因的脑损伤儿童也可出现后头部为主的慢波活动，如缺氧缺血性脑损伤后、颅脑闭合性外伤后、中枢神经系统感染等。有时上述情况下的异常后头部慢波与出现在正常儿童的与发育有关的后头部慢波难以区别。除有相应的疾病基础外，以下特征对鉴别正常和异常儿童后头部慢波有帮助：①波形：正常后位慢波常为半节律性的类正弦形波，频率一般在 3.5～4Hz 或更快，而异常慢波则以慢而不规则的多形性 δ 波为主，波形复杂多变；②波幅：正常后位慢波一般不超过同一段图中 α 节律波幅的 1.5 倍，而异常慢波常常波幅更高；③持续性：正常慢波仅出现在闭眼状态 α 节律出现时，睁眼时随 α 节律的阻滞而消失，但病理性的慢波活动在睁眼和闭眼状态下持续存在；④对称性：正常慢波双侧对称或非恒定性的不对称，而异常慢波如有不对称，常恒定在一侧不变；⑤慢波的数量，异常慢波常比正常慢波数量更多，但并没有明确的定量标准；⑥α 节律：在正常情况下，在慢波之间保留有发育良好的 α 节律，但异常慢波常伴有 α 节律明显减少，节律性差。

第二节 正常睡眠期脑电图形

认识睡眠期脑电图的特点主要是为了判断睡眠周期，鉴别正常睡眠波和异常阵发性病理波，诊断与睡眠有关的各种疾病等。

一、思睡期慢波活动

思睡期慢波活动（drowsing slow activity）出现在思睡期向浅睡眠期过渡时，成人为 5～7Hz 的低-中波幅 θ 活动，以中央、顶区为著，可扩散到全头部，每次持续 0.5～2 秒，也可散发出现。在进行清醒脑电图记录中应注意因患者思睡而出现的这种慢波，并及时唤醒患者，避免将其判断为异常慢波活动。

儿童思睡期可见 4～5Hz 中-高波幅 θ 活动，婴儿期则可为 3～4Hz 慢波活动。小儿思睡期的慢波活动可表现为两种形式：

1. 持续性超同步化慢波　表现为思睡期 3～5Hz 的广泛而持续的慢波活动，后头部突出（图 7-7），在健康小儿的出现率为 30%。最早出现于 3 个月左右，1 岁前表现最明显，可持续到 10 岁以后。

2. 阵发性超同步化慢波　为短阵出现的 3～5Hz 高波幅慢波，中央、顶、枕区波幅最高，持续 1～2 秒，在 4～9 岁最明显。当某些背景快活动插入在超同步化的 θ 节律中时，易被误认为是棘慢复合波，区别点为此种慢活动仅出现在思睡期，类棘（尖）波成分波幅很低（图 7-8）。

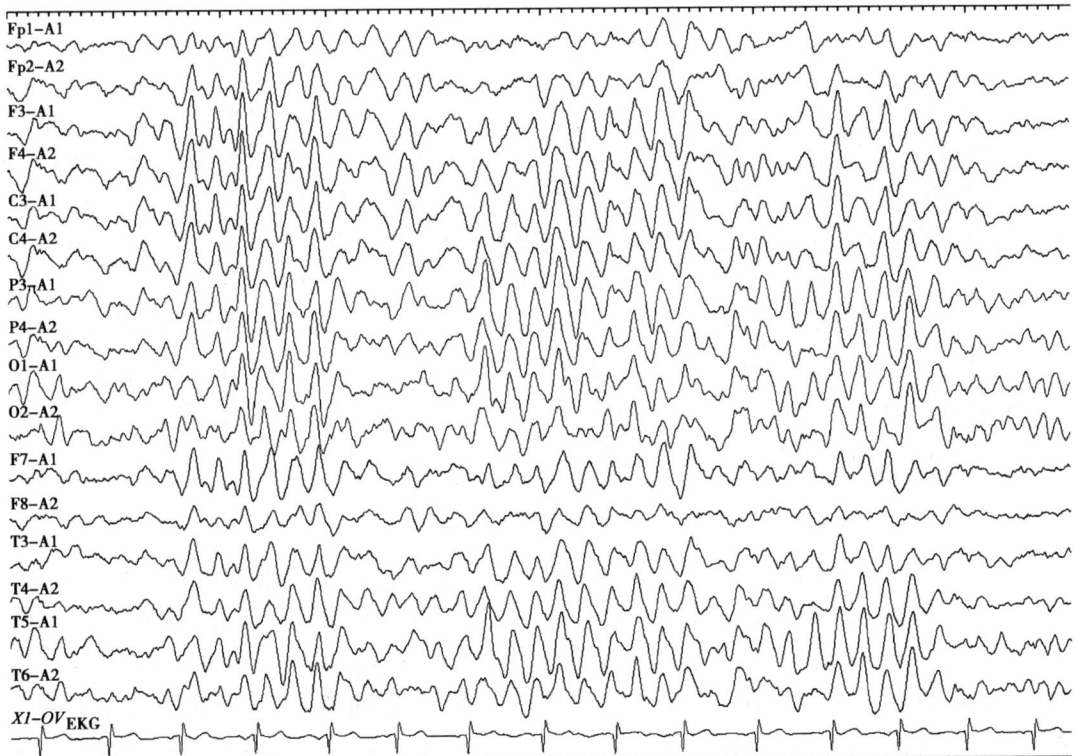

图 7-7　婴幼儿思睡期持续超同步化慢波　女，3 岁 8 个月

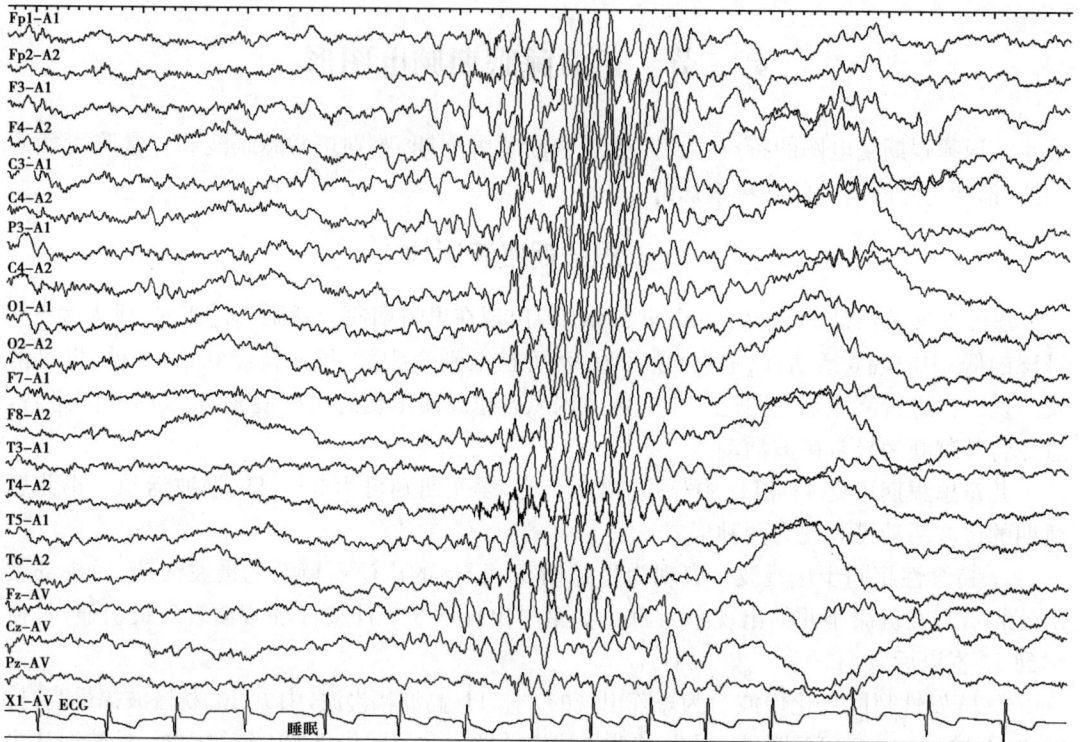

图 7-8　思睡期阵发性慢波　男,3 岁

二、顶 尖 波

　　顶尖波(vertex sharp)又称驼峰波(hump wave),是浅睡期(NREM 睡眠 I 期)的一个标志,并可延续到睡眠纺锤期即 NREM 睡眠 II 期的早期。顶尖波最大波幅出现在颅顶区(Cz),在缺少中线记录时以双侧中央、顶区最明显,可扩展至额、颞区。在参考导联记录时,波形为以负相成分为主的尖波,多数波峰较钝如驼峰状,少数很尖。波宽 125～300ms(3～8Hz),其前后可有小的正相成分。波幅 100～300μV。顶尖波可单个出现,或成对出现,亦可以 1Hz 左右的间隔连续数个假节律性出现。典型的顶尖波双侧对称同步。小儿的顶尖波可以非常高或非常尖,酷似异常尖波,应注意鉴别。顶尖波也可波及更大的范围或左右不同步、不对称地出现(图 7-9)。30 岁以后随年龄增加波幅逐渐降低。少数正常成人的顶尖波很小,不易辨认。在有些病理情况下,可出现一侧顶尖波被抑制。

三、睡 眠 纺 锤

　　睡眠纺锤(sleep spindle)又称 σ 节律(sigma rhythm),是进入 NREM 睡眠 II 期的标志,并可延续到 NREM 睡眠 III 期。睡眠纺锤的出现部位在颅顶区最大,并可波及两侧的额、中央、顶区,有时可扩展至颞区。波形为 12～14Hz 的梭形节律。成年人一般在 50～75μV 左右,老年人常更低。每串纺锤的长度一般在 0.5～2 秒,睡眠纺锤可左右不同步或不对称出现,但只要不是恒定地在一侧消失,即应视为正常(图 7-10)。小儿睡眠纺锤的波幅可高达100～150μV,有些小儿甚至超过 200μV,串长可超过 5 秒,称为极度纺锤或巨大纺锤(extreme spindles),常见于癫痫或智力低下儿童,但也可见于正常儿童。婴儿期的睡眠纺锤

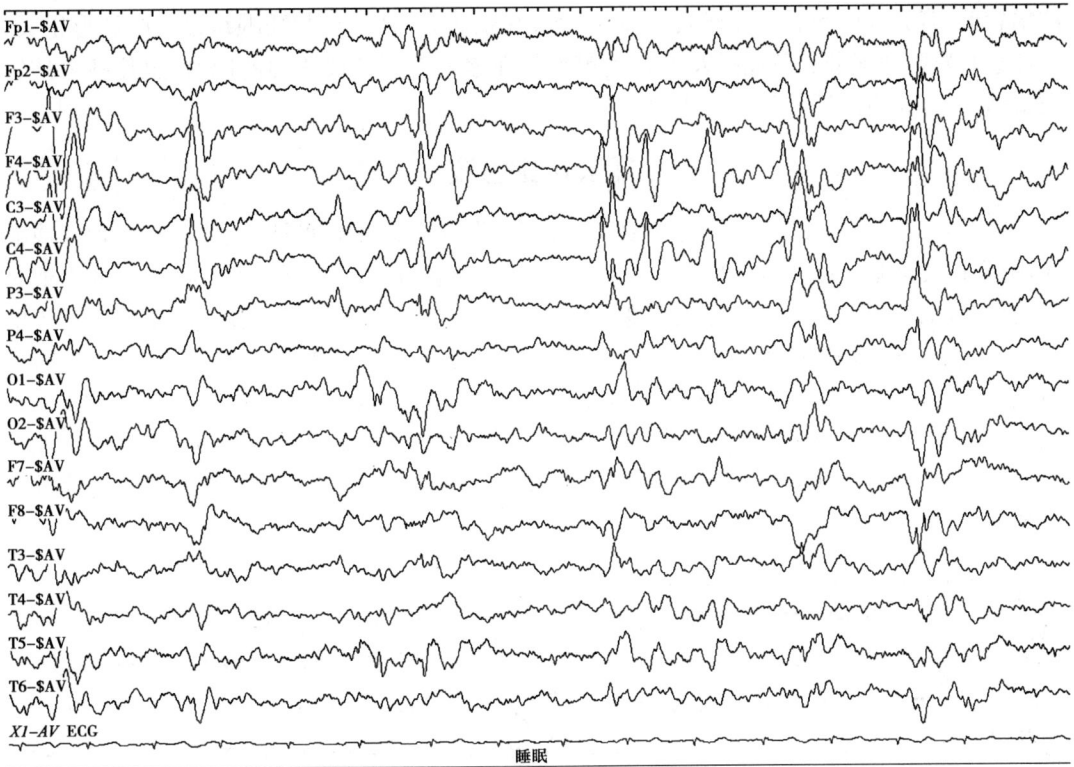

图 7-9 顶尖波 男,7 岁

双侧中央、顶区的顶尖波,有时左右不对称或不同步

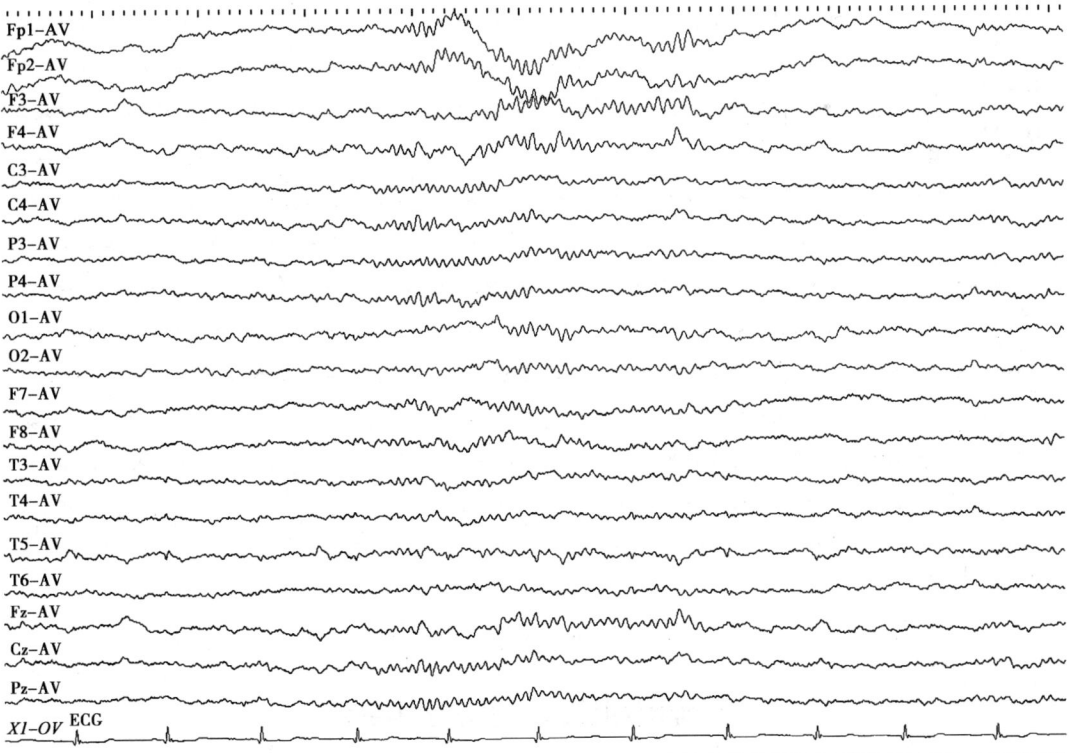

图 7-10 睡眠纺锤 男,16 岁

波幅较低，多为 30~50μV，串长可达 6~8 秒，甚至达 20 秒。小儿睡眠纺锤有时波形很尖，应注意与异常波区分。巴比妥及安定类镇静剂在增加 β 频带快活动的同时，也使睡眠纺锤数量增多，分布更广泛甚至波形更尖。

四、K-综合波

K-综合波（K-complex）出现于 NREM 睡眠 Ⅱ 期并可延续到 Ⅲ 期，主要分布在顶区或额区，但常扩展至脑电图的各个导联。K-综合波常由声音、触觉等外界刺激诱发，即使看似是自发出现，也是由某种形式的传入刺激所致，属于最轻微的脑电觉醒反应，但不伴有行为的觉醒。一个完整的 K-综合波由两个部分组成，首先是一个高波幅复合双相或多相慢波，类似顶尖波，但常比顶尖波更宽，慢波上升支上的切迹常常形成一个比较尖的成分，看起来类似尖慢复合波，慢波上可复合少量快波；慢波之后多有一个比较深的正相偏转，其后跟随一串 12~14Hz 的纺锤波（图 7-11）。K-综合波可单个出现，亦可以 1 秒左右的间隔连续重复出现。

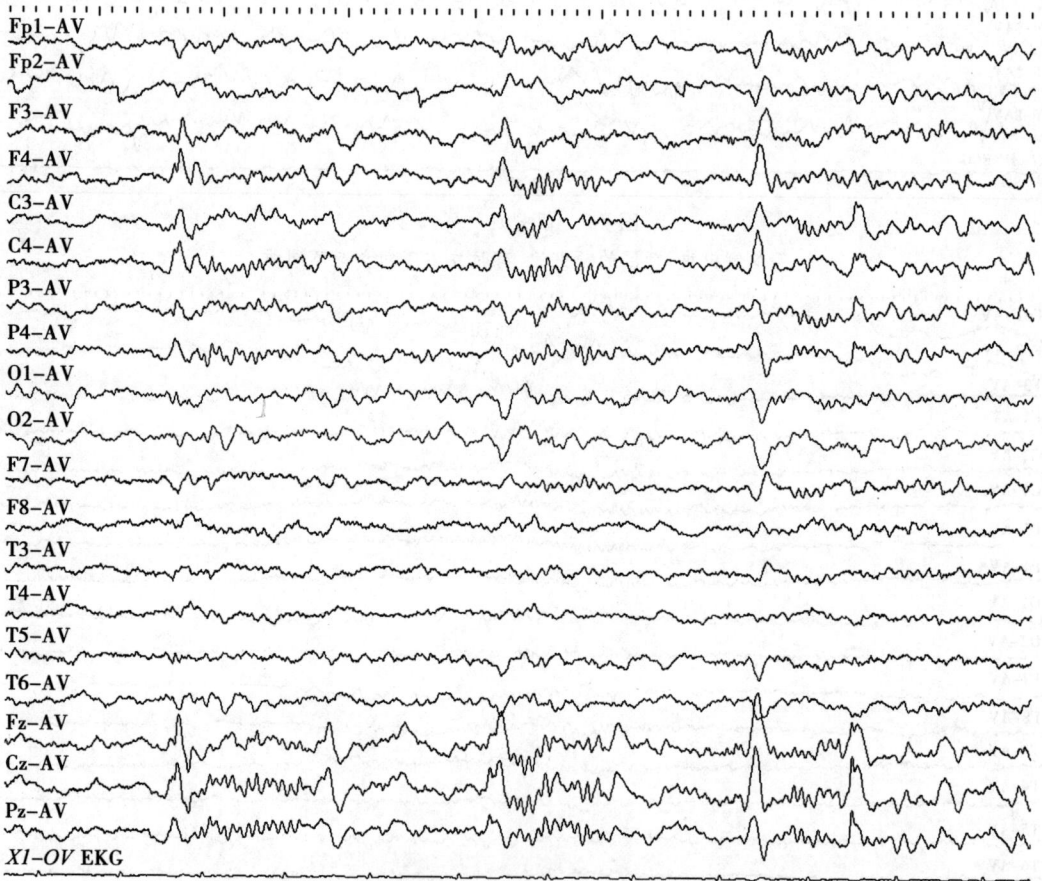

图 7-11　K-综合波　女，16 岁

五、睡眠期枕区一过性正相尖波

睡眠期枕区一过性正相尖波（positive occipital sharp transients of sleep，POSTS）为睡

眠中出现于枕区的 4～5Hz 正相尖波,波幅 20～80μV,可双侧不对称或不同步,在枕中(Oz)波幅最高。单极导联时最明显,呈散发或非节律性连续出现(图 7-12)。见于 NREM 睡眠各期,Ⅱ、Ⅲ期多于Ⅰ、Ⅳ期,REM 期偶见或消失。POSTS 最多见于青少年及成年人(15～35岁),常伴有成人脑电图的图形。健康成年人的睡眠脑电图50%～80%可记录到 POSTS,但亦可早至 4 岁即出现。

由于 POSTS 有时波形较尖,不对称,易在睡眠期重复出现,可能被误认为是癫痫样放电。区别特征为 POSTS 为正相,波幅低,波形单一,仅出现在 NREM 睡眠期;而癫痫样放电正相波较少见,且各期均可出现。在双极纵联时枕区的正相尖波波峰向上,有时容易被误判为异常尖波。

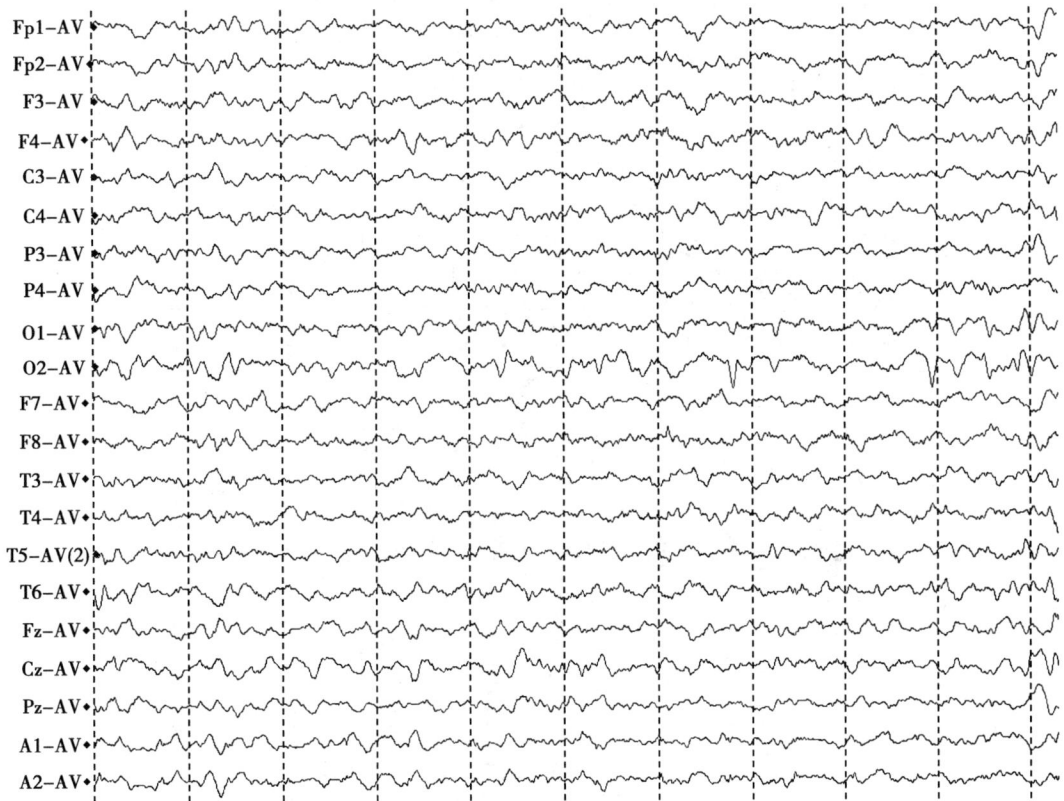

图 7-12 睡眠期枕区一过性正相尖波 女,3 岁

六、觉 醒 反 应

青少年和成年人从睡眠到觉醒的过程非常迅速,常常是在一个或连续几个顶尖波或 K-综合波后出现节律良好的后头部 α 节律。小儿在觉醒过程中脑电图会出现明显的觉醒反应(arousal response),又称觉醒过度同步化。在从 NREM 睡眠Ⅰ期以外的任一睡眠期觉醒时,在额、中央区出现阵发性高波幅 θ 节律或 δ 节律,并迅速向后头部扩散,频率渐快,波幅渐低,持续3～10 秒,常伴有较多肌电活动。觉醒反应之前常可见 K-综合波(图 7-13)。觉醒反应后可出现清醒期图形并伴行为觉醒,也可仅为脑电觉醒反应,然后再次进入 NREM 睡眠Ⅰ～Ⅱ期,或进入REM 睡眠期。在从 NREM 转入 REM 睡眠过程中常有短暂的觉醒反应图形。

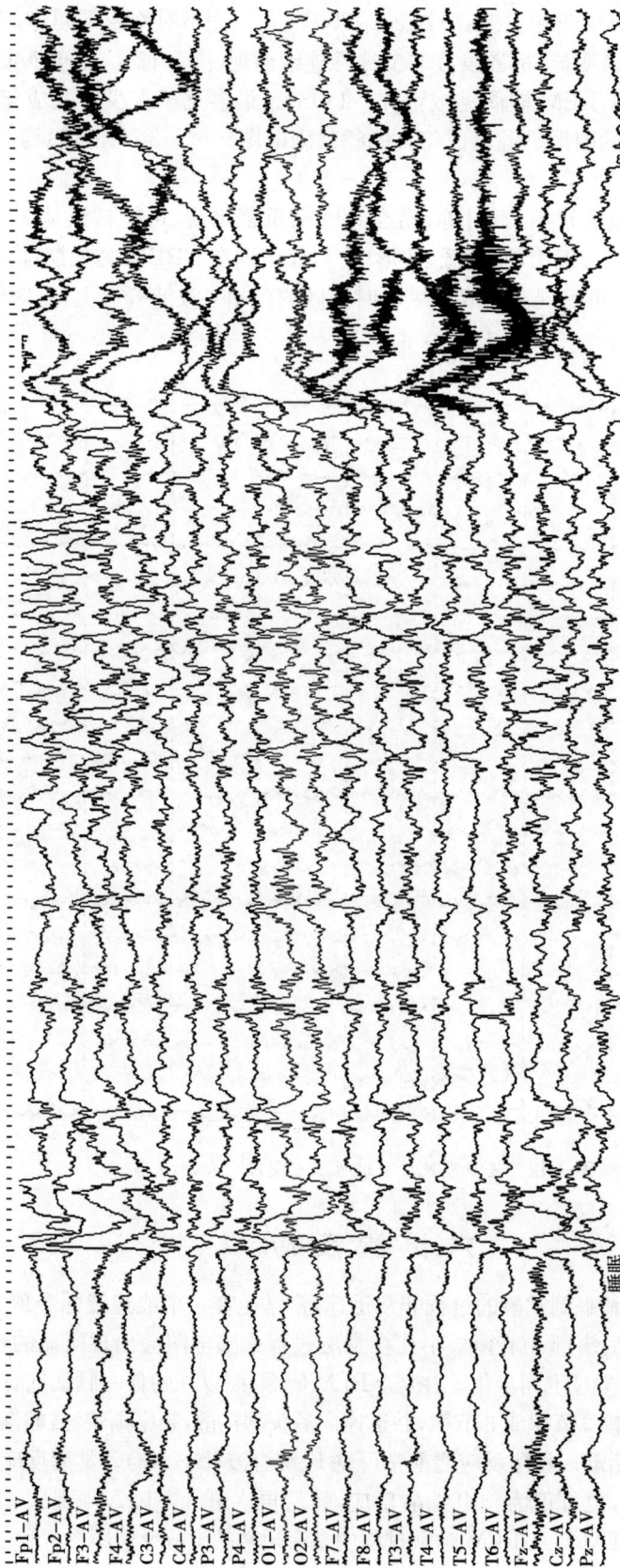

图 7-13 觉醒反应

女，6 岁，首先连续出现数个 K-综合波，然后额区为主慢波活动，并可将肌电和运动伪差

由于觉醒反应是在睡眠中突然出现的阵发性同步化慢波节律暴发,应注意与异常放电鉴别。正常觉醒反应的慢波活动中没有棘波、尖波成分。某些人的觉醒期慢波活动中可夹杂明显的棘波或尖波,或出现类似尖慢复合波节律的暴发图形,这种现象属于异常觉醒反应图形,常见于儿童癫痫患者,并在其他状态下有异常癫痫样放电。

第三节 睡 眠 周 期

正常睡眠周期分为两个主要时相,即非快速眼动睡眠(non-rapid eye movement sleep, NREM),又称慢波睡眠(slow sleep),和快速眼动睡眠(rapid eye movement sleep,REM),又称快波睡眠(fast sleep)或反相睡眠(paradoxical sleep)。NREM 期根据睡眠深度进一步分成Ⅰ~Ⅳ期(表 7-1)。整个睡眠过程周期性变化。

表 7-1 睡眠分期

国际分期	睡眠深度	脑电图	EOG	EMG
潜伏期	思睡期	α节律解体,散在α波,低波幅θ波,阵发θ节律	不规则	持续高波幅
NREM Ⅰ期	入睡期	阵发θ节律,顶尖波	慢,不规则	波幅下降
Ⅱ期	浅睡期	睡眠纺锤,K-综合波,少量顶尖波	无眼球运动	波幅低平
Ⅲ期	中睡期	2Hz 以下高波幅慢波占20%~50%,K-综合波,少量睡眠纺锤	无眼球运动	消失,平坦
Ⅳ期	深睡期	2Hz 以下高波幅慢波占50%以上,少量 K-综合波	无眼球运动	消失,平坦
REM 期	REM 睡眠	低~中波幅去同步化混合波	间歇性快速眼球运动	消失,平坦

一、思 睡 期

思睡期(early drowsiness)即睡眠潜伏期。此时出现困意。脑电图表现为 α节律变得不连续,逐渐变为散发 α波,并被逐渐增多的散发低波幅 2~7Hz 慢波活动取代,其间夹杂15~25Hz 更低波幅的快波活动,这种现象称为 α解体(alpha dropout)。α解体后的去同步化图形应与清醒睁眼或警觉状态下的去同步化区别,前一种状态慢波成分较多,后一种状态以 α和 β频段的快波为主。思睡状态时轻微刺激即可使 α节律重新出现,通常波幅更高,有时分布更广。思睡期常伴有眼球的缓慢漂移,肌电活动减少和因皮肤电反应引起的脑电图基线缓慢漂移。

思睡状态后期可出现阵发性中-高波幅 4~6Hz 的 θ节律发放,以额、中央、顶区为著,可波及更广泛的区域,在婴幼儿特别突出,被称之为思睡期超同步化节律或"催眠节律"(hypnagogic rhythmic)。

二、非常浅睡期

非常浅睡期(very light sleep)也称入睡期,即 NREM 睡眠Ⅰ期。此期最重要的标志是在 α 解体的基础上出现顶尖波。顶尖波是一种诱发反应的复合电位,通常与环境中轻微的声音或触觉刺激有关,也可自发出现,最大波幅位于颅顶 Cz-Pz 的位置,相当于额中线后部辅助运动区的后部,可波及更大的范围,双侧对称或交替一侧突出,可单独出现,也可以 1 秒左右的间隔连续出现。

思睡期出现的另一种生理性睡眠波形为睡眠中一过性枕区正相尖波(POSTS),可持续到浅睡期甚至深睡期,多见于青少年至中年人,健康成年人的出现率为 50%～80%,70 岁以后减少。

三、浅　睡　期

浅睡期(light sleep)即 NREM 睡眠Ⅱ期。进入此期后顶尖波逐渐减少,仍有 POSTS 甚至增多。浅睡期的主要标志是出现 14Hz 左右(12.5～15.5Hz)的睡眠纺锤,最大位于颅顶区,在双侧额、中央、顶区都很明显,可波及前额和颞区。随着睡眠进程的加深,睡眠纺锤的频率有所减慢,空间分布也有变化,到浅睡期末,纺锤频率减至 12Hz 左右(11～13.5Hz),最大波幅位于额中线区。进入深睡期后进一步减慢到 10Hz 左右,并转变为 6～10Hz 的节律性活动,以前额区突出。浅睡期还可出现比较多的 K-综合波。K-综合波实际上是顶尖波和睡眠纺锤的组合,是一种轻微的脑电觉醒反应。

除睡眠纺锤和 K-综合波外,浅睡期的背景以低-中波幅 θ 频段的慢波活动为主,但随着睡眠的加深,中-高波幅 δ 波逐渐增多。婴幼儿浅睡期可见低波幅的 β 活动,儿童期后减少。

四、中　睡　期

中睡期(moderate sleep)即 NREM 睡眠Ⅲ期。由浅睡期逐渐过渡而来,没有明显的标志性波。随着睡眠深度增加,0.75～3Hz 高波幅 δ 波逐渐增多,一般将 δ 数量占 25%～50% 作为 NREM 睡眠Ⅲ期。本期睡眠纺锤逐渐减少,频率稍慢(12Hz 左右),且以额区最显著。额区可见 6～10Hz 节律性活动。外界刺激仍可引起 K-综合波。此期仍可见 POSTS。

少数健康成年人表现为 α 睡眠图形(alpha sleep pattern),特征为节律性 7～11Hz 活动,夹杂 δ 频段的慢波活动,额区最突出,在 NREM 睡眠Ⅲ期最明显,有时表现为一定的周期性。

五、深　睡　期

深睡期(deep sleep)即 NREM 睡眠Ⅳ期。睡眠进一步加深,以高波幅 δ 波为主,数量超过 50%。睡眠纺锤逐渐消失。较强刺激时偶有 K-综合波。深睡期肌张力降低,不易唤醒,各项生理指标多在稳定的低水平活动。儿童从深睡期觉醒常伴有觉醒障碍如夜惊、梦游等,遗尿也常出现在这一期。

六、REM 睡眠期

全夜睡眠显示第一个 REM 睡眠一般在入睡后 60～90 分钟左右出现,以后几个睡眠周期的 REM 睡眠可从 NREM 睡眠的Ⅱ期、Ⅲ期或Ⅳ期突然转变而来,中间常有短暂的脑电觉醒反应伴翻身等躯体运动。每一段 REM 睡眠期持续约 20~30 分钟。REM 期的突出标志是快速眼球运动,可通过眼动图(EOG)记录,有时也可在双侧前颞(F7、F8)导联发现 EOG 电位。

REM 睡眠期脑电图为持续中等波幅的混合波,主要为 θ 波和低波幅 δ 波,类似 NREM 睡眠Ⅰ期或Ⅱ期,但没有顶尖波、睡眠纺锤或 K-综合波,波幅比较平稳。间断出现暴发或孤立的快速眼动,有时快速眼动之前额区可见 2~6Hz 锯齿状波。在没有 EOG 和其他生理指标记录时,有经验的技术人员可根据睡眠脑电图特征判断进入 REM 睡眠期,但准确的分析应有 EOG 作参考。

REM 睡眠期肌张力消失,不易唤醒,但各项生理指标活跃而不稳定,常有面部或肢体肌肉小的抽动,呼吸和心律不平稳。如从这一期主动或被动唤醒,常能回忆在做梦。

REM 睡眠经过一段时间后,一般逐渐转变为 NREM 睡眠Ⅱ期,表现为在类似 REM 睡眠的背景上出现越来越明显的睡眠纺锤和逐渐增多的慢波活动。

七、觉 醒 期

觉醒期(awake)是指从睡眠到清醒的一个动态转换过程。正常人可从睡眠周期的任何一个阶段觉醒,在没有外来刺激的情况下,通常从 NREM 睡眠Ⅰ期或Ⅱ期觉醒。也可从 NREM 睡眠Ⅲ期、Ⅳ期或 REM 睡眠期被唤醒,但觉醒阈值较高。

觉醒过程中脑电图表现为突然出现中-高波幅的 θ 节律,从额区开始并迅速向后头部扩散,持续 5~10 秒,其中常混有运动引起的肌电活动,其前常有 K-综合波或顶尖波。觉醒时的这种脑电图现象在小儿表现尤为突出,成人可能不明显。根据觉醒的程度可分为脑电觉醒和行为觉醒:脑电觉醒时仅有脑电图的觉醒反应,但受检者并未真正醒来,在一个轻微的躯体运动(翻身等)后继续入睡,可能进入 REM 睡眠期,也可能重新回到浅睡期。行为觉醒时受检者在脑电觉醒反应的同时真正从睡眠中醒来,脑电图出现 α 节律或睁眼时的去同步化快波。

正常人上述睡眠各阶段周期性重复出现。入睡时首先进入 NREM 睡眠,从Ⅰ期到Ⅳ期逐渐进展,但时常有反复,然后从Ⅰ期以外的任何一期进入 REM 睡眠期。NREM 睡眠和 REM 睡眠交替出现一次为一个睡眠周期(sleep cycle)。正常成年人全夜约有 4~6 个睡眠周期。前半夜,特别是第一个睡眠周期,NREM 睡眠期持续时间较长,约为 60~90 分钟,主要是Ⅲ~Ⅳ期持续时间比较长。以后 NREM 睡眠逐渐缩短、REM 睡眠时间逐渐延长,至全夜睡眠的后 1/3 到后 1/4 时间段,以 REM 睡眠为主,NREM 睡眠则多在Ⅱ期水平。由于早晨醒前多处于 REM 睡眠期,所以人们醒后常常感觉"整夜都在做梦",其实只是睡醒前的一段时间在做梦。

第四节 影响脑电图的因素

脑电活动始终处于动态变化之中,并容易受到多种因素的影响。了解可能对脑电图产生影响的各种因素,有助于对脑电图检查结果作出合理的评价。

一、遗 传 因 素

遗传因素对脑电活动产生重要影响。这些影响可通过由基因所决定的皮质发育过程显现出来，包括神经元的移行、突触的建立、脑内神经纤维的连接方式等；也包括某些病理特性的遗传，如离子通道、神经递质和受体及遗传性的发育异常等。遗传因素决定了脑电活动特征在个体间的差异以及在家族成员中表现出不同程度的一致性。

脑电图可作为研究人类复杂行为和心理的遗传基础标志。双胎研究和家族研究可确定遗传对脑电图个体之间差异的作用。据调查单卵双胎正常脑电图的一致率为87%，异常脑电图的一致率为40%~90%，双卵双胎的一致率仅为5%~20%。目前认为脑电背景活动以多基因遗传为主。癫痫性异常可为多基因或单基因遗传，外显率随年龄发育而改变，4~16岁的外显率最高。

二、年龄和发育

年龄是评价脑电图最重要和最基本的尺度之一，正常小儿不同年龄的脑电图特征有着很大的差别。年龄和发育因素不仅影响正常小儿脑电图的特征，也决定了某些异常脑电图现象的出现和消失时间，特别是某些年龄依赖性的小儿癫痫综合征。在分析小儿脑电图时要随时考虑到发育因素的影响，不同年龄的正常脑电图有不同的判断标准，不能简单套用成人脑电图的判断标准。进入老年期后，脑电图出现一些退行性改变，产生这些变化的主要因素是各种神经系统或全身性疾病对脑功能的影响，属于病理性改变而不是正常现象。

三、觉醒水平和精神活动

意识状态和警觉水平的改变会对脑电图产生明显的影响。精神活动如思维、计算或警觉水平增高如紧张、高度注意可使枕区α节律抑制、β活动及θ活动增多。清醒脑电图记录时轻度的思睡即可使图形发生明显变化。另外，警觉水平增高常会抑制异常放电，而警觉水平下降可使异常放电增加，睡眠常可激活或增加癫痫样发放。因此在脑电图记录时应随时判断被试者的意识状态和警觉水平。

四、外界和内在刺激

突然的外界刺激，包括声、光、触觉刺激等都可影响脑电图改变。清醒时可引起α阻滞，出现低波幅去同步化快波；睡眠期可引起顶尖波、K-综合波或觉醒反应。

活跃的心理活动如思维活动（计算、思考问题）、焦虑、激动、恐惧等情绪反应也可对脑电图产生明显影响，通常表现为后头部节律阻滞，出现广泛性低波幅去同步化快波，有时在额区θ活动增多。

五、体 温 变 化

1. **体温增高** 发热可因机体的感染或炎症反应所致，也可因环境温度过高而引起体温异常升高。低热状态下脑电图可正常或轻度非特异性异常，如α节律偏慢，快波活动增多,调节不良,散发低-中波幅 θ 波增多等。持续高热可导致脑组织充血和水肿,造成中枢神经系统功能障碍,如头痛、昏迷、惊厥等,严重时伴有全身多系统功能障碍。高热伴昏迷等脑功能障碍时多为持续弥漫性高波幅 δ 和 θ 慢波活动,严重时可见暴发-抑制或周期性波。可有各种癫痫样放电,伴或不伴临床惊厥发作。当体温升高到 42℃ 时可出现低波幅慢波活动。

学龄前儿童在非神经系统感染的发热时伴有惊厥发作称为热性惊厥。由于发热对脑电图背景活动的影响可持续到退热之后数天。因此对热性惊厥患儿的脑电图检查应在退热 7～10 天后进行,以准确评价基础状态下的背景活动。

2. 体温降低　当长时间处于冰水或严寒中导致体温过低时,脑的代谢活动明显降低甚至接近停止,患者可出现意识混浊或深昏迷。当体温降至 20～22℃ 时脑电图出现暴发-抑制,体温低于 18℃ 表现为电静息。但如能采取适当的复温和脑保护措施,脑电图仍有恢复的可能。在心脏直视外科手术中的深低温状态下,也可出现暴发-抑制或电静息,并可见散发的棘波或周期性图形,特别是在体温低于 32℃ 时。在这些情况下脑电图的改变除受到低温的影响外,还有脑血流量减低、麻醉等因素的影响。

近年来,亚低温作为一种脑保护措施用于脑外科及新生儿缺氧缺血性脑损伤等疾病的治疗。临床一般将体温低于 28℃ 称为深低温,28～35℃ 为亚低温。亚低温治疗是将脑温下降 2～3℃,持续 1～3 天,以达到降低脑代谢,增加脑细胞对缺氧耐受性的作用。但由于接受亚低温治疗的患者均有严重脑损伤和中-重度脑电图异常,因此很难单独评价亚低温本身对脑电活动的影响。

六、药物的影响

很多中枢兴奋剂、抑制剂、抗精神病药物等具有中枢活性的药物都对脑电活动有影响。对背景活动的影响可表现为慢波增多或快波增多,也有些可引起某些阵发性异常电活动。脑电图记录前应详细了解患者的服药情况,以评价脑电图改变与药物影响的关系。

了解药物对脑电图的影响具有两方面的意义:一是判断药物引起的脑电图改变并与基本脑病变引起的脑电图改变相区别,避免将正常治疗剂量下出现的药物性快波或慢波误认为异常脑电图;二是作为评价药物对中枢神经系统作用的一个方法或指标,研究药物的时-效及量-效关系。近年来发展的药物定量脑电图已对多种抗癫痫药物对脑电图的影响作了深入的研究。

第五节　不同年龄阶段的正常脑电图

各种正常脑电图现象的出现与年龄有密切关系。为了便于记忆和查找,将从足月新生儿出生后至老年人各年龄段的各种脑电图主要特征列表于表 7-2。但不同年龄段之间经常存在一定的交叉重叠或变异。更详细的脑电图表现可参考有关专著。新生儿,特别是早产儿的脑电图表现见另外章节。

表 7-2 不同年龄正常人的主要脑电图现象

	足月出生的新生儿	2～12个月 婴儿	12～36个月 幼儿	3～5岁 学龄前儿童	6～12岁 学龄期儿童	13～20岁 青少年	20～60岁 成年人	>60岁 老年人
后头部基本(α)节律	无	3～4个月为4Hz,12个月时6Hz左右	增加至8Hz(偶至9Hz)	增加至7～9Hz	10岁时增加至10Hz,波幅较高	平均10Hz,波幅较低	平均10Hz,波幅较低	平均8～9Hz,波幅低
μ节律								
清醒期慢波活动	δ活动,多数为中等波幅	比较多	比较多	后头部α节律中混杂较多慢波活动	α节律中混合不同数量的后头部δ-θ慢波,波幅较高	后头部慢波活动减少	少量低波幅θ波	α节律中稍多低波幅δ-θ慢波,颞区及额区较多低波幅慢波
节律性额区θ活动(6～7Hz)	无	无	3岁时偶见	可出现,不常见	略增多	略增多,20岁之前开始减少	逐渐减少	较少
过度换气	不可行	不可行	多数不可行	常有明显δ反应	常有明显δ反应	δ反应不太明显	δ反应不明显	δ反应不明显(不建议做)
间断闪光刺激	4Hz刺激可出现光驱动反应,不容易引出	6个月后慢的闪光频率更多出现驱动反应	对低频闪光刺激的光驱动反应多数良好	对低频闪光刺激的光驱动反应多数良好	对8～16Hz中等频率的闪光刺激良好驱动反应	对中等频率的闪光刺激有良好驱动反应	光驱动渐趋消失	光驱动不明显
思睡期	不能区分	6个月左右时出现节律性θ活动	持续4～6Hzθ节律(催眠节律)	阵发性慢波节律,中央顶区突出,波幅较高	α解体,阵发性高波幅慢波节律,中央顶区突出	α解体,阵发性低-中波幅慢波顶区突出,波幅降低	α解体,阵发性低波幅慢波节律,中央顶区突出,电压较低	持续时间长,α解体,阵发性低波幅慢波节律,中央顶区突出
顶尖波和K-综合波	无	多数5个月时出现,高而钝	高,变得更尖	高,尖波成分更突出	高,尖波突出	不太高,尖波分不太突出	电压较低	不太明显

续表

	足月出生的新生儿	2~12个月 婴儿	12~36个月 幼儿	3~5岁 学龄前儿童	6~12岁 学龄期儿童	13~20岁 青少年	20~60岁 成年人	>60岁 老年人
睡眠纺锤	无（但有散发波纹）	第2个月后出现，12~15Hz，尖形、游走，长串，电压较低	在2岁时尖形并左右游走，然后对称、顶颅最明显	典型颅顶最明显，电压较高	典型颅顶最明显，电压较高	典型颅顶最明显，电压逐渐降低	典型颅顶最明显，电压较低	不太明显
POSTS	无	无	不太明显	不太明显	仍不太明确逐渐演变	明显且数量增多	比较明显	不太明显
NREM睡眠期	持续多量中-高波幅δ和θ活动	多量弥漫性0.75~3Hz活动，后头部最明显，中等量快状活动	慢活动在后头部最明显，常有相当数量的快活动	慢活动明显，但后头部不太突出	多量弥漫性慢波，电压轻度降低	多量弥漫性慢波，电压进一步降低	多量弥漫性慢波，电压进一步降低	持续时间短，低-中波幅θ活动为主，较少高波幅δ活动
REM睡眠期	持续低-中波幅δ和θ活动	REM比例减少，主要为慢波活动	多数为慢波，开始出现去同步化	慢波活动伴一定程度的去同步化	快波成分增多，去同步化程度增加	低波幅去同步化	低波幅去同步化	REM比例增多，低波幅去同步化
14和6Hz正相棘波	无	无	罕见	可出现，不常见	较常见	较常见	不常见	少见
精神运动变异型（边缘性异常）	无	无	无	可能无	少见	可出现，但较少见	不常见	少见
尖波、棘波	某些一过性小尖波为正常（异常棘波常更为恒定和明显）	无发作的小棘波常见于中央区，无发作的病理性棘波主要于枕区	无发作的小棘波主要于中央区，无发作的病理性棘波主要于Rolandic区或枕区	无发作的病理性棘波主要在Rolandic区或枕区	无发作的病理性棘波主要在Rolandic区	Rolandic棘波常在这一阶段早期消失	不常见	颞区或额区少量小棘波散发

第八章

异常脑电图

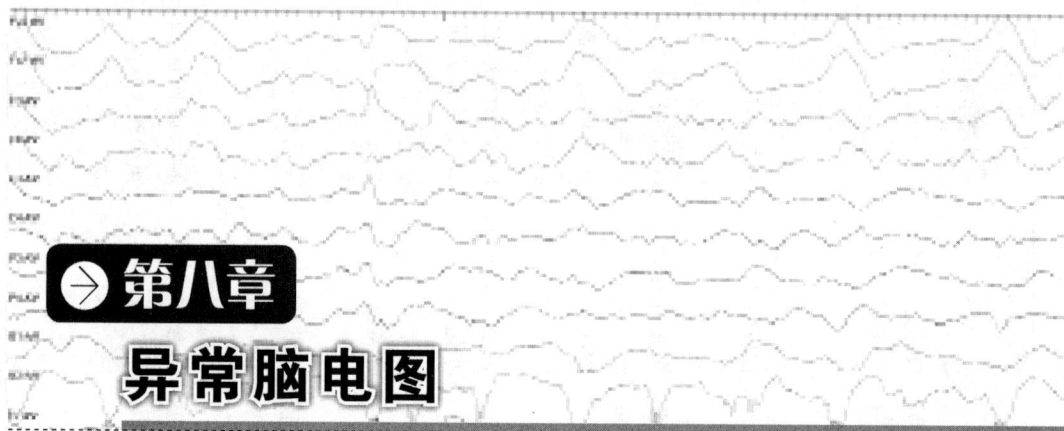

脑电图异常分为背景活动异常和阵发性异常。一般来说,背景活动异常属于非特异性异常,与弥漫性脑功能障碍的程度有关,但缺少病因学和病理学的特异性。阵发性异常则是突出于背景活动的短暂的异常波发放,常与癫痫类发作性疾病有密切关系。

第一节 背景活动异常

背景活动(background activity)指的是在一份脑电图记录中持续存在或占优势的脑电活动。背景活动异常包括正常脑波活动减少或消失、脑电活动频率的改变(慢波增多或快波增多)、节律的改变(正常节律消失或出现异常节律性活动)、波幅的改变(明显增高或降低)、波形明显改变(如多形性慢波)等,也包括脑电活动空间分布和时间分布的异常。一般情况下,应在清醒放松闭目状态下判断背景活动,但对于意识障碍的患者和不能记录到清醒期图形的新生儿或小婴儿,昏迷状态或睡眠状态的图形也可作为判断基本背景活动的依据,此时应结合患者的临床情况和具体状态分析。

一、正常节律的改变

局部脑损伤(特别是后头部损伤)及广泛性脑损伤可改变正常 α 节律。局部性改变包括一侧频率减慢(两侧 α 节律的频率差≥1Hz)、α 节律的反应性消失、调节性消失、波幅衰减、一侧 α 节律消失等(图 8-1)。双侧 α 节律改变时常伴有其他广泛性异常背景。

二、慢波性异常

慢波(slow wave)是最常见的非特异性异常脑波。慢波的波形可以是类正弦样波形,也可表现为多形性慢波或重叠有快波成分的复合性慢波,一般波幅较高。根据慢波的出现部位和方式又分为以下几种:

1. 基本脑波节律慢化 指基本背景活动,特别是枕区节律相对患者的年龄而言频率偏慢,如 30～50 岁的成年人枕区节律正常应在 10～11Hz,如降低至 8～9Hz 范围为异常;或 6 岁小儿枕区节律正常应有 8Hz 以上的 α 节律,如以 4～5Hz 左右的 θ 活动为主为异常(图 8-2)。基本脑波节律的慢化常伴有调节、调幅不良,是一种非特异性的轻度异常表现,见于各种轻-中度脑部病变。背景节律慢化的程度反映了脑功能异常的程度。背景活动慢化常伴有其他形式的脑电图异常。单纯的基本节律慢化在小儿有些属于发育性异常;成年人,特别是中、老年人则多属于脑电活动的退行性改变。

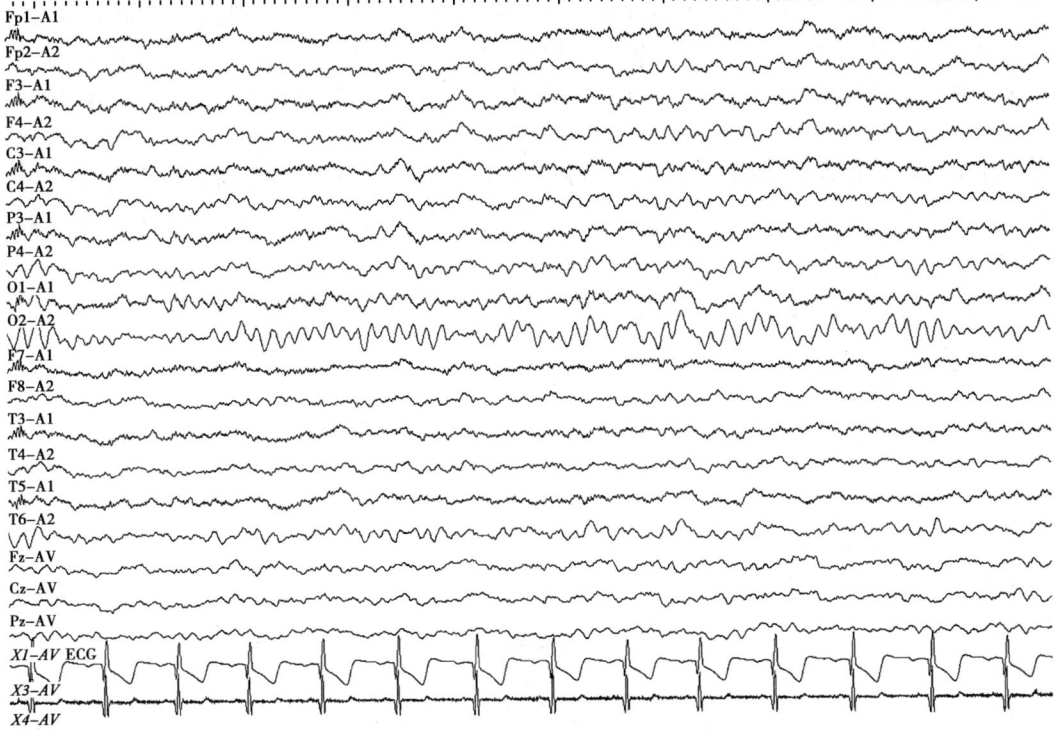

图 8-1　枕区 α 节律不对称　男，10 岁，左侧枕区波幅低，节律差

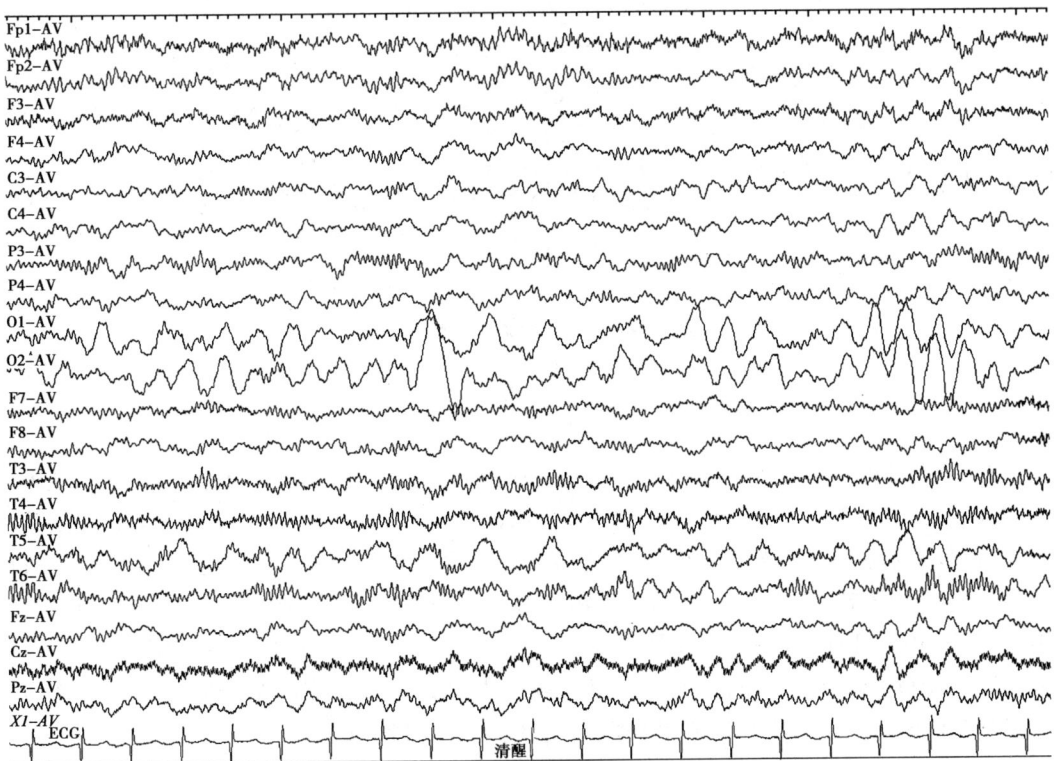

图 8-2　枕区节律慢化

男，6 岁，清醒闭眼时枕区以 4～5Hz 中-高波幅 θ 节律为主，但睁眼可抑制，
提示枕区节律较其实际年龄偏慢。图中大量低波幅 β 活动是受药物（苯巴比妥）影响所致

2. **持续弥漫性慢波活动**（persistent diffused slow activity）　表现为广泛而持续的中-高波幅慢波活动。在描述时应指明慢波是以 θ 频带为主还是以 δ 频带为主。慢波可为单一节律或波形不规则的多形性慢波，也可在慢波上复合一些快波活动（复合性慢波），有时可夹杂数量不等的棘波或尖波，对外界刺激没有反应。这种背景特征提示有弥漫性脑损伤，见于各种化脓性或病毒性脑炎的急性期、严重缺氧、外伤、脑水肿等各种原因脑损伤所致的昏迷患者以及严重进行性脑病等。慢波的程度和数量反映了弥漫性脑病的严重程度。δ 频带为主的持续高波幅慢波提示损伤更严重，并常伴有意识障碍（图 8-3）。

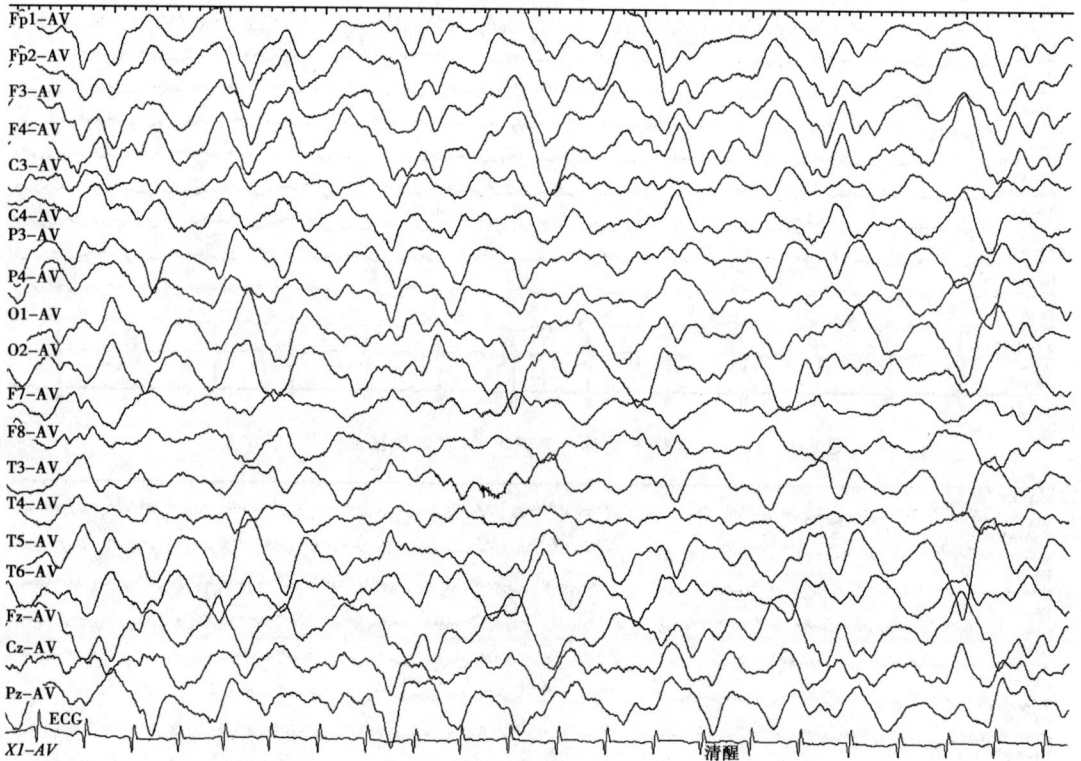

图 8-3　持续弥漫性慢波

女，3 岁 10 个月，持续精神萎靡、嗜睡 1 周，间有短暂全身抽搐，病因待查。

图示醒觉状态下持续弥漫性 δ 为主高波幅不规则慢波活动

3. **广泛间断性慢波活动**（widespread intermittent slow activity）　特点为间断出现节律性的 δ 活动（intermittent rhythmic delta activity，IRDA），频率在 2.5～3Hz，波形呈正弦样或锯齿状，波幅逐渐增高然后逐渐下降，持续 1 至数秒，在整个记录中反复间断出现。IRDA 常为双侧广泛分布（图 8-4），有时表现为游走性不对称。根据其主要分布部位的不同，又分为额区 IRDA（FIRDA，图 8-5）、枕区 IRDA（OIRDA，图 8-6）及颞叶的 IRDA（TIRDA，图 8-7）。IRDA 的出现多与状态有关，警觉或睁眼时数量减少或波幅降低，闭眼、过度换气或瞌睡时增多，进入 NREM 睡眠 Ⅱ 期后消失，但在 REM 睡眠期可再次出现。

IRDA 是一种广泛起源的非特异性异常波形，多数无病因特异性，可见于多种中枢神经系统病变或全身性病变，其突出部位不论在额区还是枕区均没有明确的定位及定侧意义。在有局部病灶时，定位和定侧应主要根据持续存在的局灶性异常活动，而不是 IRDA 或类似的广泛性间断性慢波活动。但 TIRDA 和癫痫有密切关系。

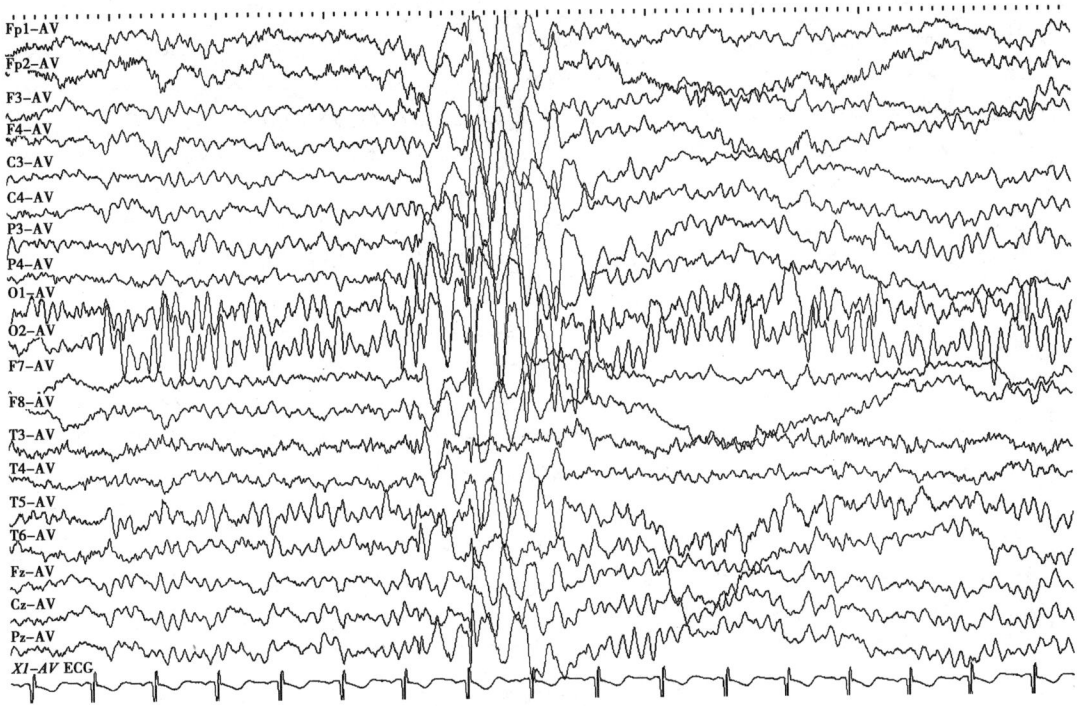

图 8-4 广泛性间断性慢波活动 女,7 岁,癫痫,部分性发作

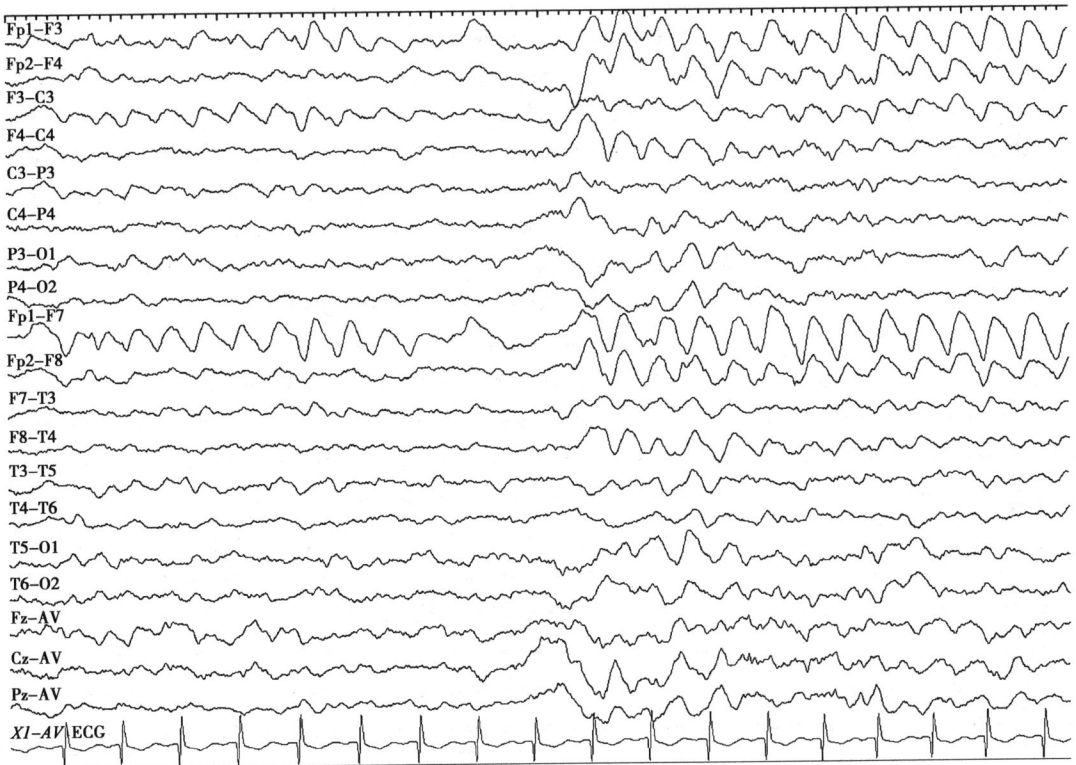

图 8-5 额区间断节律性 δ 活动 女,9 岁,癫痫

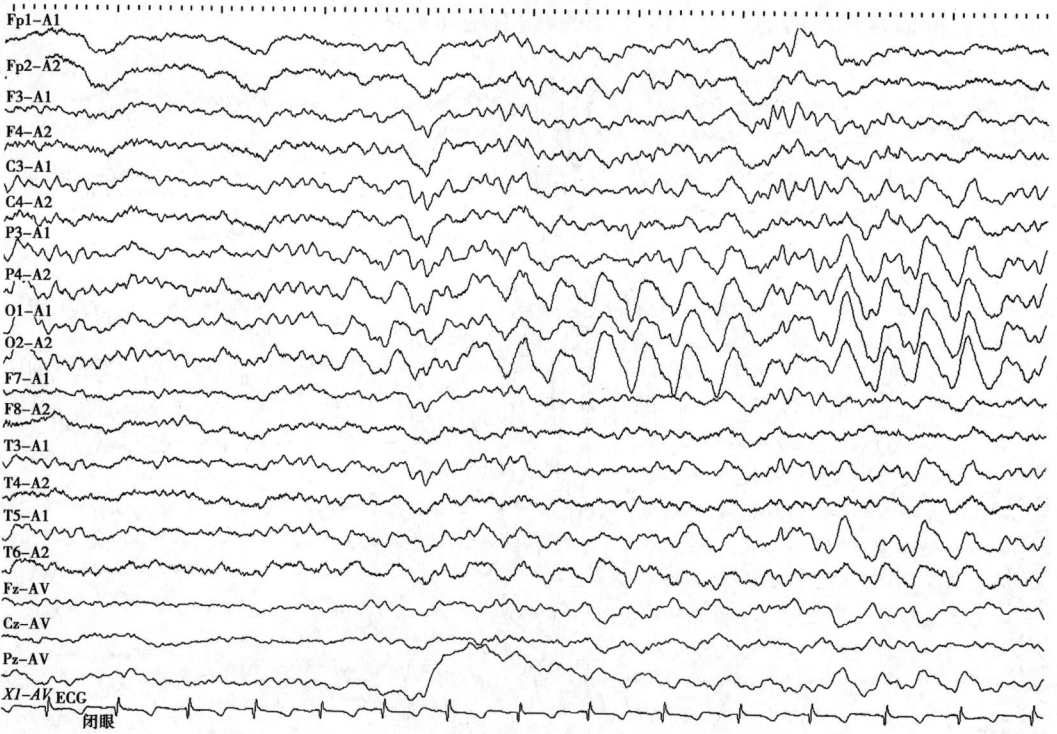

图 8-6 枕区间断节律性δ活动

女,11岁,癫痫,间期癫痫样放电位于双侧额区

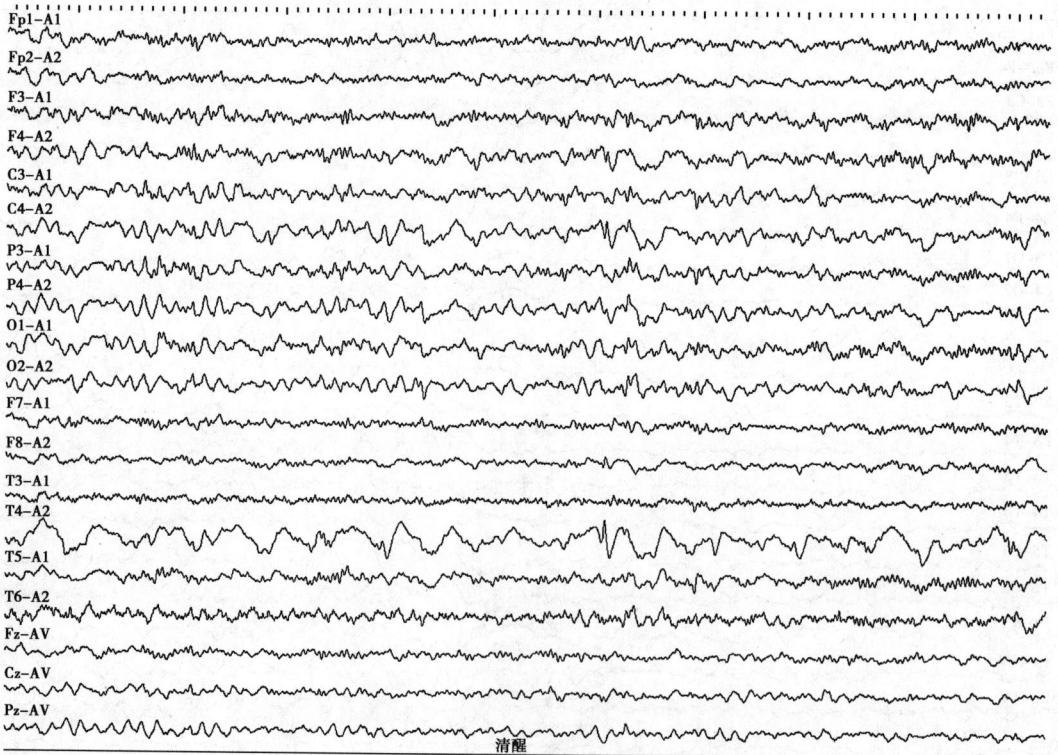

图 8-7 颞区间断节律性δ活动

男,5岁,癫痫,部分性发作,间期癫痫样放电位于右颞间断慢波区

4. 广泛性非同步性慢波 也称为散发性或弥漫性慢波活动,慢波出现于两侧半球的不同区域,双侧不同步,频率亦不尽相同,且不成节律(图8-8)。通常在睁眼及警觉时减少,放松及过度换气时增多。可能在某些区域如枕区、额区或颞区更突出。波幅多为中-高波幅,少数为低波幅的慢波。广泛性非同步性慢波是最常见但最缺乏特异性的异常,可见于各种病因引起的双侧半球弥漫性病变,可能是功能性病变,也可见于各种严重的、进行性的病变。慢波的数量可反映脑功能损伤的程度。

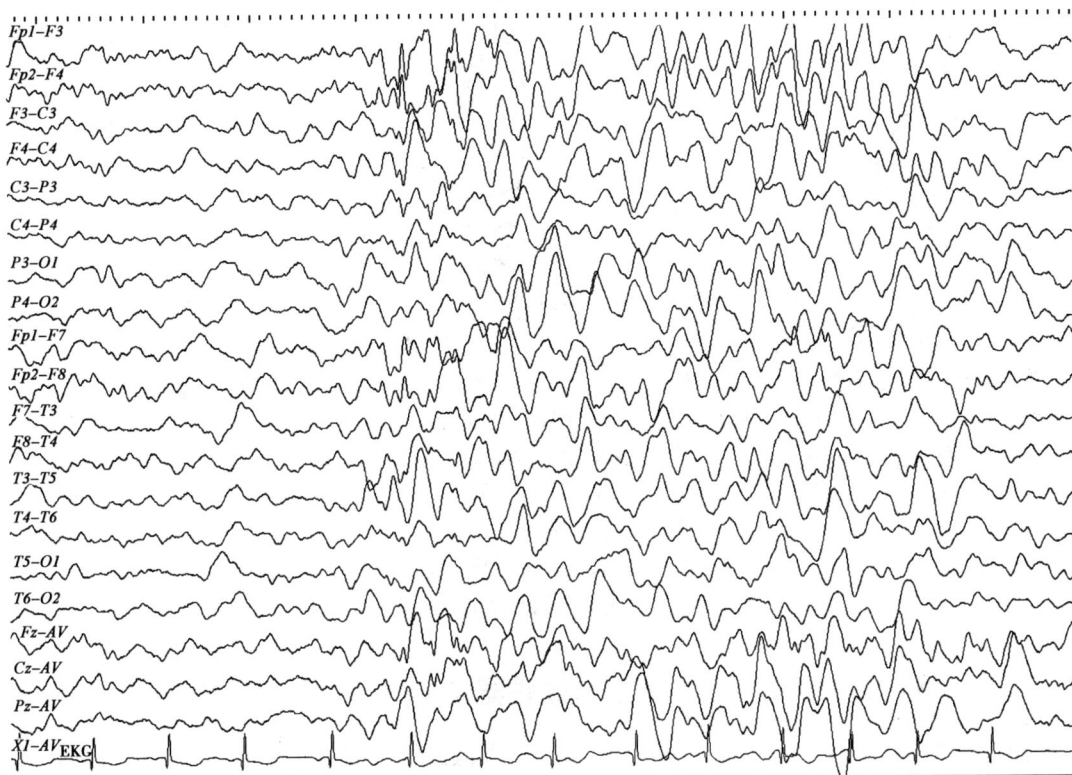

图 8-8 广泛性非同步性慢波
男,5岁,遗传代谢病,清醒期记录

5. 局灶性或一侧性持续性慢波 为局部或一侧半球出现的δ或θ频段的慢波,可呈散发或节律性发放。波形可类似正弦样波,但常常为高波幅的多形性慢波。持续的局灶性多形性δ活动(focal polymorphic delta activity)在成人一般为100~150μV,儿童可高达500μV。多形性δ活动多提示在大脑皮质、皮质下或丘脑核团有局部结构性脑损伤,如肿瘤、卒中、脓肿、脑实质内血肿或脑挫裂伤等,局灶性多形性δ活动多数在脑损伤部位最明显。但在大范围皮质和白质损伤时,损伤部位的δ活动波幅可降低甚至无活动,而在损伤周边区域波幅较高。病变比较表浅时(如皮质或皮质下白质),可能与慢波部位一致,深部病变则慢波范围可有不同程度的偏离,甚至引起一侧或双侧半球的广泛性慢波。一侧前额区病变引起的慢波常扩散至对侧额区,导致双侧性慢波异常(图8-9)。

局灶性多形性δ活动也可见于无局部结构性脑损伤时。在这种情况下,δ活动常为间断出现,在睁眼或其他状态变化时可衰减,或在睡眠期消失,且混有较多θ频段的慢波活动。此时脑功能异常有可能是可逆的。

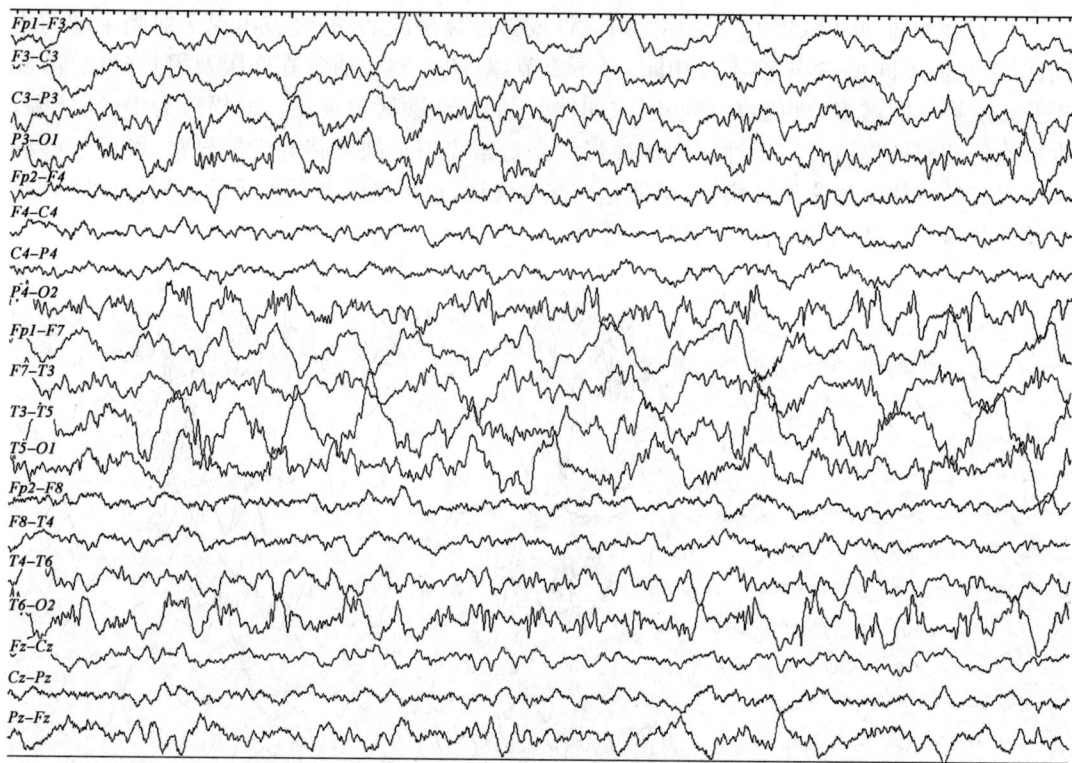

图 8-9　持续一侧性慢波活动

男，7 岁，癫痫，病因待查，EEG 示左侧半球持续高波幅不规则 δ 活动，
双侧半球多量低波幅快波活动

三、快波性异常

β 频段的快波活动（fast active）在正常情况下以低波幅去同步化的形式散在或间断出现在背景活动中。少数正常人的基本背景活动以低波幅快波活动为主。在使用巴比妥类、安定类、水合氯醛等镇静催眠剂、某些抗癫痫药物如大剂量丙戊酸或使用中枢兴奋剂时，可出现快波活动增多。以上情况下的快波活动均不属于异常现象。快波性异常主要有非药物影响的快波异常增多和药物作用下的正常快波反应消失两类。

1. 非药物性快波异常　在确定近期未用任何影响中枢神经系统的药物的情况下，清醒放松状态下出现大量明显的 β 节律发放，应属异常现象，但多数缺乏特异性，可见于中枢神经系统功能性病变、全身性疾病（如甲亢、垂体功能异常）、发热患者及昏迷患者等。在脑结构性异常，如巨脑回、多小脑回畸形等皮质发育异常时，常出现局部性或广泛性中-高波幅 β 活动（图 8-10）。

2. 局部 β 活动衰减　见于多种情况，如脑脓肿、脑卒中、动静脉畸形、脑肿瘤等。此外，局部硬膜下、硬膜外或帽状腱膜下积液或血肿可选择性衰减高频活动，引起局部快波减少，慢波活动更突出。

3. β 昏迷和 α 昏迷　弥漫性 β 活动或 α 节律，伴有明显的意识障碍。

4. 药物性快波反应异常减少或消失　巴比妥类、苯二氮䓬类（安定、氯硝基安定等）、水合氯醛等镇静催眠剂正常情况下引起脑电图的快波增加，以安定类药物的快波反应最明显。静脉注射安定或氯硝基安定后，脑电图很快出现广泛的快波反应，多呈梭形的 20Hz 左右的

β节律,特别是在前头部更突出,清醒安静及浅睡期显著,深睡期可能减少或消失。缺乏这种药物性快波反应为异常现象。在局灶性癫痫或其他脑内局灶性病变时,应用安定类药物后病灶区常常不出现快波活动。

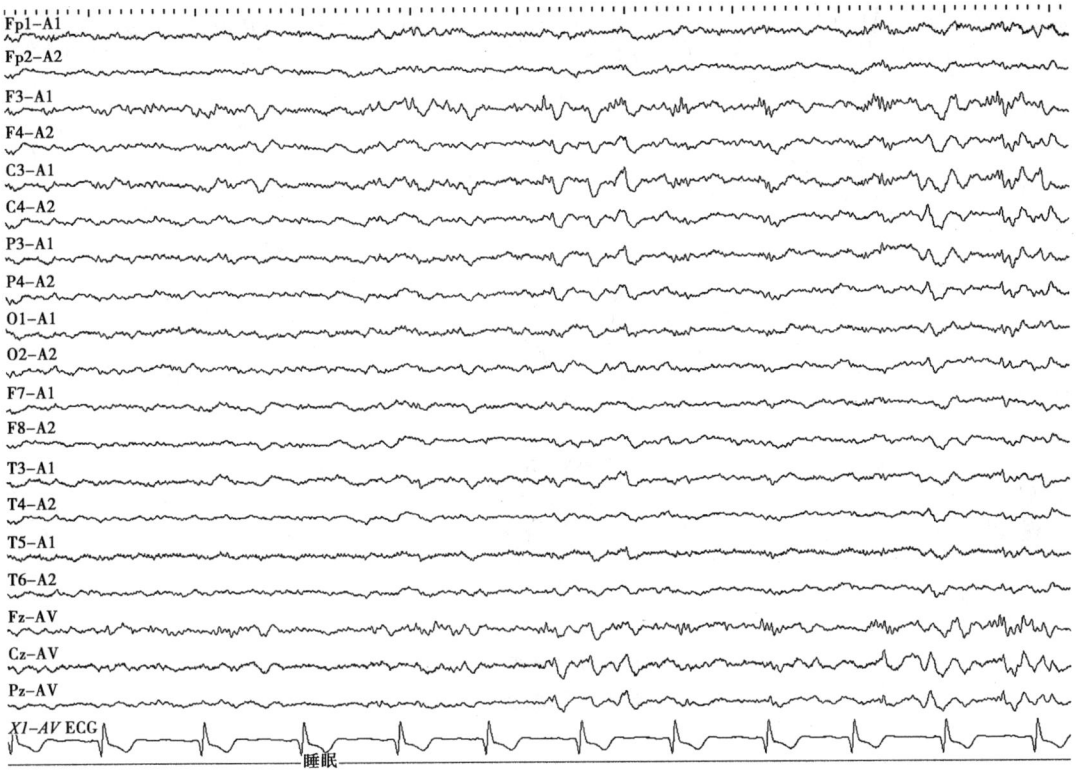

图 8-10　局灶性异常快波活动

男,16 岁,左额癫痫灶切除术后,仍有发作,无颅骨缺损,

可见 F3 为主间断低波幅 β 活动

四、局部电压衰减

局部电压衰减(focal voltage attenuation)指由于局部病理过程的影响,正常应该出现的一些脑波活动(如 α 节律、β 活动、睡眠纺锤、顶尖波、K-综合波等)明显减弱或没有出现。电压衰减产生的基础常为较大范围的结构性脑损伤,如各种病因引起的脑软化、脑萎缩、脑穿通畸形、Sturge-Weber 综合征、脑占位性病变等。病变部位的中心通常为坏死区或没有正常神经元的活动,周围组织的结构和电活动亦不正常,因而出现脑电活动波幅降低,正常节律消失,常伴有局部多形性慢波等异常图形(图 8-11)。此外,硬膜下、硬膜外或帽状腱膜下积液也可引起局部电压衰减,特别是快波频率的衰减。

局部电压衰减对定位诊断并不敏感,但对定侧诊断有一定价值。只有某种生理性脑波在一次较长时间的记录中恒定减弱或消失时才能确定有衰减现象。睡眠纺锤或顶尖波在双侧半球不同步出现不属于衰减现象。由于衰减是一种比较泛指的概念,所以现在较少使用,在分析脑电图时多使用更具体的描述,如一侧 α 节律消失、一侧睡眠纺锤消失或局部低波幅多形性慢波等。

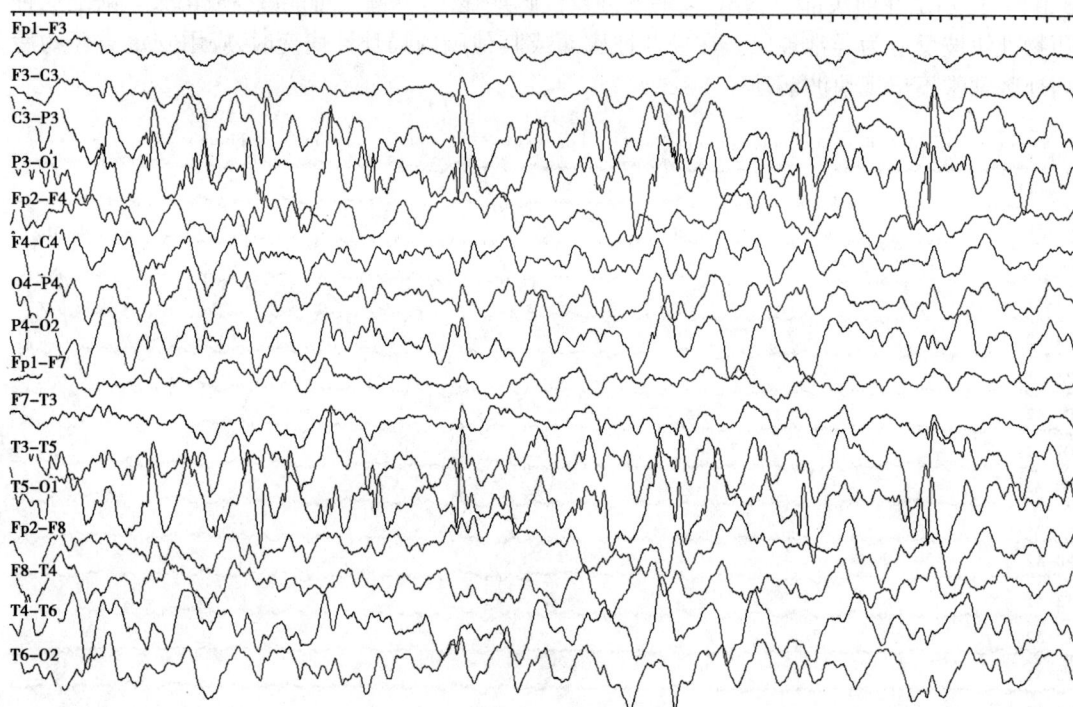

图 8-11　局灶电压衰减

男,6岁,颅内出血后,部分性癫痫,MRI显示左额区软化灶,
EEG显示左侧前头部电压衰减,左侧后头部频发癫痫样放电

五、暴发-抑制

暴发-抑制(burst-suppression 或 suppression-burst)是一种严重的异常脑电图现象,表现为高波幅的暴发性活动与低电压或电抑制状态交替出现,或在持续低电压背景上间断出现暴发性电活动。暴发成分主要为高波幅的 θ 波或 δ 波,有时复合棘波、尖波及快波,持续 0.5～1 秒左右。暴发之间为持续 5～20 秒以上的低电压或电抑制期,波幅低于 5～10μV。暴发-抑制是大脑皮质和皮质下广泛损伤或抑制的表现,主要见于下列情况:

1. 严重缺氧缺血性脑损伤　如溺水、一氧化碳中毒、呼吸循环骤停等,或新生儿重度缺氧缺血性脑病,提示预后不好。严重者可进一步发展为电静息和脑死亡。存活者多遗留不同程度的神经系统后遗症。

2. 婴儿癫痫性脑病　如早期婴儿癫痫性脑病(大田原综合征)、早期肌阵挛性脑病等。常发展为难治性癫痫,伴明显的精神运动发育落后。严重的可在婴幼儿期死于原发病或惊厥持续状态(图 8-12)。

3. 麻醉状态　在某些麻醉剂引起的麻醉状态时脑电图可出现暴发-抑制图形,一般出现在麻醉深度的第 2 期,提示大脑皮质和皮质下被广泛抑制,但随麻醉剂撤除可以恢复。临床可根据抑制时间的长短判断麻醉深度,麻醉越深,抑制时间越长。在少数严重的,各种抗癫痫药物难以控制的惊厥持续状态时,需要使用麻醉剂并使脑电图出现暴发-抑制图形方可控制发作。

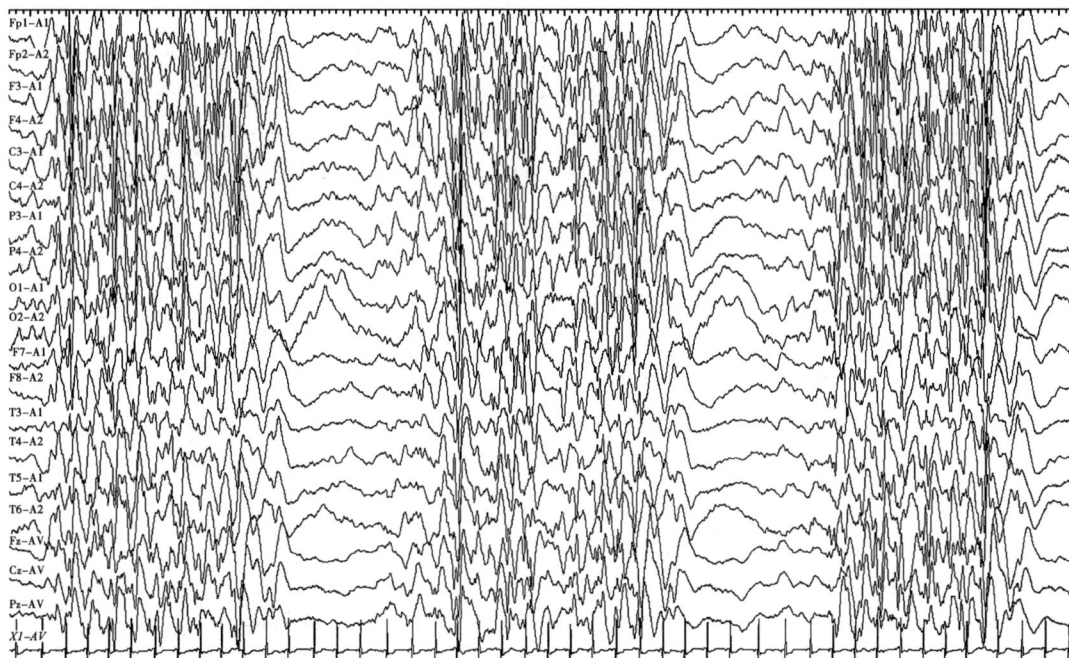

图 8-12 暴发-抑制

男,5 岁,癫痫性脑病,频繁失张力发作和痉挛发作

4. 大量中枢抑制性药物 如巴比妥类、安定类药物中毒,可引起皮质和皮质下高度抑制状态,脑电图出现暴发-抑制,严重时甚至可发展为电静息,但有时仍有可能逆转。

5. 临终状态 各种病因在临终时多并发呼吸循环衰竭,累及中枢神经系统,脑电图可表现为暴发-抑制,随着病情发展,抑制期越来越长,暴发波越来越少且波幅逐渐降低,波形渐趋简单,最终发展为持续电静息状态。

六、低电压和电静息

低电压和电静息都是严重异常的脑电图表现,提示脑功能严重抑制或基本丧失。在判断时应注意电极间的距离不应小于 10cm,因电极间距过近也可使电压降低。在波幅偏低时,可将灵敏度调至 $1mm=7\mu V$ 或 $1mm=5\mu V$,以便准确测量,但在增加灵敏度后,应避免将非脑电活动的背景噪声误认为脑电活动。

1. 低电压(low voltage) 电压持续低于 $5\mu V$,且不受状态变化的影响,对外界刺激很少有反应(图 8-13)。低电压一般表明大脑皮质及皮质下活动被明显抑制,见于各种病因所致严重的弥漫性脑功能损伤,预后不良。一过性低电压或背景抑制亦可见于麻醉状态、镇静剂中毒或全面性惊厥性癫痫发作后。

2. 电静息(electric silence) 脑电活动持续低于 $2\mu V$ 或呈等电位线为电静息,对外界刺激无反应。见于大脑严重损伤、深昏迷及脑死亡患者。在脑死亡时,脑电图的电静息反映大脑半球功能丧失,而脑干听觉诱发电位中 $II \sim V$ 波消失或短潜伏期体感诱发电位 N_{20} 和 N_{18} 消失则表明脑干功能亦丧失。

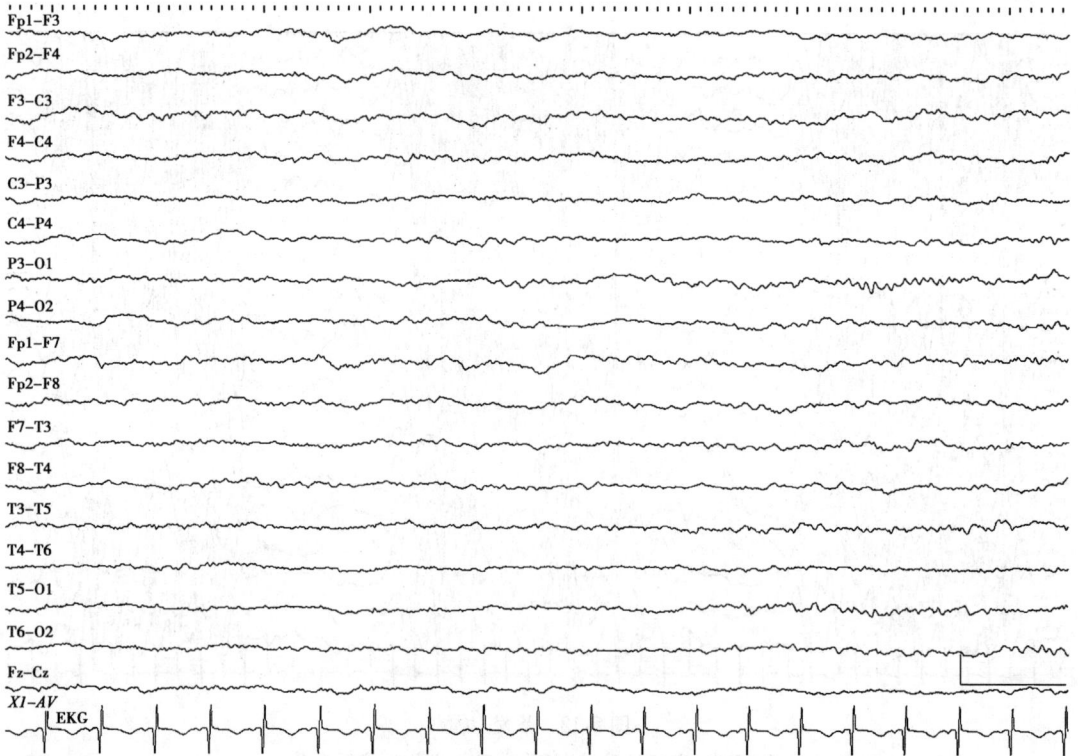

图 8-13 低电压

女，CA＝41＋4W，新生儿窒息、新生儿感染（标尺 1s，50μV）

第二节 阵发性异常

临床上常将棘波、尖波、棘慢复合波、尖慢复合波、多棘慢复合波等阵发性异常称为癫痫样放电（epileptiform discharges）。棘波或尖波由兴奋性突触后电位形成，是由一组神经元快速超同步去极化引起，反映了神经元的兴奋性异常增高。其后的慢波成分则由抑制性突触后电位形成。癫痫样放电是癫痫发作的病理生理学基础，但并不是所有的癫痫样放电都伴有癫痫发作，任何器质性或功能性脑病变导致神经元膜电位不稳定的情况都可能出现癫痫样放电，有些神经发育性异常也可产生年龄相关的癫痫样放电。另外，"癫痫是阵发性超同步化放电"这一概念在神经元水平可能是正确的，但在宏观的脑电图层面则不尽然，某些癫痫发作在头皮脑电图上可能表现为低波幅去同步化现象。

局部癫痫样放电对癫痫有定位意义，但由于癫痫样放电可能形成较大范围的电场，并有快速传导的特点，因而头皮脑电图记录到的癫痫样放电很难精确定位，特别是对深部结构传导而来的电活动。

1. 棘波（spike） 棘波时限为 20～70ms（14.5～50Hz），多数波幅大于 100μV，波形锐利，突出于背景活动。棘波的主要成分多为负相；也可为正-负或负-正双相，但正相成分很低；少数为正相，但头皮脑电图记录到的正相棘波通常不是肯定的病理性脑波。负相棘波的上升支陡峭，下降支可稍缓，降至基线以下后逐步回到基线水平，有时在上升支之前有一小的正相成分（图 8-14）。混藏在 20Hz 左右药物性快波中的棘波可能引起识别上的困难，此时可增加纸速，将波形展宽，分析波形及位相特点，通常棘波波形更尖，负相成分更突出。

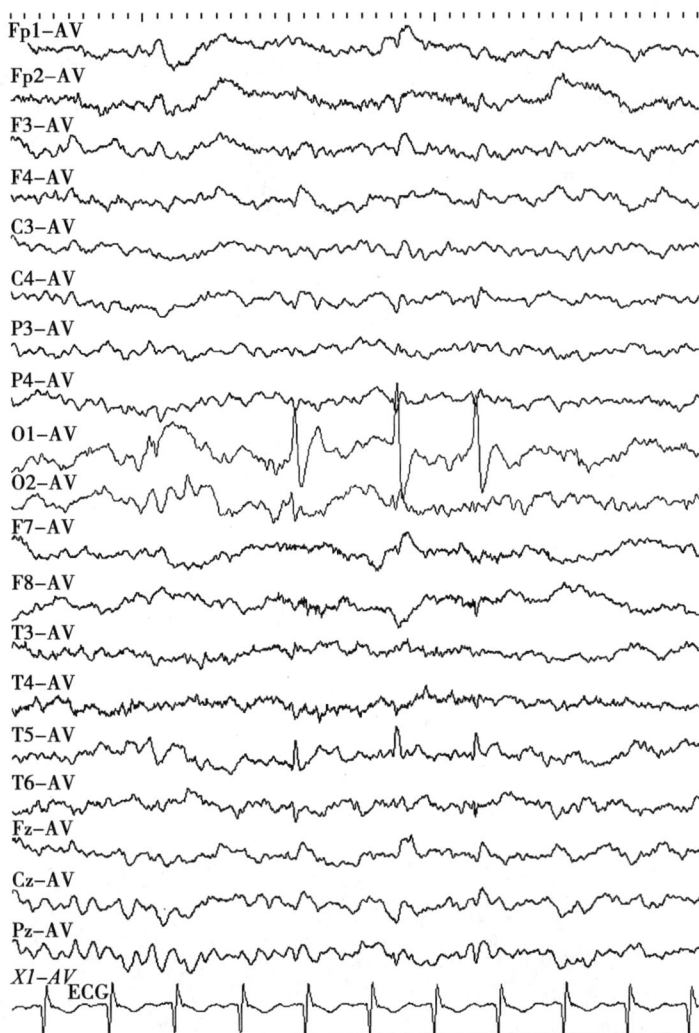

图 8-14 棘波

男,5岁,视力下降原因待查,EEG显示左侧枕区频发棘波

棘波是最基本的阵发性脑电活动,其病理生理学基础是一组神经元的快速超同步化放电,但并不是所有的棘波都意味着癫痫性事件。在分析解释时应注意年龄、棘波出现的时间、部位和极性。正相棘波多数没有明确的临床意义。儿童期 Rolandic 区棘波的 90% 或枕区棘波的半数以上不伴有癫痫发作。

2. 多棘波(polyspike complex) 为连续出现 2 个或 2 个以上的双相或多相棘波,一般为中-高波幅,持续时间不足 1 秒,多为双侧广泛同步分布,通常在额区的波幅最高(图 8-15),但高度失律图形时则表现为枕区突出。广泛性多棘波可伴有短暂的肌阵挛发作,见于 Lennox-Gastaut 综合征等小儿癫痫性脑病,也可见于光敏性癫痫的肌阵挛发作。

3. 棘节律(spike rhythm) 又称快节律(fast rhythm)或快活动(fast activity),是指广泛性的 $10\sim25\text{Hz}$ 棘波节律性暴发,波幅在 $100\sim200\mu\text{V}$,额区电压最高,持续 1 秒以上,波幅常逐渐增高(募集反应),没有抑制性慢波的插入(图 8-16)。持续 5 秒以上的棘节律常伴有强直发作。棘节律是 Lennox-Gastaut 综合征的典型脑电图表现,较少见于其他类型的癫痫。部分性癫痫发作时可记录到局灶性棘节律或快活动。

Fp1–AV
Fp2–AV
F3–AV
F4–AV
C3–AV
C4–AV
P3–AV
P4–AV
O1–AV
O2–AV
F7–AV
F8–AV
T3–AV
T4–AV
T5–AV
T6–AV
Fz–AV
Cz–AV
Pz–AV
X1–AV ECG
睡眠

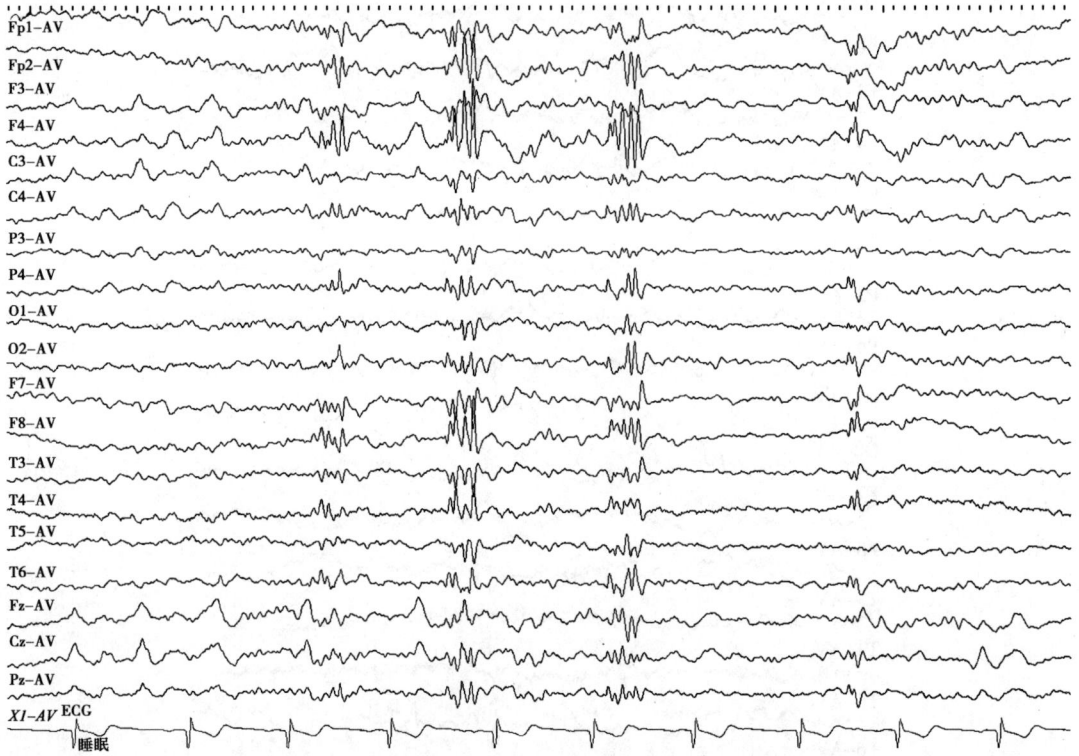

图 8-15 多棘波 男,2 岁 5 个月,癫痫

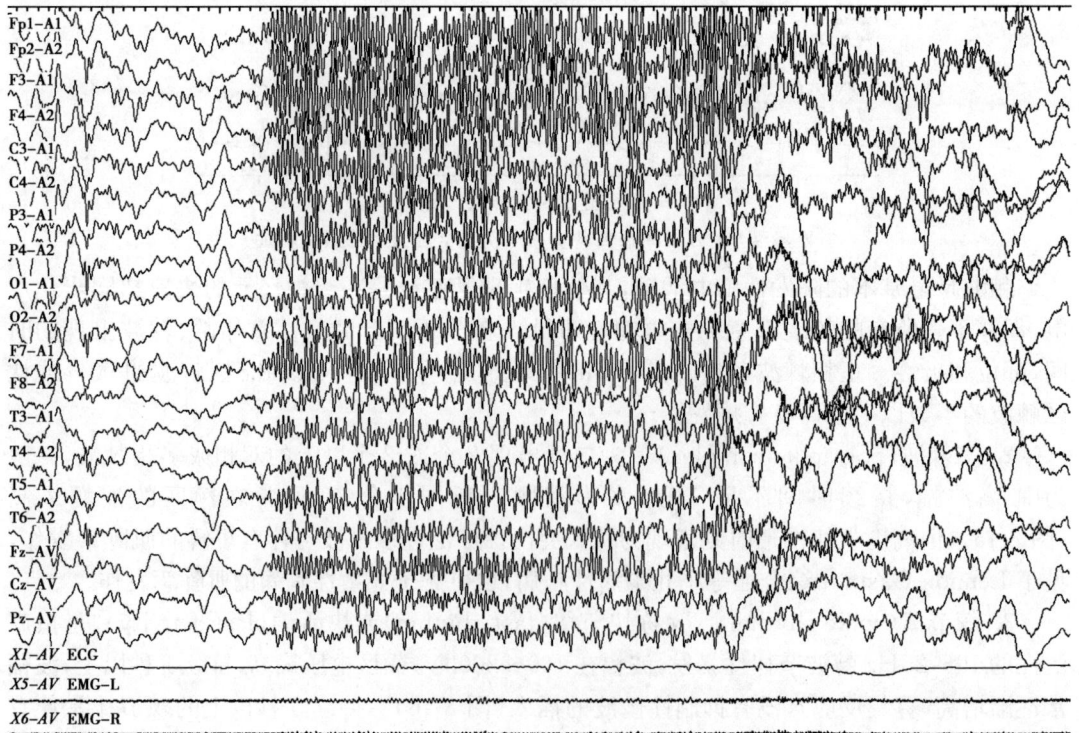

Fp1–A1
Fp2–A2
F3–A1
F4–A2
C3–A1
C4–A2
P3–A1
P4–A2
O1–A1
O2–A2
F7–A1
F8–A2
T3–A1
T4–A2
T5–A1
T6–A2
Fz–AV
Cz–AV
Pz–AV
X1–AV ECG
X5–AV EMG-L
X6–AV EMG-R

图 8-16 棘波节律 男,3 岁,癫痫性脑病

4. 尖波（sharp） 时限为 70～200ms(5～14Hz)，波形与棘波相似。尖波与棘波的形成机制相同，棘波或尖波的区别主要反映神经元群放电时同步化程度的差别，时限只是一个人为的划分。少数有局部或广泛脑结构异常的儿童及成年人，也可出现时限超过 200ms 的畸变尖波（图 8-17）。在判断病理性尖波时应注意与生理性尖波，如浅睡期顶尖波区分。

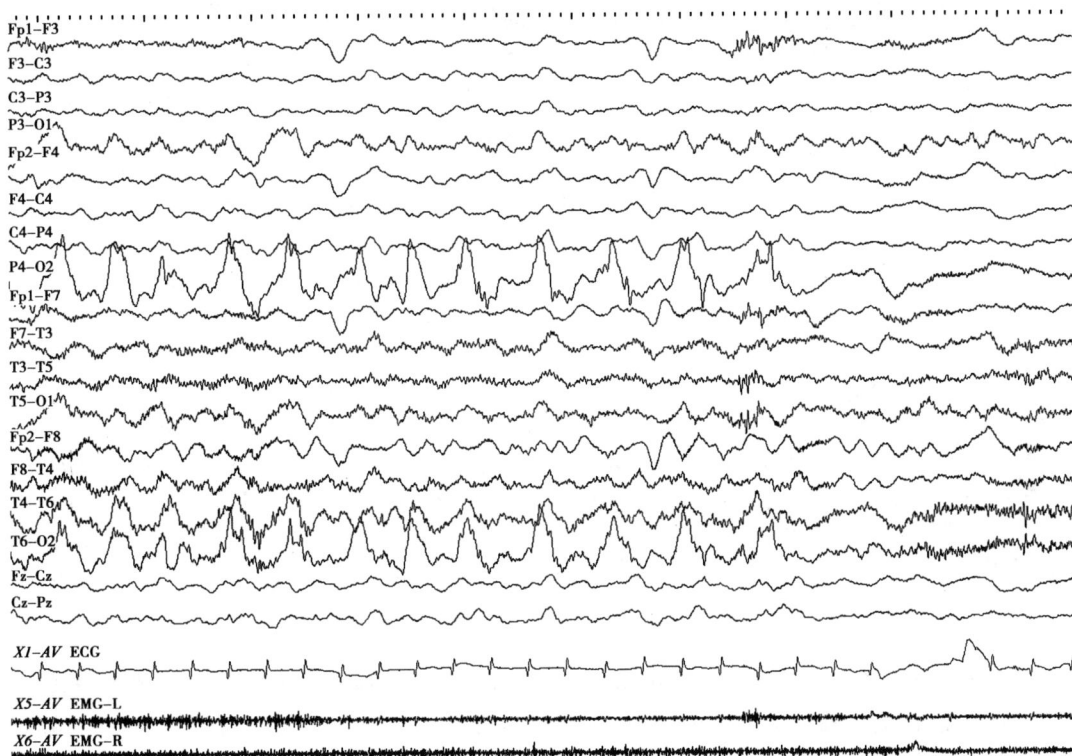

图 8-17 尖波

女，11 个月，癫痫，部分性发作。图示发作期右侧枕、后颞区连续不规则尖波发放，其间复合低波幅快波，伴临床发作（头眼持续向一侧偏转）

5. 棘慢复合波（spike and slow wave complex，spike and wave complex） 简称棘慢波，为一个棘波后紧跟着一个慢波。有时棘波成分落在其后慢波成分的升支或前一个慢波的降支上，但从棘慢复合波产生的机制来看，总是棘波和跟随其后（而不是其前）的慢波形成一个复合波，其中棘波成分由兴奋性突触后电位构成，而慢波成分则为抑制性突触后电位的总和。尖慢复合波（sharp and slow wave complex，sharp and wave complex）或称尖慢波，为一个尖波之后紧跟着一个慢波，意义与棘慢复合波相似。

广泛性棘慢复合波的频率对确定癫痫分型有很大帮助。在双侧同步 3Hz 棘慢复合波节律暴发常伴有失神发作；1.5～2.5Hz 的慢棘慢波多见于不典型失神，棘慢复合波发放常不甚规则。3.5～5Hz 的广泛性快棘慢复合波则多见于青少年特发性全面性癫痫。

限局性棘慢复合波或尖慢复合波多数为散发出现，偶可见短程的节律性发放，在不扩散的情况下，通常为发作间期放电，一般不引起临床发作（图 8-18）。局灶性的癫痫性负性肌阵挛是一个少见的例外，此时一侧中央区的单个或短阵棘慢复合波发放即可引起对侧肢体，特别是上肢的瞬间肌张力丧失。

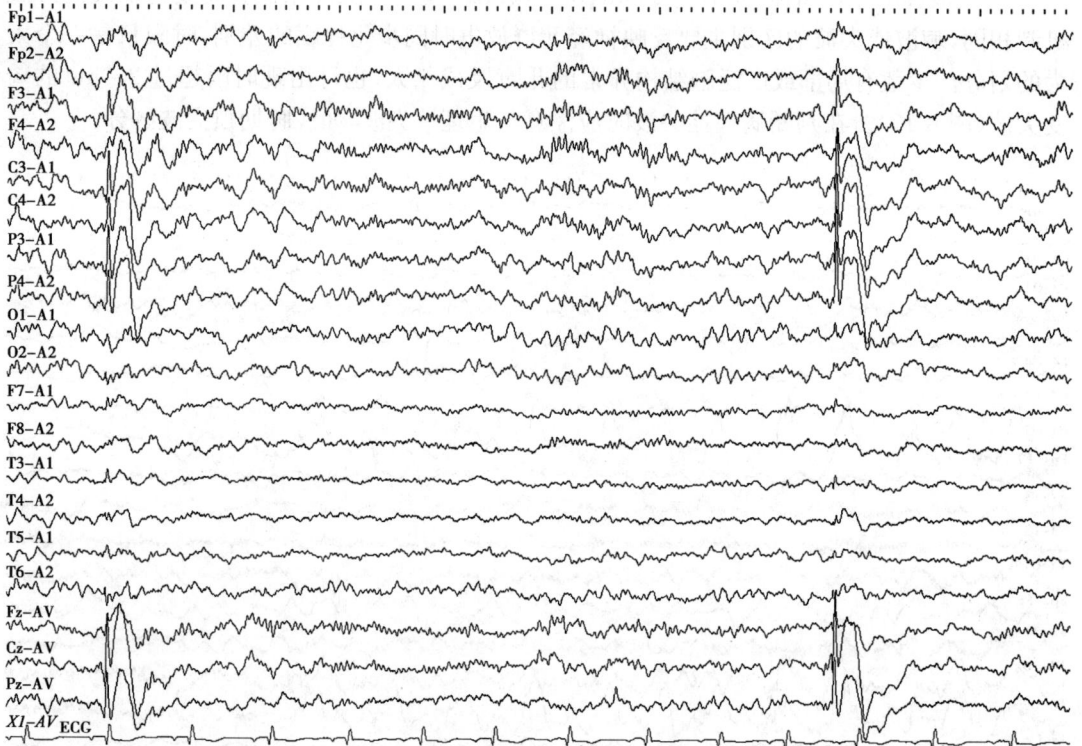

图 8-18 棘慢复合波 女,9 岁,儿童良性癫痫伴中央颞区棘波

6. 多棘慢复合波(polyspike and slow wave complex) 是在连续一个以上棘波之后跟随一个慢波,慢波之前可连续出现 2~10 个棘波,常见于肌阵挛性癫痫,肌阵挛抽动的幅度和强度常与棘波的数量和波幅有关。多棘慢波也可出现于其他类型的癫痫。在测量多棘慢复合波的频率时,应以最后一个棘波与慢波的时限为准;在有多个棘波连续出现时,应同时单独测量棘波的频率(图 8-19)。

7. 高度节律失调(hypsarrhythmia) 又称高度节律紊乱,简称高度失律,表现为在持续弥漫性不规则高波幅慢波中夹杂各种不同步、不对称的棘波、尖波及多棘波。高度失律主要见于婴儿期癫痫性脑病如婴儿痉挛、早期肌阵挛性脑病等(图 8-20)。高度失律可在清醒和睡眠期持续存在,也可仅在睡眠期持续或间断出现。临床可见有些不典型的高度失律图形,常伴有相应的脑结构性病变和(或)不典型的临床发作形式。

8. 节律性暴发(rhythmic burst) 指某一频率的节律突然出现,突然终止,明显突出于背景活动并持续一段时间。暴发波的频率可以是 δ 或 θ 频段的慢节律,也可以是 α 或 β 频段的快节律,或表现为尖波、棘波节律暴发。其波幅通常明显高于背景活动,但也可以表现为波幅突然降低,或仅有频率的突然改变而波幅的变化不明显。节律性暴发的分布可以是局部性的,多灶或游走性的,也可为全导广泛性暴发。

慢波节律暴发一般为非特异性异常电活动,可见于癫痫患者,亦可见于其他病因引起的一过性脑功能障碍,如偏头痛等。快波频率的单一节律暴发或棘波、尖波节律暴发多数为癫痫发作期的波形,也可没有临床发作,仅表现为临床下的电发作。在持续时间较长的节律性暴发时,频率、波幅和部位可逐渐变化(图 8-21)。

Fp1-AV
Fp2-AV
F3-AV
F4-AV
C3-AV
C4-AV
P3-AV
P4-AV
O1-AV
O2-AV
F7-AV
F8-AV
T3-AV
T4-AV
T5-AV
T6-AV
Fz-AV
Cz-AV
Pz-AV
X5-OV EMG-L
X6-OV EMG-R

睡眠

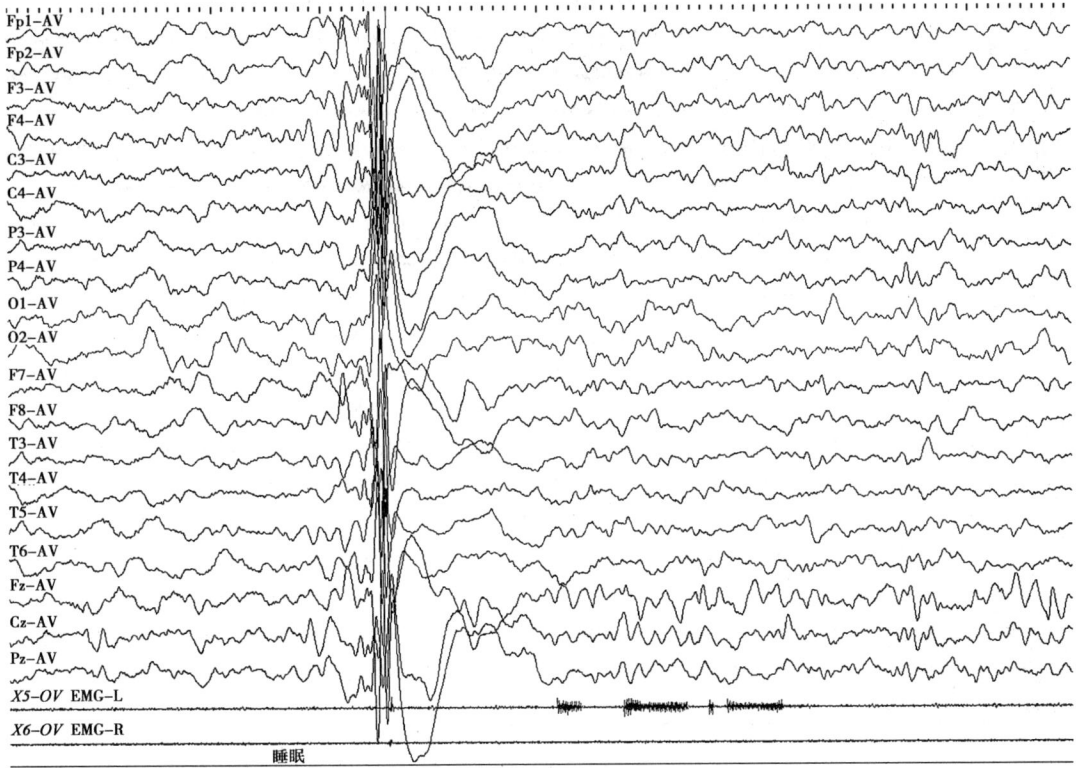

图 8-19 广泛性多棘慢复合波　男,5 岁,癫痫

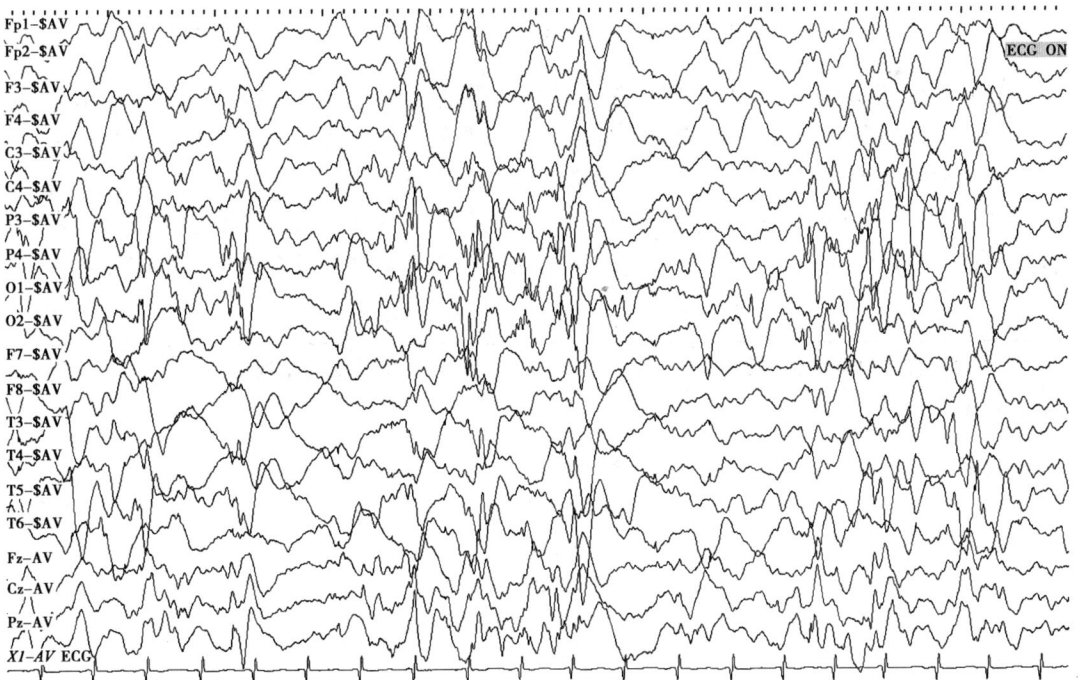

Fp1-$AV
Fp2-$AV
F3-$AV
F4-$AV
C3-$AV
C4-$AV
P3-$AV
P4-$AV
O1-$AV
O2-$AV
F7-$AV
F8-$AV
T3-$AV
T4-$AV
T5-$AV
T6-$AV
Fz-AV
Cz-AV
Pz-AV
X1-AV ECG

ECG ON

图 8-20 高度失律　男,10 个月,婴儿痉挛

93

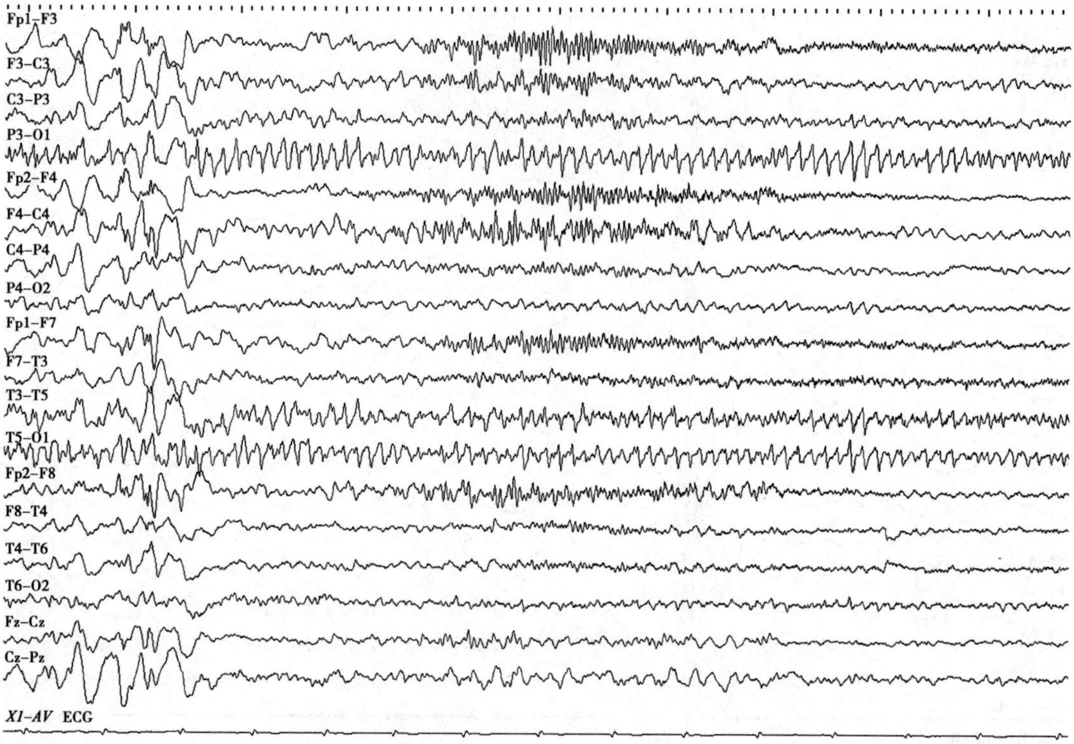

图 8-21 单一节律发放

男,17 岁,Lennox-Gastaut 综合征,兼有全面性和部分性发作。

图示在广泛性慢波、棘慢波之中,左侧枕区出现低-中波幅 8～10Hz 节律持续发放,

同时背景为低波幅快波,合并临床发作(双眼间断向右侧偏转伴眼球震颤)

异常节律性暴发应注意与某些正常生理性脑电活动鉴别。如思睡期阵发性 θ 节律、觉醒反应时的慢波发放、儿童过度换气时的高波幅慢波节律暴发或思维活动时出现在额区的 θ 活动均为正常生理性反应,不应判断为异常暴发。

各种癫痫样放电常见的临床情况见表 8-1。但除典型失神发作伴有广泛性 3Hz 棘慢复合波节律等少数情况外,癫痫样放电的波形与癫痫发作类型多数没有严格的对应关系。

表 8-1 各型癫痫样放电常见的临床情况

癫痫样放电类型及部位	常见临床情况
局灶性癫痫样放电	
额区	额叶癫痫
	内侧颞叶癫痫(传导性)
枕区	枕叶癫痫
	无癫痫发作(临床下放电)
	基底动脉性偏头痛(少见)
顶区	顶叶癫痫
前颞区	内侧颞叶癫痫
	额叶癫痫(传导性)

癫痫样放电类型及部位	常见临床情况
Rolandic 区	儿童良性 Rolandic 癫痫
	儿童癫痫性失语(有或没有癫痫发作)
	小儿脑瘫(有或没有癫痫发作)
	Rett 综合征(有或没有癫痫发作)
	儿童孤独症(有或没有癫痫发作)
	无症状儿童(临床下放电)
中线棘波	局部运动性或感觉性发作
多灶性棘(尖)波	广泛性或弥漫性脑损伤合并部分性癫痫
一侧性癫痫样放电	HH 或 HHE 综合征
	Rasmussen 综合征
	Kojewnikow 持续性部分性发作
	一侧半球广泛性病变
双侧广泛同步癫痫样放电	
2.5～3Hz 棘慢复合波节律	典型失神发作(儿童或少年失神癫痫)
1.5～2.5Hz 慢棘慢复合波	不典型失神发作(Lennox-Gastaut 综合征、Doose 综合征等)
3.5～5Hz 快棘慢复合波	特发性全身性癫痫(少年肌阵挛癫痫,觉醒大发作等)
多棘慢复合波	肌阵挛发作(多种癫痫综合征)或肌阵挛-失张力发作(Doose 综合征)
棘波节律	强直发作(Lennox-Gastaut 综合征)
高度失律	婴儿痉挛、早期肌阵挛脑病
暴发-抑制	大田原综合征、早期肌阵挛脑病

第三节　其他异常波形

有些阵发性异常波形与癫痫没有密切关系,如三相波;或介乎于背景波与阵发性放电之间,如周期性波。这些异常波常常对临床诊断有重要意义,介绍如下。

1. 三相波(triphasic wave)　为频率 1.5～2.5Hz 的中-高波幅慢波,通常在双极导联时显示更清楚,多出现在弥漫性低波幅慢波背景上。其第一相为波幅较低的负相波,第二相为一个突出的正相波,第三相为时限长于第二相的负相慢波。三相波的波形变异很大,某些复合波的成分特别尖,第一个成分类似棘波,而其他成分是单相、双相或四相,但正相部分显得更"深"且时限更宽。

三相波多数双侧同步广泛出现,60%在额区最突出;40%后头部为主或弥漫性分布;9%的患者位于一侧,多数位于损伤一侧半球;也可出现局部性三相波,以额、中央区最明显,有时可见于颞区。在广泛性三相波时,主要正相成分在额-枕区可有 25～140ms 的位相差(图 8-22)。

三相波可见于多种代谢性脑病(肝性脑病、尿毒症、低钠血症、高钙血症、非酮症高渗性

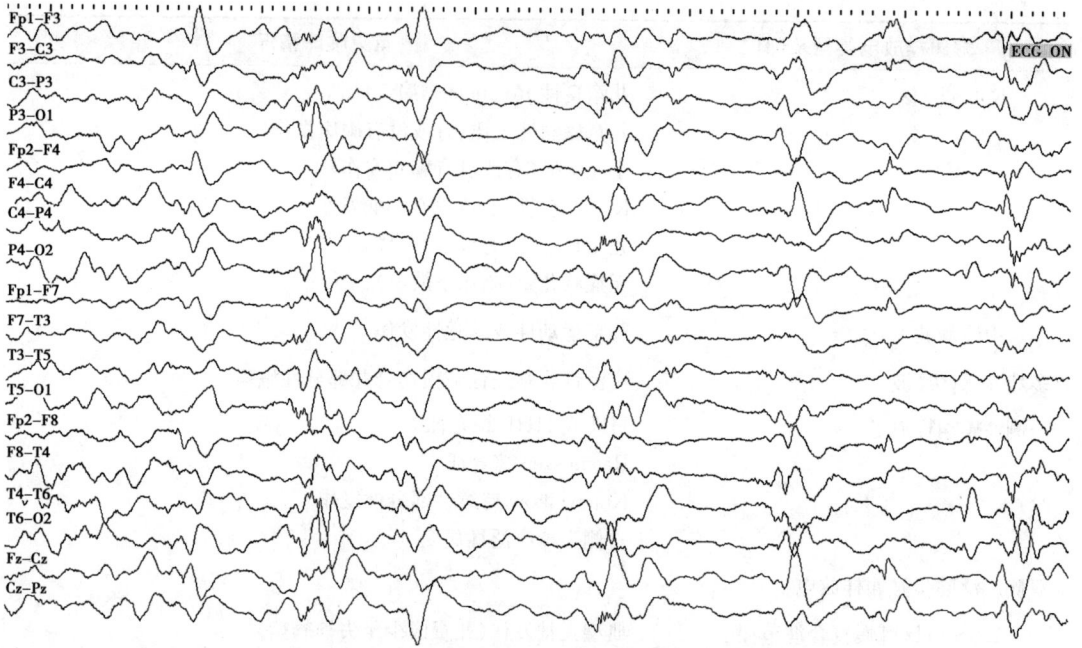

图 8-22　三相波　男,1 岁,癫痫性脑病

昏迷、低血糖、甲亢等)及克-雅病、一氧化碳中毒、缺氧性脑病、中毒性脑病等。在少数情况下,三相波也可见于非代谢性脑病,如脑卒中、颅咽管瘤、丘脑水平的胶质细胞瘤、皮质和皮质下的转移瘤、Binseanger 皮质下脑病等。出现三相波时患者常处于嗜睡状态或有不同程度的意识障碍,随着昏迷程度的加深,三相波可被广泛性慢波活动取代。

2. 周期性波(periodic waves)　为某种突出于背景的脑波或波群以相似的间隔反复出现。周期性波的波形重复而刻板,可为尖波、棘波、慢波或三相波等。周期性波的持续时间及间隔时间在不同的疾病或病程的不同阶段有不同的特征。周期性发放可为广泛性,亦可为限局性或一侧性。在有些情况下,周期性并没有严格的规律性,成为类周期性或假周期性波(图 8-23)。周期性波是一种严重的异常脑电图波形,是脑功能严重受损的表现,常提示有急性或亚急性弥漫性脑病。周期性波的间隔期多表现为低波幅的慢波活动。不同病因脑病的周期性复合波的重复频率和波形具有一定的特征,各种病变出现周期性波的特点见表 8-2。

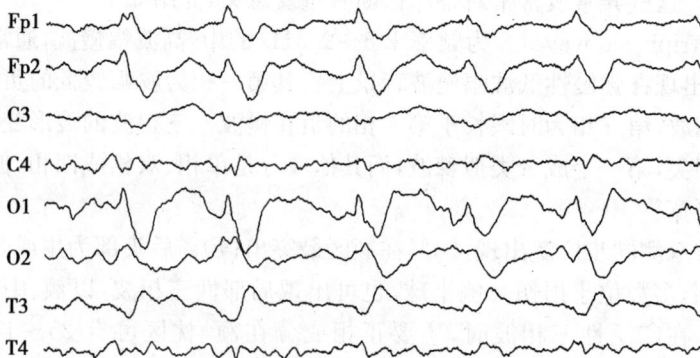

图 8-23　周期性波　女,3 岁,病毒性脑炎

表 8-2 各种病变周期性波的特点

	波形	波形组成	持续时间（秒）	间隔时间（秒）	部位
亚急性硬化性全脑炎（SSPE）	周期性波	慢波、尖波	0.5～1	3～20	广泛性
克-雅病（CJD）	周期性波	双相或三相尖波	0.2～0.3	0.5～2	广泛性
单纯疱疹病毒性脑炎	周期性波	尖波、多棘波、慢波	0.5～1	1～5	一侧或双侧颞、额区
小儿癫痫性脑病	类周期性波	棘波、尖波、棘慢复合波、多棘慢复合波	1～2	2～8	广泛性或一侧性
代谢中毒性脑病	周期性波	双相或三相尖波	0.2～0.3	1～2	广泛性或局灶性
缺氧后脑病	类周期性波	慢波、尖波或三相波	不规则	不规则	广泛性

3. 周期性一侧性癫痫样放电（periodic lateralized epileptiform discharges，PLED） 指癫痫样放电（棘波、棘慢复合波、尖波、多棘波等）每间隔 1～2 秒周期性反复出现在一侧半球或一侧局部（图 8-24）。在双侧脑部病变时，可见双侧出现但各自独立的 PLED（双侧周期性一侧性癫痫样发放［BiPLED］）。PLED 是一种严重的异常脑电图现象，常提示有严重的急性脑损伤，多数预后不好。引起 PLED 最常见的病因是脑卒中，特别是急性出血性梗死，其

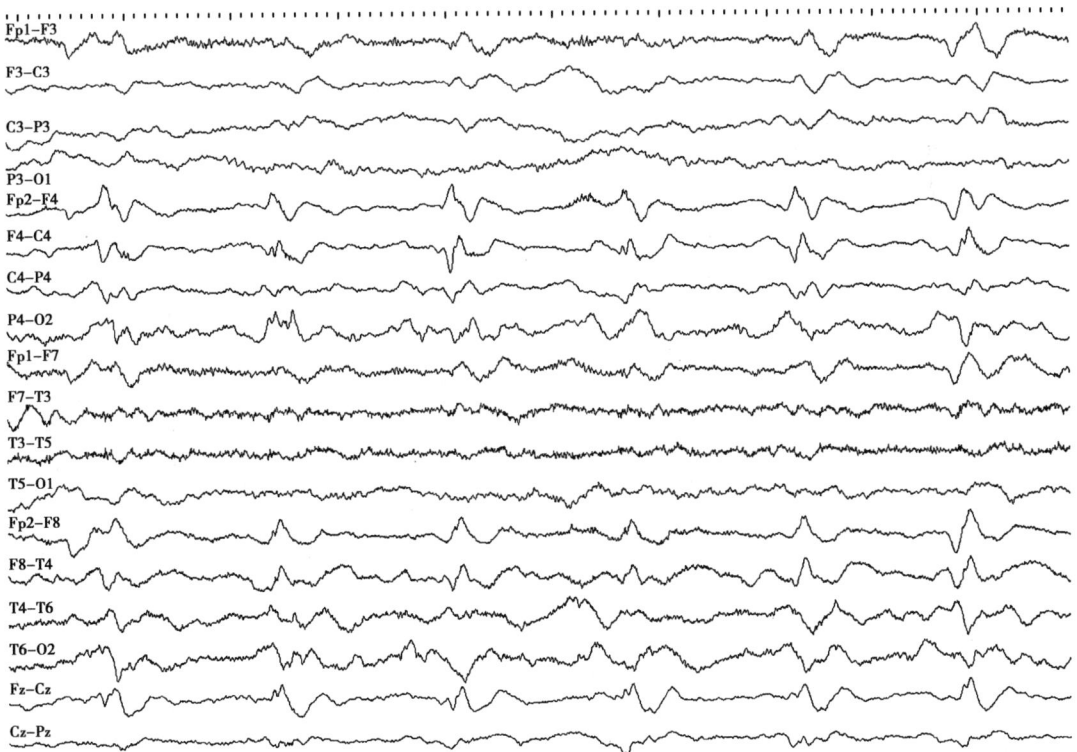

图 8-24 周期性一侧性癫痫样放电（PLED） 男，6 个月，癫痫

他病因包括中枢神经系统感染(单纯疱疹病毒性脑炎等)、中枢神经系统慢感染(SSPE、CJD等)、缺氧缺血性脑病、脱髓鞘病、线粒体脑肌病、代谢中毒性脑病、脑肿瘤及癫痫等。PLED多为一过性的脑电图异常,随着临床病情的演变,通常在数天至1周内消失,发展为其他形式的异常图形,仅少数持续数周以上。在出现PLED期间,70%有癫痫发作,包括肌阵挛发作或部分性发作,有时可出现部分性发作持续状态。

→ 第九章

脑电图良性变异型和临床意义不确定的波形

脑电图良性变异型(benign electroencephalographic variants)包括波形的变异和节律的变异。这些脑电图波形在正常人群中的出现率比较低,同时可出现在一些功能性神经、精神病变或行为、情绪异常的患者,但这类脑波与临床异常症状之间的关系并不明确,因此临床意义不能确定,有些可能为正常变异型。如果在一次脑电图记录中仅有此类临床意义不确定的脑波,没有其他明确的异常,一般不属于异常脑电图。其中有些波形虽然为棘波或尖波,但与癫痫无明确关系,应密切结合临床情况谨慎判断和解释。

1. 14Hz 和 6Hz 正相棘波(fourteen and six Hz positive spikes) 是一种尖峰为正相的弓形波暴发,频率分布在 5～7Hz(平均 6Hz)及 13～17Hz(平均 14Hz)。在以对侧耳作参考时最为明显,主要出现于浅睡期,深睡期少见,偶见于 REM 睡眠期。一般后颞区最明显,可波及枕区及中颞区,左右可同步或不同步出现,也可恒定地出现于一侧(图 9-1,图 9-2)。两种频率的正相棘波可同时或分别出现在同一个体的同一次记录中。

14Hz 和 6Hz 正相棘波是一种良性脑电图现象,主要见于 4 岁以上儿童及青少年,以后随年龄增长而逐渐减少。其不属于癫痫样放电,即使出现在癫痫或其他疾病的患者,也与其病变无必然联系。

2. 小棘波、尖波(small spike sharp,SSS) 也称为良性散发性睡眠期棘波(benign sporadic sleep spikes),具有棘波、尖波的特征,为负相、正相或双相棘波或尖波,波幅在 30～50 μV,其后不跟随慢波成分,棘波前后的背景活动亦无改变。分布广泛,散在于双侧半球,主要位于额、颞区,后头部一般不明显。两侧同步或不同步。主要见于成人,高峰年龄为 30～60 岁。10 岁以前很少出现。SSS 最常见于思睡期及 NREM 睡眠 Ⅰ、Ⅱ 期,故有人称其为睡眠良性癫痫样一过性波(benign epileptiform transient of sleep)。婴幼儿睡眠期可见额、中央区小棘波散发或簇发,主要出现在 REM 期或 NREM 睡眠 Ⅱ 期,可见于正常小儿或伴有癫痫,但小棘波与癫痫发作类型及起源部位无关,无明确诊断和定位意义(图 9-3)。

SSS 可见于正常人,也可见于脑血管病、晕厥或精神患者。但具有 SSS 者 67.4% 有癫痫病史,因此有些 SSS 可能具有癫痫样放电的性质。事实上,由于颅骨对脑波的衰减作用,在临床已确诊的癫痫患者,棘波、尖波的波幅也可以很低,有些甚至在没有同步颅内电极记录的情况下无法辨认,特别是前颞区的棘波、尖波。癫痫性的 SSS 多具有反复出现、波形刻板一致、部位相对固定的特点,有些合并有其他形式的癫痫样放电。因此单纯以棘波、尖波的波幅来判断其是否具有诊断意义并不全面,还应综合考虑出现数量、分布、波形等特征,并应结合临床分析判断。

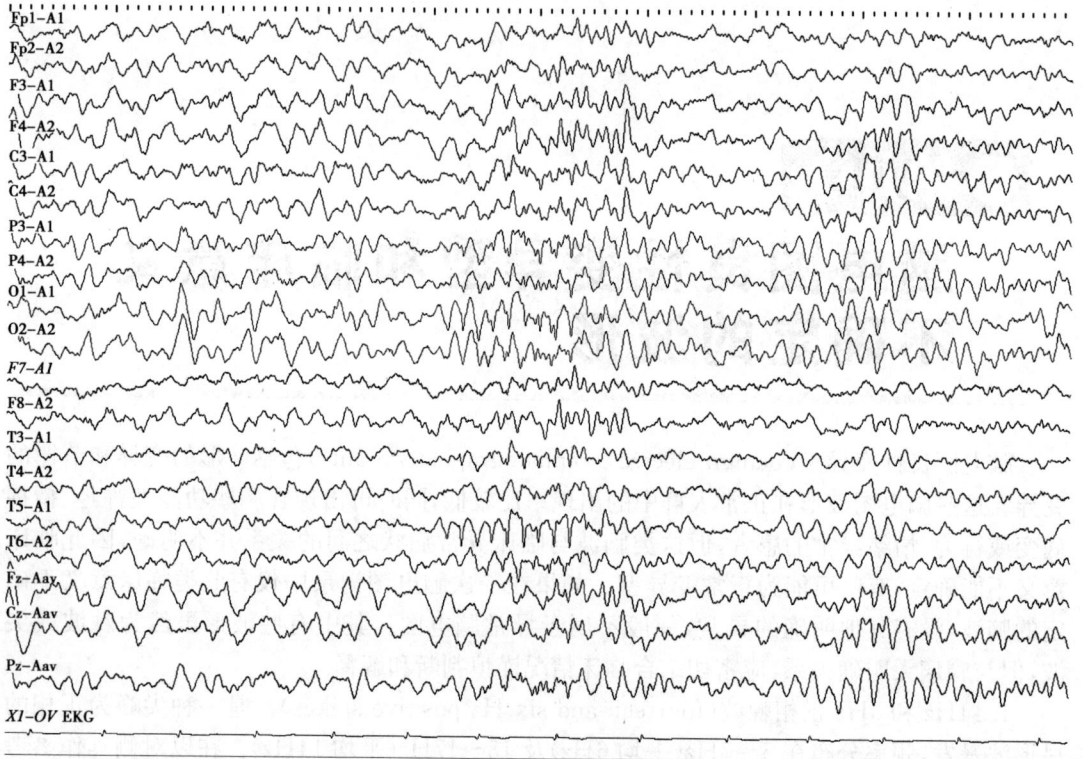

图 9-1 6Hz 正相棘波

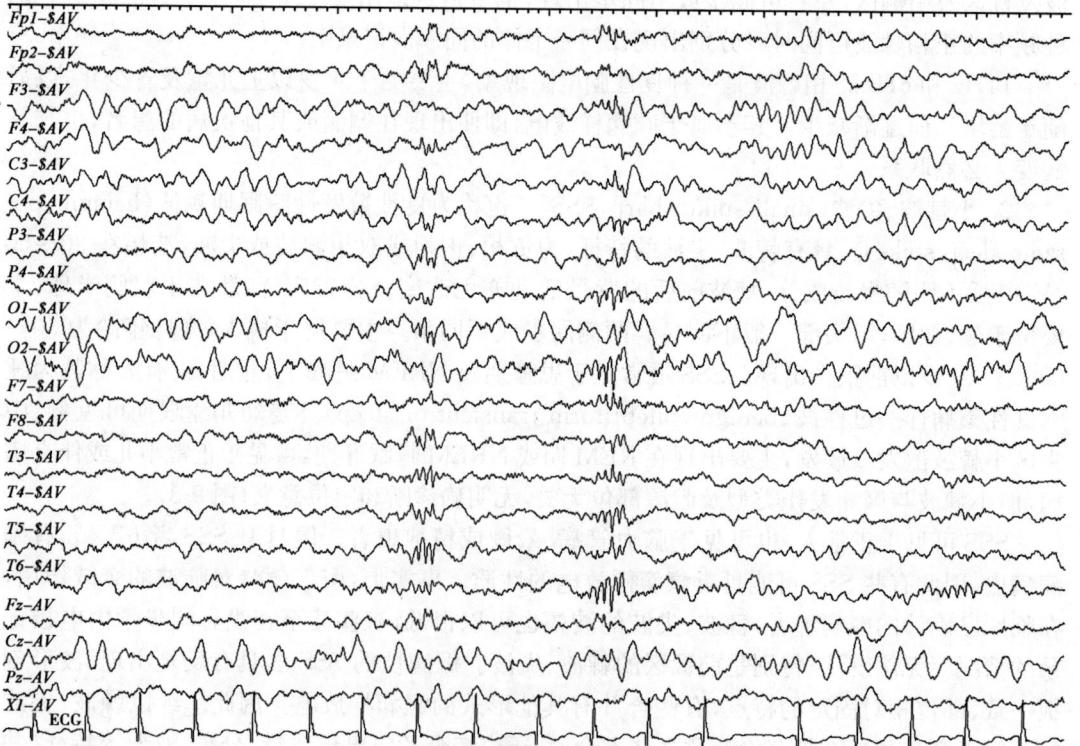

图 9-2 14Hz 正相棘波

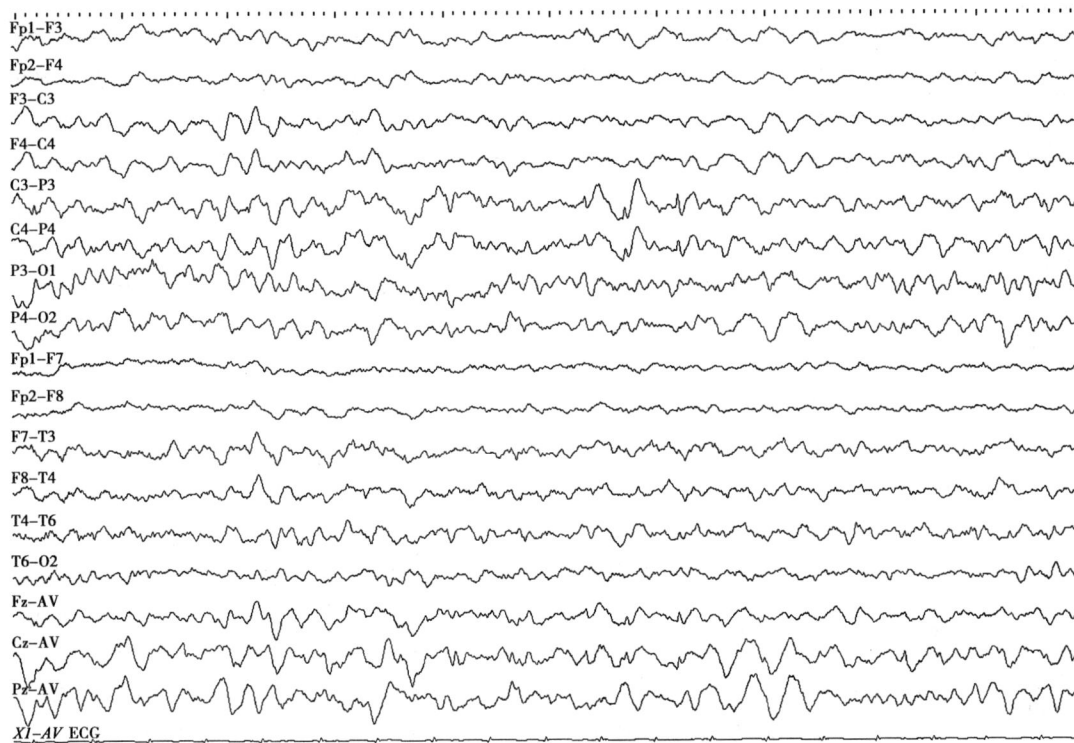

图 9-3 婴幼儿睡眠期中央区小棘波,男,15 个月

3. 节律性颞区 θ 暴发(rhythmical temporal theta burst) 过去被称为精神运动变异型(psychomotor variant)或节律性中颞区放电(rhythmic midtemporal discharges)。表现为颞区长程 4～7Hz,30～80μV 的 θ 节律发放,波形可圆钝、较尖或带有切迹。以中颞区最显著,可扩散至前、后颞区及枕区,有时扩散到旁中线区。出现于一侧或左右交替出现,可持续 10 秒甚至达 1 分钟,开始和结束时波幅逐渐增高和降低。和真正的发作期放电不同,节律性颞区 θ 暴发为单一节律和单一波形,不演变为其他节律或波形。这种波形可见于儿童至中年以下成人,青少年期最明显,但在老年人也可见到。清醒放松状态、思睡期及浅睡期最易出现,深睡期消失。目前认为其属于非特异性脑电图改变,和癫痫发作或其他神经症状无明确关系,因此无临床诊断意义(图 9-4)。

4. 门状棘波(wicket spikes) 为负相的弓形波,形状如栅门而得名,频率 6～11Hz,波幅在 60～200μV 之间,出现在一侧或双侧颞区。单个出现时需注意与棘波区别。最常见于思睡到浅睡期,深睡期消失。单个门状棘波与病理性颞叶棘波的区别在于前者不跟随慢波成分,亦无背景活动的改变;而病理性棘波常与慢波构成棘慢复合波,且常有局部背景慢波活动。门状棘波较少见,主要见于 30 岁以上中、老年人,无临床意义。

5. 老年人良性颞区一过性波形(benign temporal transients of the elderly) 随着年龄的老化,颞区,特别是前、中颞区的局部慢波活动增多很常见,多为 3～8Hz 的短暂发放,也常插入少量的一过性尖波。有时可为 7.5～9Hz 的节律样活动,但明显不同于后头部的 α 节律。75%～90% 位于左侧,原因不明。清醒期不明显,思睡早期出现,浅睡期可演变为前、中颞区的短暂节律性棘波,即门状棘波。这种图形在正常中、老年人的出现率较高。老年人良

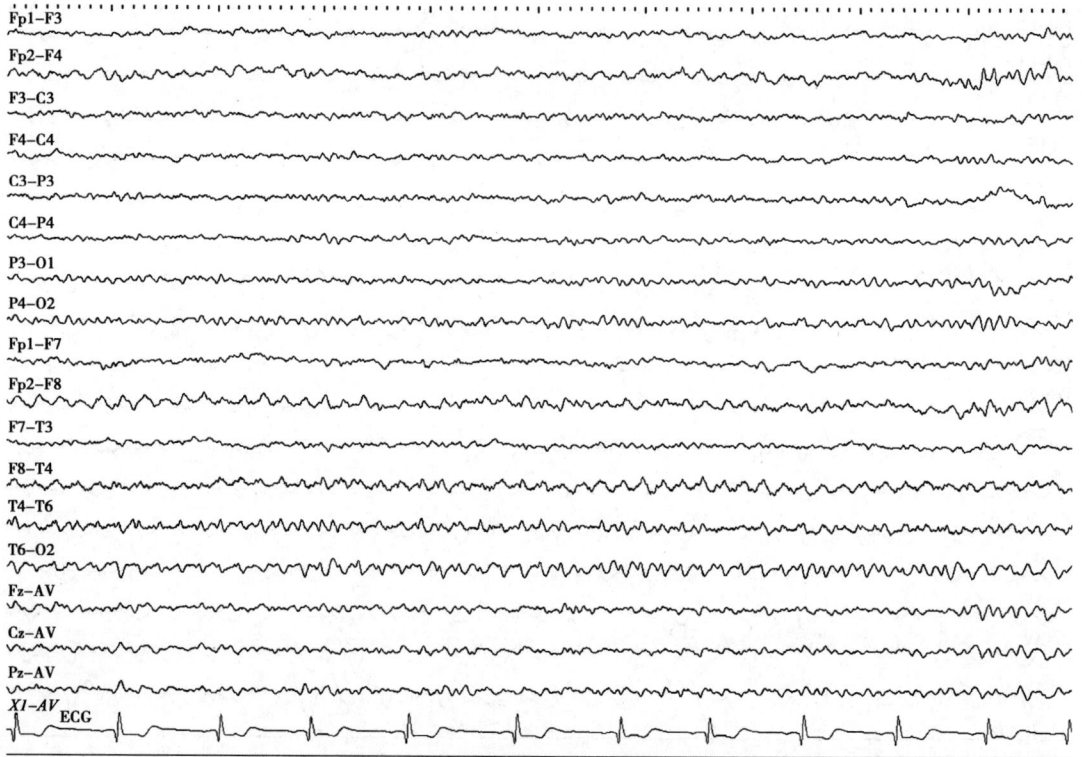

图 9-4　节律性颞区 θ 暴发，男，16 岁

性颞区一过性波形（benign temporal transients of the elderly）的主要特征为：①主要见于 60 岁以上老年人；②主要位于颞区，以前颞区最明显；③更常出现在左侧；④不中断背景活动，且不伴有 α 节律的异常不对称；⑤波形多为圆钝，但偶有不规则波形；⑥波幅一般不超过 60～70μV；⑦智力活动或睁眼可使其衰减，思睡和过度换气时增加；⑧散发或成对出现，没有长的节律暴发；⑨在整个记录时间中不超过 10%～15%。老年人良性颞区一过性波形为非特异性的，不能作为神经系统异常的证据，也与癫痫无关。

6. 缺口节律（breach rhythm）　是在中颞区或中央区硬膜外或皮质电极记录到的一种 α 和快 θ 范围（6～11Hz）的节律，又称独立的颞区 α 样节律（independent temporal alphoid rhythm）。但在正常情况下这种节律在头皮脑电图上难以记录到，除非有局部颅骨缺损，故而得名为"缺口节律"。如果患者颞叶被切除，即使存在颅骨缺损，也不能记录到这种节律。这种产生于颞区的 α 样节律与枕区 α 节律和中央区μ节律无关，被认为是继枕区 α 节律和中央区μ节律之后的第三种生理性节律，所以也被称为"第三节律"（third rhythm）。

缺口节律常见于因肿瘤、外伤等原因接受开颅手术的患者。应注意避免将其解释为癫痫样波形、肿瘤复发或其他损伤引起的异常。连续节律性发放的缺口节律容易识别，但单个发放时类似棘波或尖波。区别方法之一是比较单个波的波形与节律性缺口节律的波形是否一致，此外癫痫样棘尖波之后常跟随慢波成分，且常扩散到其他部位，而缺口节律则无此特征。

7.6Hz 良性棘慢复合波（six Hz benign spike and wave complex）　又称幻影棘慢波（phantom spike and wave），或快棘慢复合波，女性相对多见。主要发生在清醒放松时及思睡阶段,深睡眠时消失。其棘波小而尖,有时不明显,慢波相对较高,常以全导暴发形式出现,枕区明显,持续 1～2 秒,很少超过 4 秒,波形类似"小型化"的 3Hz 棘慢复合波(图 9-5),此种波无肯定的临床意义。与病理性棘慢复合波的区别在于棘慢复合波的频率很快,棘波成分矮小,随睡眠进程加深而消失,而病理性棘慢复合波频率更慢,棘波比较明显,且深睡期常持续存在。

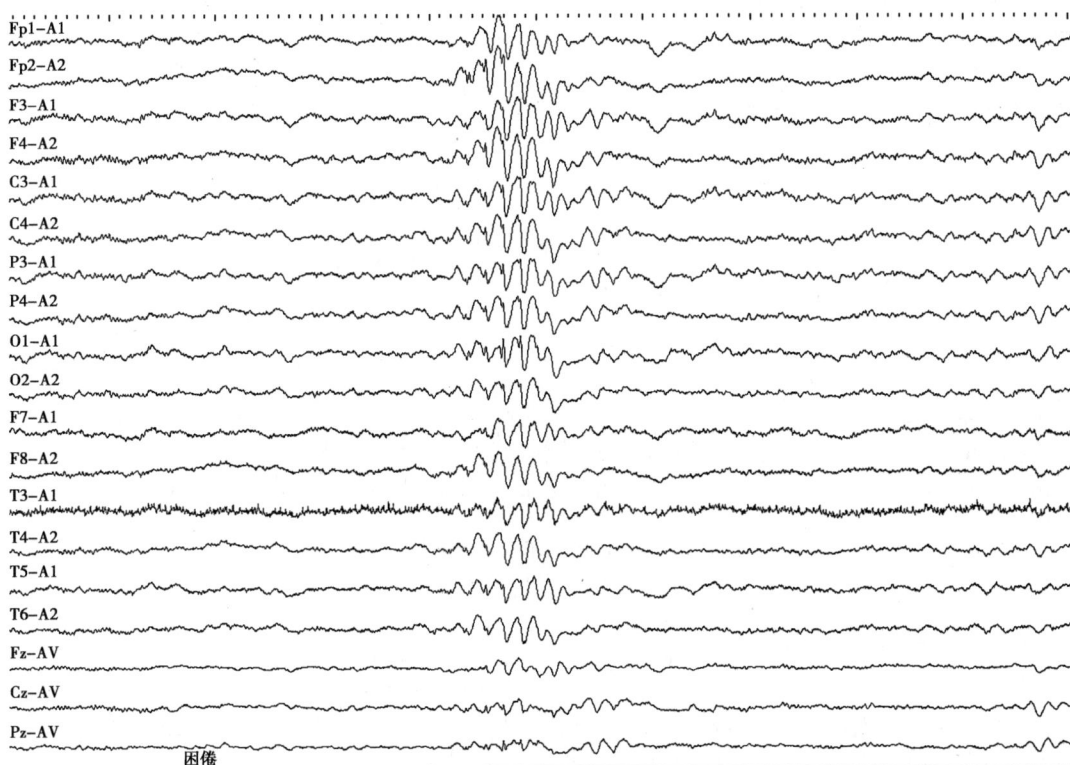

图 9-5　6Hz 良性棘慢复合波(幻影棘慢波)
女,15 岁,非癫痫性发作

8. 不成熟的棘慢复合波(immature spike and waves)　小儿在思睡期常出现 4～5Hz 的高波幅 θ 节律,有时在最初的 1～3 个 θ 波之前可见小的棘波成分,波幅在 50～75μV,一般不超过 100μV,常在枕区或中央、顶、枕区明显,或仅出现在一侧(图 9-6)。随着睡眠的加深和阵发 θ 节律的消失,在其他时间和状态不再出现棘波。这种现象被认为是一种不成熟的棘慢波,见于 3～10 岁儿童,在热性惊厥和晕厥的患儿中较常见,但也可见于无惊厥发作的儿童,没有明确的诊断意义。

9. 中线 θ 节律(midline theta rhythm)　为中线区(Cz、Pz)为主的 5～7Hz,50μV 以上的 θ 节律,呈纺锤形出现,在颅顶区(Cz)最突出,常扩展到双侧旁矢状区,持续 3 秒以上(4～20 秒),波形多为正弦样,少数为尖形或弓形,老年人可呈三角形,出现于清醒、思睡期及浅睡时,深睡期消失(图 9-7)。中线 θ 节律可见于颞叶癫痫或合并颞区癫痫样放电,亦可伴有自主神经症状、精神行为问题或其他神经系统病变,但其本身为非特异性现象,不属于癫痫样放电,临床意义不明。

Fp1—参考
Fp2—参考
F3—参考
F4—参考
C3—参考
C4—参考
P3—参考
P4—参考
O1—参考
O2—参考
F7—参考
F8—参考
T3—参考
T4—参考
T5—参考
T6—参考
Fz—参考
Cz—参考
Pz—参考
ECG

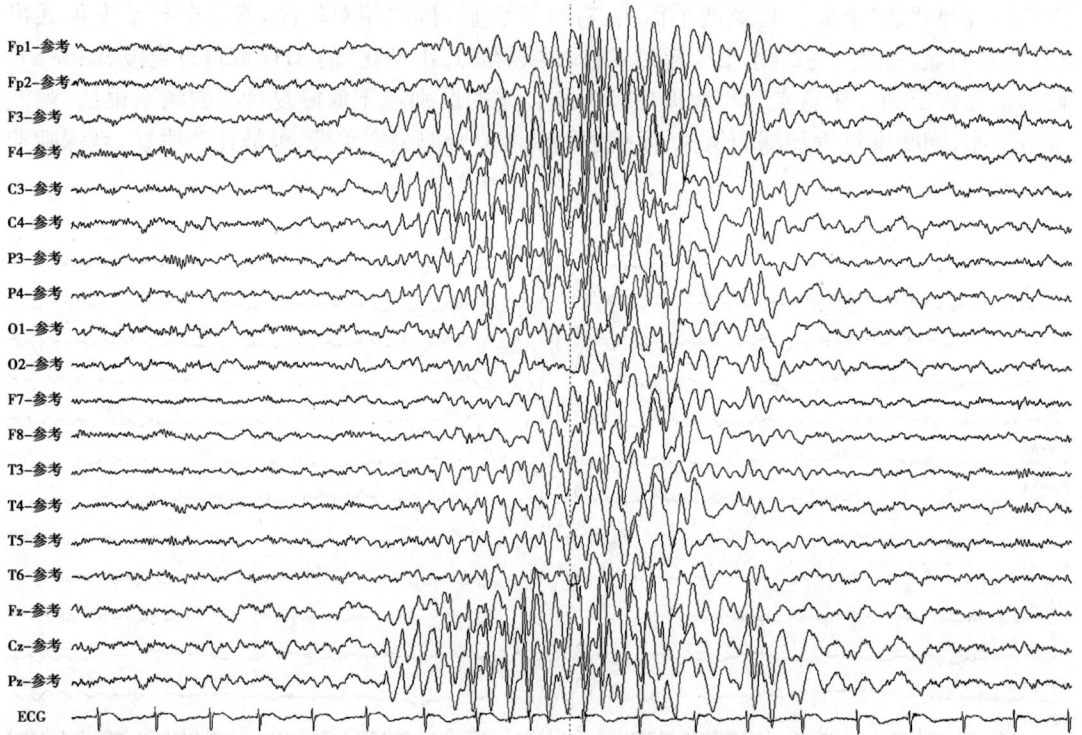

图 9-6　小儿思睡期不成熟的棘慢复合波
男,3 岁 6 个月,热性惊厥

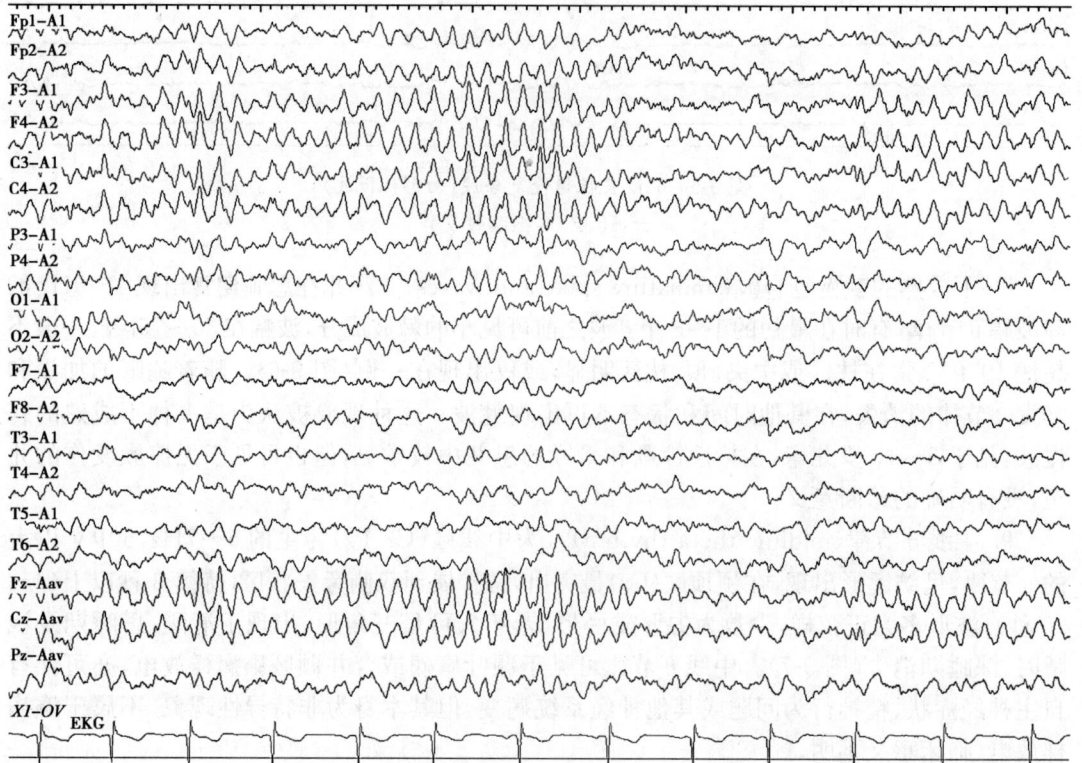

Fp1–A1
Fp2–A2
F3–A1
F4–A2
C3–A1
C4–A2
P3–A1
P4–A2
O1–A1
O2–A2
F7–A1
F8–A2
T3–A1
T4–A2
T5–A1
T6–A2
Fz–Aav
Cz–Aav
Pz–Aav
X1–OV
EKG

图 9-7　中线 θ 节律　男,11 岁,癫痫已控制

10. 成年人的临床下节律性放电（subclinical rhythmic electrographic discharge of adults，SREDA）　是一种 5～7Hz 的尖形或正弦样 θ 波，分布广泛，在顶、颞区最突出，常为双侧性，但可不对称出现，持续数秒至数分钟，一般为 40～80 秒。可突发突止，也可逐渐出现逐渐消失。常以 δ 和 θ 频段混合慢波开始，然后演变为 5～7Hz 尖形 θ 节律；或开始为高波幅单一波形的尖波或慢波 1～数秒，然后为 5～7Hz 的节律性正弦样波（图 9-8）。这种临床下的节律性发放在 50 岁以上人群中出现率为 0.5%，常见于清醒和思睡期，但也可在 NREM 睡眠 II 期记录到。产生机制不清，但与癫痫病史没有相关性，也没有证据表明和脑血管病变有关。尽管多数患者是由于某种症状而接受脑电图检查，但在出现这种节律性放电时患者没有任何主诉。因而属于一种良性脑电图现象，没有临床诊断意义。

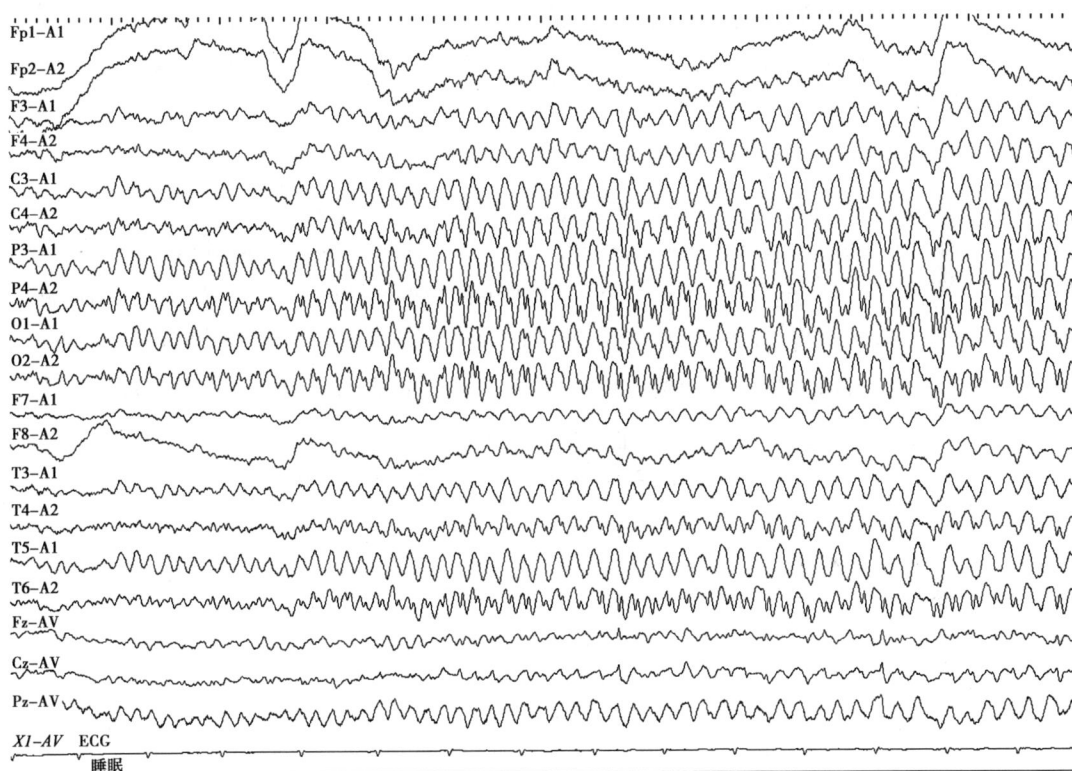

图 9-8　成年人临床下节律性放电　女，43 岁，头晕待查

11. 极度纺锤（extreme spindles）　睡眠纺锤的波幅大于 200μV，一串纺锤的长度超过 5～10 秒时称为极度纺锤，见于 1～12 岁的小儿，出现的高峰年龄为 3 岁。纺锤的频率范围比正常宽，可从 6Hz 到 18Hz 不等。空间分布范围广泛，常从额、中央区波及枕、颞区等较大的范围。有些小儿在 NREM 睡眠 II 期纺锤活动持续出现，仅有很少的中断；偶可呈暴发性出现；有时甚至可出现在清醒状态，与后位 α 节律共存。极度纺锤多见于智力落后的儿童，但在少数正常儿童或良性癫痫儿童也可出现一过性的极度纺锤。临床意义不确定，可能属于轻度非特异性异常。但应注意在服用安定类或巴比妥类药物时，也可出现大量高波幅纺锤活动（图 9-9）。

FP1
FP2
F3
F4
C3
C4
P3
P4
O1
O2
F7
F8
T3
T4
T5
T6

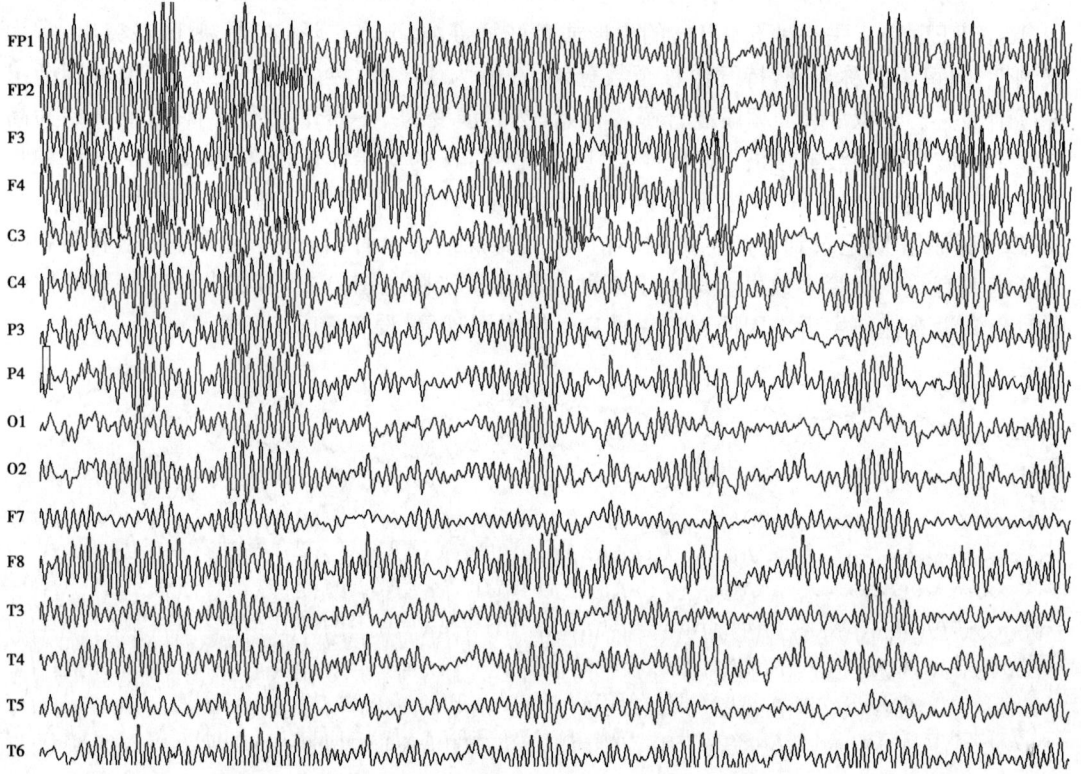

图 9-9　极度纺锤

女,12 岁,癫痫,服用氯硝西泮、拉莫三嗪和左乙拉西坦

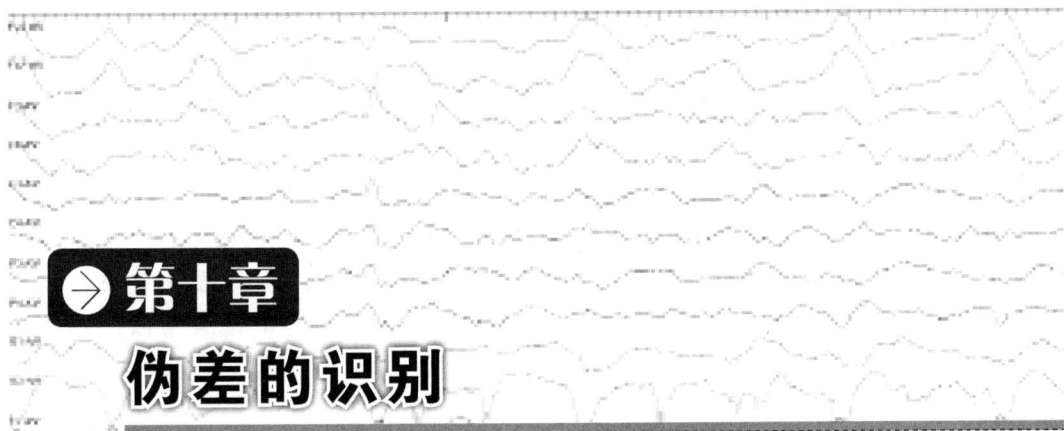

→ 第十章
伪差的识别

混入到脑电信号中的各种来源的非脑电信号称为伪差(artifacts)。在脑电图记录过程中,很多伪差是不可避免的,例如肌电、眼动、心电等干扰信号比脑电信号强得多,如果试图以滤波等手段剔除所有伪差,有可能使某些脑电信号丢失,导致脑电波形失真。

另外,有些伪差对脑电图的判断和诊断有一定帮助。例如额极的瞬目伪差常提示被试者处于醒觉状态,癫痫发作期咀嚼引起的颞区肌电伪差提示患者有口咽部自动症,睡眠期前颞区的眼球运动伪差表明被试者处于快速眼动睡眠期(REM期)等。因此识别伪差是对脑电图作出正确判断的重要环节。

伪差与正常脑的主要区别有:①波形不同于脑波的特征;②同步出现的突出电位具有矛盾性的空间分布(但合理的空间分布并不能完全排除伪差);③持续出现的节律性或周期性电位缺少癫痫发作期放电的演变;④来源于参考电极的一侧性或广泛性伪差在变为双极导联后可消除,但产生于某一记录电极的伪差和脑电活动一样,并不会因为变换导联方式而消失,双极导联时也可以出现位相倒置;⑤地线电极接触不良的伪差除修理电极外,无论以何种导联方式均不能消除。但很多真正的伪差并没有上述特点,单从脑电图上很难识别,同步的心电图、肌电图、眼动图和视频录像资料有助于确认大多数伪差。

第一节　生理性伪差

人体有多种生物电活动,可通过容积导体效应干扰脑电信号,此外血管搏动、瞬目等生理性活动也可影响脑电信号。

1. 心电伪差　心电信号的电压为毫伏级(mV),比微伏级(μV)的脑电信号强一个数量级,所以心电信号通过容积导体效应,在体表的大多数部位均可记录到,也很容易传导到任何一个脑电的参考电极或记录电极的部位。心电信号中的 R 波波幅最高,频率与棘波或尖波相似,属于高频信号。当心电信号干扰某一个或几个记录电极时,可见相应导联出现间隔大致相同,且与心率一致的类似尖波的伪差,波幅可高可低(图10-1),偶可有少量来自心电的尖波与其后的脑源性慢波组成一个类似棘慢复合波的图形,但大多数尖波与背景脑电活动没有固定的关系,可以落在脑电慢波活动之前、之后或之上。如心电信号干扰参考电极,可引起一侧半球或双侧半球广泛的周期性尖波,此时如改用双极导联显示,则尖波完全消失,或仅出现在某一局部(由该局部引起的参考电极活化)。在脑死亡的监测中,背景脑电活动几乎呈等电位线,需要增加波幅显示的灵敏度($2\mu V/mm$),此时很难消除被高度放大的微小心电伪差。

心电伪差常与体形和体位有关,体形肥胖者更容易出现,变换体位可使其出现或消失,因此在长程脑电图记录中多为间断出现,但在新生儿参考导联时常常在全部记录中持续出现心电伪差。偶发的心电伪差不容易与异常尖波鉴别,间隔相似的尖波活动与心电伪差的区别更困难。如仪器条件允许,应常规增加一导心电记录用以识别心电伪差。

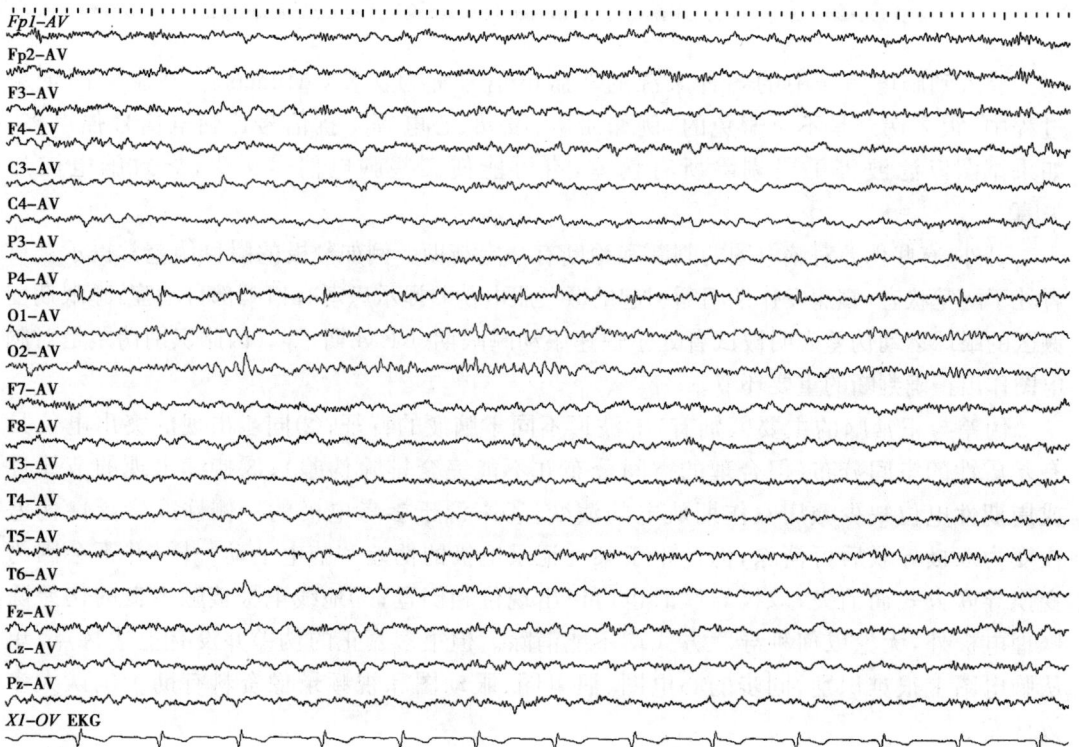

图 10-1 心电伪差
P4 导联周期性低波幅尖波,与 EKG 的 QRS 波同步

2. **肌电伪差** 肌电伪差在脑电图记录中,特别是长程脑电图监测中经常出现,常见的肌电伪差来源包括咀嚼、吞咽、额肌活动、面部肌肉痉挛或震颤等。肌电活动的频率均在高频范围,可高达 $20\sim100Hz$ 以上,在脑电图记录中表现为高频密集的电活动,波幅和频率均不稳定(图 10-2)。多数情况下肌电伪差容易识别。但有时需要与脑电的快波活动或棘波活动鉴别。一般肌电伪差时限更短,波形更尖,类似针形,在连续出现时频率和波幅均呈不规则多变。运用快纸速记录将波形展宽有助于分析肌电伪差与脑电高频活动的差别。在出现肌电伪差时,应尽量避免使用高频滤波方式消除伪差,因为高频滤波会将多数高频肌电活动衰减,频率变慢,波形变钝,使原本很容易辨认的肌电活动变成类似 β 活动、异常快节律发放或多棘波发放,引起判断错误。

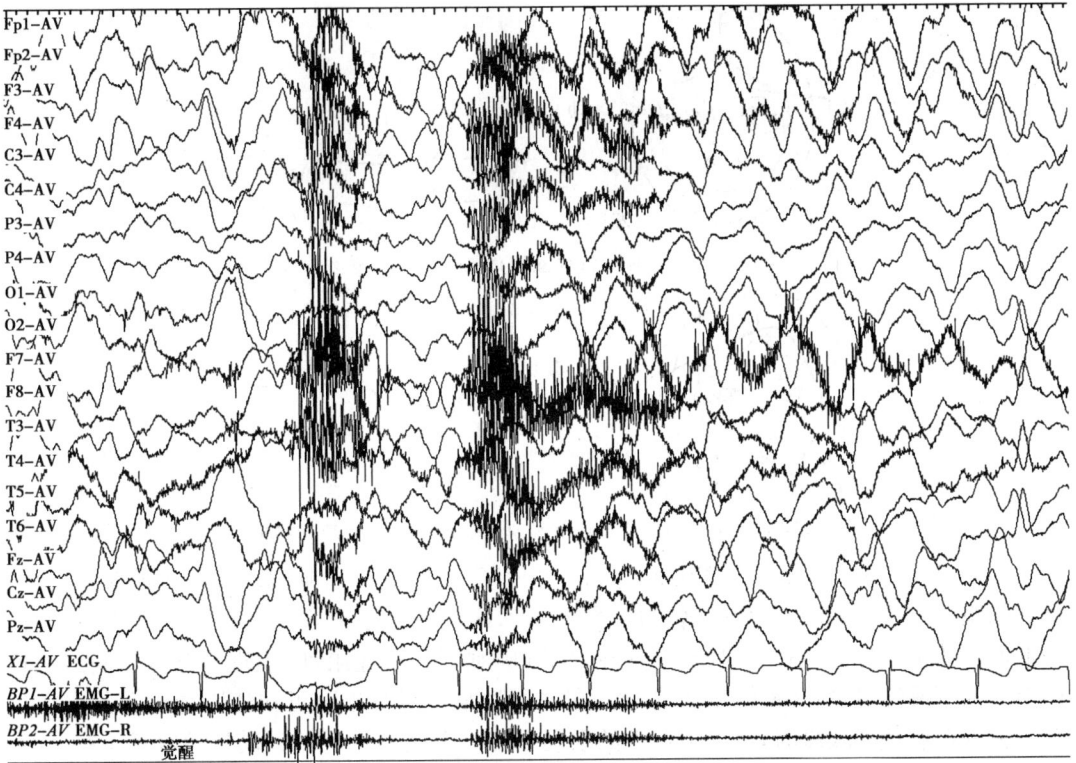

图 10-2 肌电伪差

睡眠中的觉醒反应,阵发性高波幅慢波中夹杂因呲嘴引起的肌电伪差(EEG 中的肌电伪差以颞区为主,由呲嘴运动所致。最后 2 导 EMG 位于左右三角肌,反映上肢的肌张力略增高)

3. 眼球运动和眼动图(EOG) 眼球运动时会在角膜和视网膜之间引起一个 $100\,\mu V$ 左右的电位差,角膜相对为正相,视网膜为负相(图 10-3)。

当眼球向某一方向运动时,其所朝向的电极出现向下偏转的正相波,其他部位相对为负相波。如眼球向上方运动,额极部位电位正相(向下)偏转,眼球向下运动时则电位负相(向上)偏转。眼球运动也常影响到双侧前颞的电极(F7、F8),如当眼球向左运动时,F7 的电位向下偏转,F8 则向上偏转,二者呈现香肠样的位相倒置(图

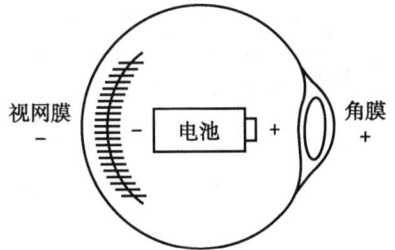

图 10-3 角膜和视网膜之间的电位差相当于电池效应

10-4)。如将一对 EOG 电极分别置于两侧外眼角的上方和下方,则无论眼球向哪一个方向运动(上下或左右运动),在 EOG 上都会显示为位相倒置(图 10-5)。

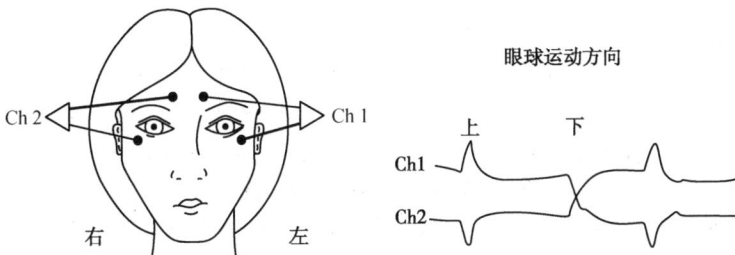

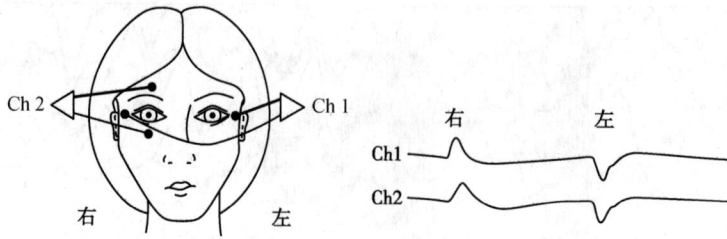

图 10-4 EOG 记录时电极放置的位置及电位偏转方向示意图

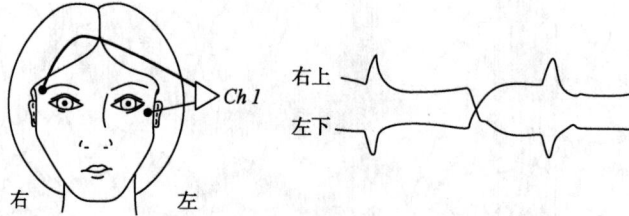

图 10-5 一对 EOG 可以显示各方向眼球运动电位的位相倒置

眼球运动的电位常影响双侧前颞区,但在 EOG 上更明显和典型。其有 2 种形式,一种是在闭眼状态或入睡前,眼球向各方向缓慢游动,眼动图记录表现为基线向上下缓慢漂移,呈低而慢的正弦样曲线;另一种是出现在 REM 睡眠期的快速眼动,表现为电位从基线快速向上或向下偏转,然后缓慢恢复到基线。在清醒睁眼扫视时也可见快速眼球运动的电位偏转。另外在病理性眼震时,可见节律性的眼动电位。上述各种眼球运动比较容易干扰 Fp1、Fp2 和 F7、F8 等眼部周围的电极,在相应导联出现基线缓慢漂移或快速偏转缓慢恢复等眼球运动电位(图 10-6)。同步记录眼动图有助于鉴别。

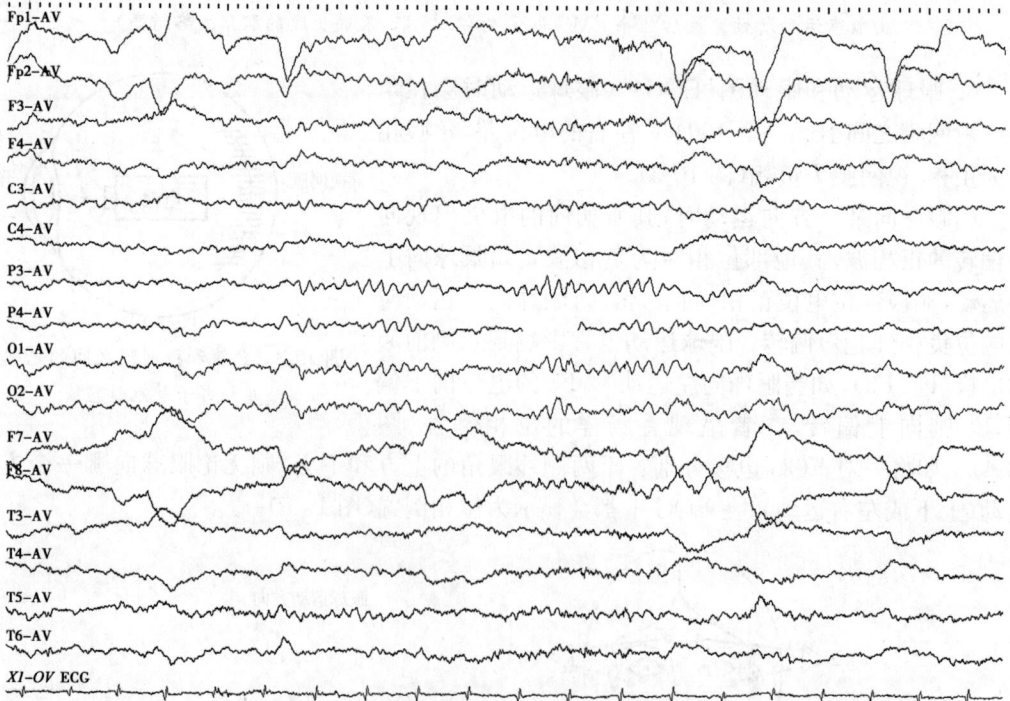

图 10-6 瞬目和眼球运动的伪差

瞬目引起双侧额极(Fp1、Fp2)同位相的正相偏转伪差,有时伴有眼球运动,引起双侧前颞区
(F7、F8)位相倒置的"香肠样"伪差

4. 瞬目　瞬目动作不是眼球运动,而是眼睑快速短暂的闭合运动,故而形成和眼球运动完全不同的图形。瞬目时在参考导联的额极(Fp1、Fp2)可记录到一个很深的正相波,波幅达 $100\sim300\,\mu V$,波宽在 300ms 左右,可波及前颞区但波幅较低。其后跟随一个较低的负相波,为睁眼的反应(图 10-6)。在情绪紧张或习惯性瞬目的患者,可出现 $2\sim4Hz$ 连续高波幅的瞬目伪差,应注意不要误认为是异常额区慢波活动(图 10-7),此时可令患者闭目,并轻压其上眼睑,慢波活动可消失,或能感觉到患者眼睑的活动。

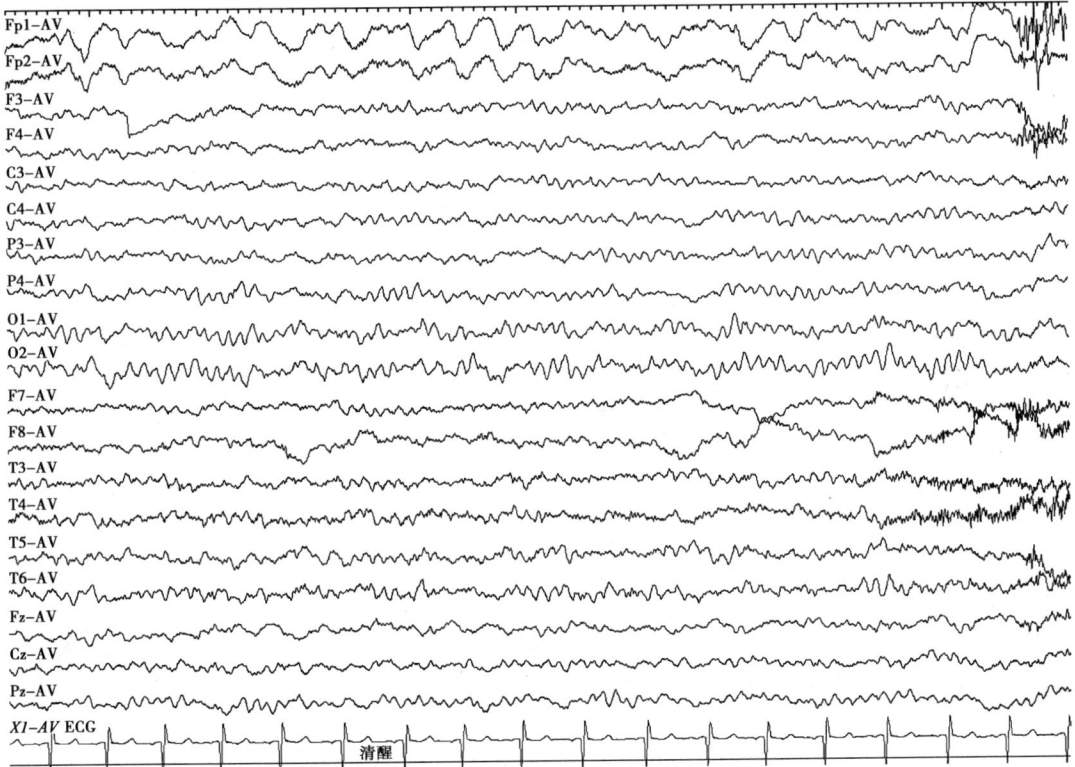

图 10-7　连续瞬目的伪差
连续瞬目引起双侧额极(Fp1、Fp2)伪差类似慢波活动

5. 心脏或血管搏动　如某一记录电极位于头皮小动脉的附近,可出现因血管搏动改变电极阻抗而引起的伪差,表现为与脉搏同步或与心电频率一致的规律的基线起伏,形成刻板的节律性慢波。其与心电图 R 波的电压无关,但与心电图的 R 波有一个固定时间差,其上仍有脑电活动(图 10-8)。颈动脉搏动可影响位于同侧乳突的参考电极,引起一侧半球节律性的血管搏动伪差。

心脏或大动脉的搏动有时会引起患者头部甚至整个身体的轻微振动,从而使电极或电极线产生微弱的运动,引起类似心冲击图(ballistocardiographic)的干扰,表现为低波幅的一串节律性活动反复有规则地出现,与心电周期相同。在卧位时更容易出现,可通过改变体位消除。

6. 呼吸　呼吸本身并不影响脑电记录电极的电位变化,但呼吸动作可引起电极轻微移位、电极线的摆动或与身体摩擦等,从而引起与呼吸频率同步的基线上下摆动,常为不甚规则的波形以相似的间隔反复出现,起伏的基线上仍有脑电活动(图 10-9)。呼吸伪差可随机影响一个或多个电极,影响参考电极时导致一侧半球或全头部的基线起伏,多与体位有关,改变体位可消除。也可通过调高低频滤波设定而衰减这种非常慢的基线漂移。

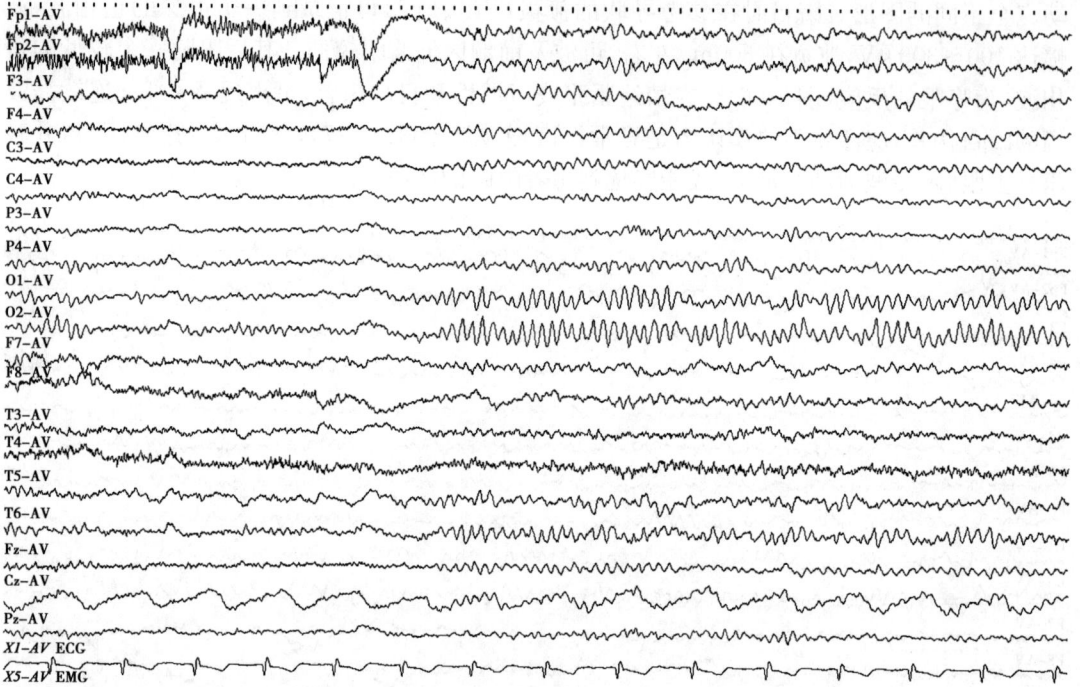

图 10-8　脉搏伪差

Cz 导联的脉搏伪差类似节律性慢波，与 EKG 同步，其上复合正常背景活动

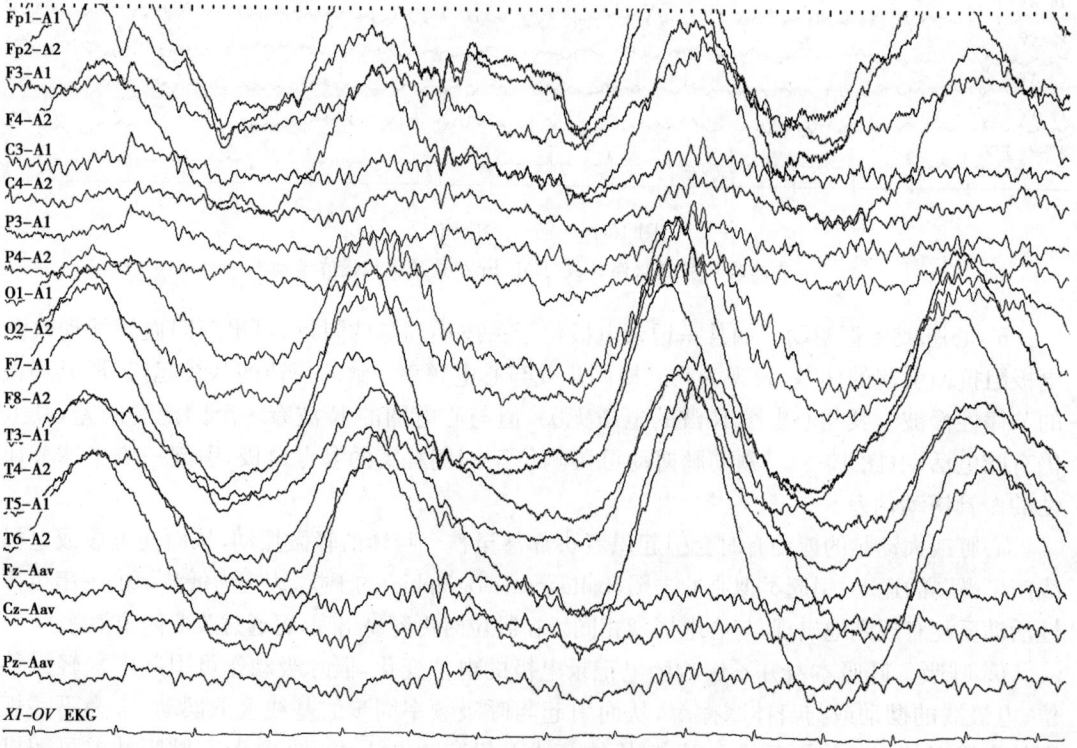

图 10-9　呼吸伪差

7. 出汗　出汗时可引起皮肤电阻的改变,导致非常慢的基线漂移,其上仍有脑电活动。如基线上下漂移幅度过大,超过显示范围,则使脑电无法分析。因此脑电图检查时室温不宜过高,也不要穿着太厚,以避免出汗。出汗伪差常出现在刚入睡后的一段时间,此时受检者虽然没有显性出汗,但仍有皮肤电阻的变化和明显的基线漂移,将患者稍微唤醒再重新入睡可减少这种干扰,或通过上调低频滤波设定而衰减缓慢的基线漂移。非常明显的出汗可导致两个相邻的电极因汗液的导电作用产生"盐桥"效应,在双极导联引起电压降低。

第二节　来自仪器和电极的伪差

1. 电极故障　电极固定不好、长时间记录后导电膏或导电液(如盐水)干燥、头皮油脂过多、电极与皮肤之间电阻过大等因素均可引起伪差,常表现为基线间断或持续的不规则漂移,伴有较多的 50Hz 干扰。偶尔会有少量干扰波形与棘波或尖波非常相似,因此如某一导联的电极接触不好而经常出现大量杂乱干扰波形时,在该导联识别异常脑电波形时应非常慎重,以免将干扰波误判为异常放电。

电极本身有时会因为金属微粒的相互作用而产生微小的瞬间放电,在脑电图上形成一个很尖的正相或负相脉冲;电极与头皮之间的位移摩擦可产生电极"爆破"(pop)现象,表现为突然快速的基线偏转。如一对电极之间的电阻明显不平衡,可在两电极之间产生微小的电流而经常出现类似尖波的伪差(图 10-10),或出现 50Hz 的交流电干扰。消除办法是测量各个电极的电阻,使之均在相似的水平。如一对电极之间的距离过近,或两点之间被盐水、汗液、导电膏等导电物质连接而形成"盐桥"(salt bridge),则会在两个电极之间形成短路,造成电压过低。在处理头皮和安放电极时应注意不要使盐水流到其他部位,并注意电极间的距离不要过近。洗头后未干或大量出汗时不能进行脑电图记录。

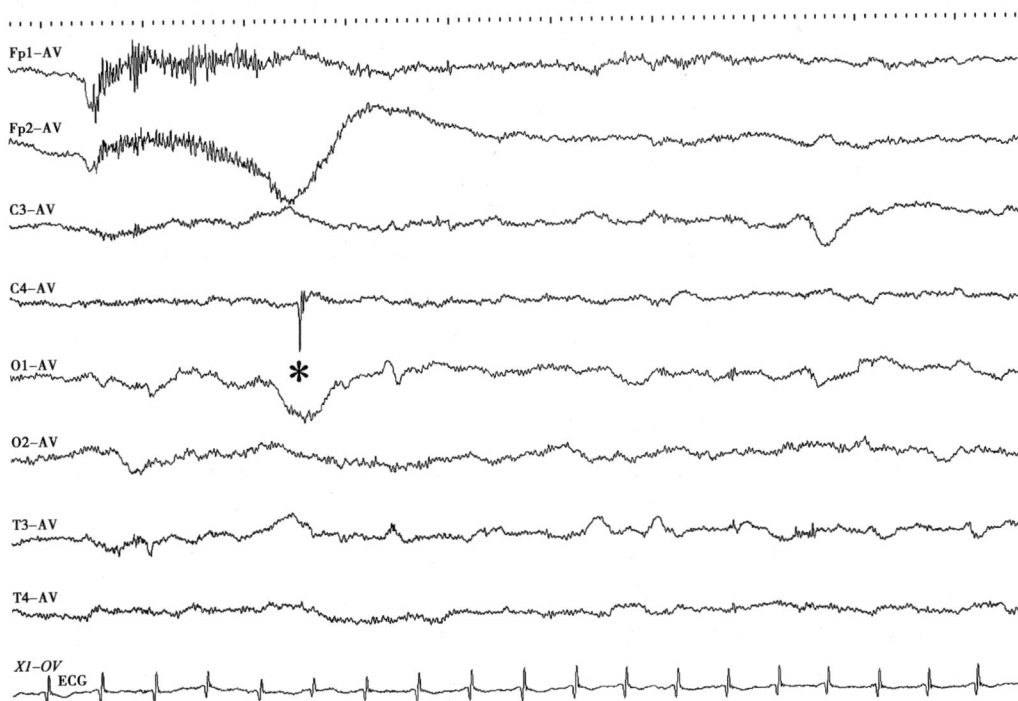

图 10-10　电极伪差(＊指处)

2. 导线故障　导线在长期使用后会折断或产生虚焊现象,出现间断或持续的干扰波形,类似电极接触不良。应经常检查电极与导线的连接,有接触不良时及时修理或更换。在患者主动或被动运动时会产生导线摆动,或与衣物摩擦,在各导产生大量高波幅的杂乱无序的波形;如仅有几根导线产生摆动或摩擦,则只在局部产生干扰图形(图 10-11)。记录中减少运动以防止电极线摆动,避免穿毛织或化纤衣物防止摩擦静电可减少这类伪差。

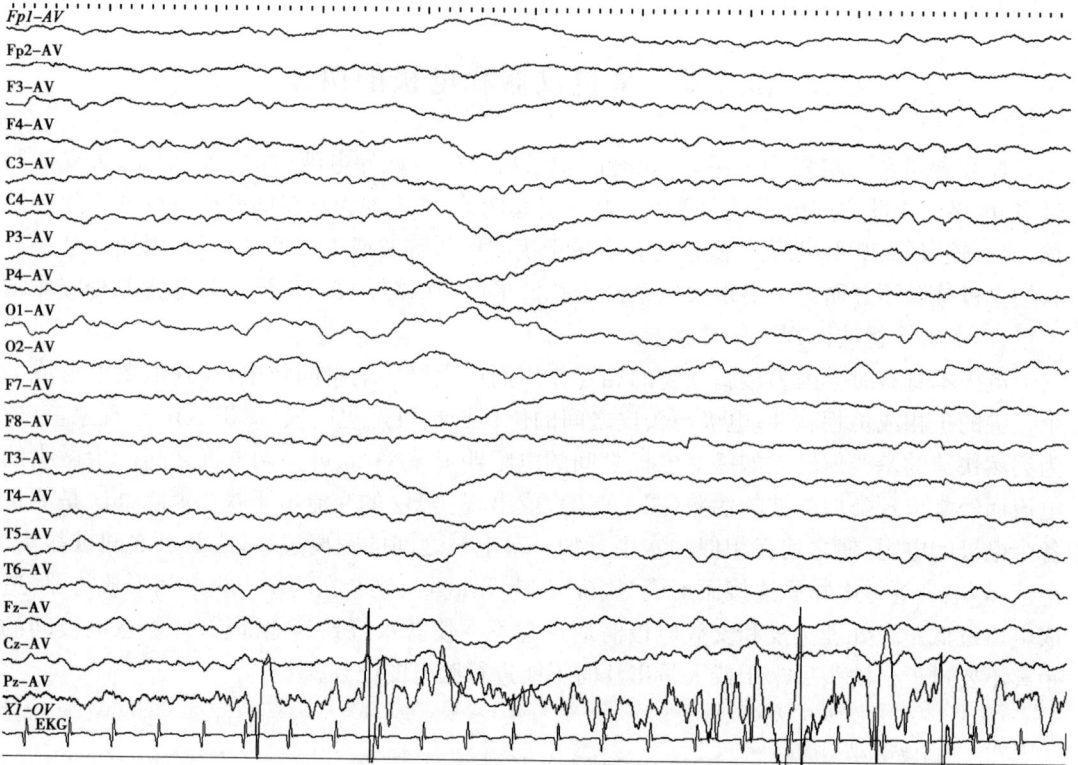

图 10-11　导线故障(Pz 导联接触不良)

3. 地线接触不良　脑电图仪器应保证有良好的接地。仪器接地不良可引起广泛的 50Hz 交流电干扰。仪器的电源应保证有良好的地线。如干扰较大,应使用专用的接地装置,使用专门的正规地线并深埋地下。将地线临时接在暖气管或水管上有时效果不甚可靠。患者头皮地线电极接触不好时也可引起所有导联信号干扰。应确保患者接地电极的各个环节接触良好。必要时开启 50Hz 陷波。

当出现所有导联信号出现伪差时,应首先检查患者头皮的地线是否固定良好,进而检查仪器接地是否可靠。在出现一侧半球信号不良时,则首先检查一侧参考电极是否固定良好。

4. 光电效应(photoelectric effect)　是指金属表面在光的照射下发射电子的效应。在光电效应里,电子大部分都以基本垂直于金属表面的角度射出,与光照方向无关(图 10-12)。如在金属外面加一个闭合电路,这些逸出的光电子将全部到达阳极,形成所谓的光电流。光电流的产生

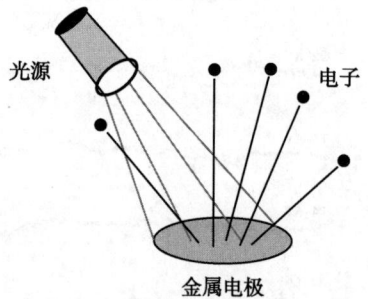

图 10-12　光电效应示意图

是瞬时的,一般不超过 10^{-9} 秒;光照射停止则光电流也就立即停止。根据此原理,当 IPS 照射到头皮金属电极的表面时,也可能使电极产生光电流,从而在局部记录到与刺激频率相同的节律性电活动,并随着刺激的停止而消失。其本质上是一种伪差,因为最容易受到闪光刺激照射的部位是前头部的电极,因此这种光电效应伪差常出现在额区(Fp1、Fp2、Fz 等)(图 10-13)。通过屏蔽这些电极不受到闪光刺激的直接照射即可消除这种伪差。

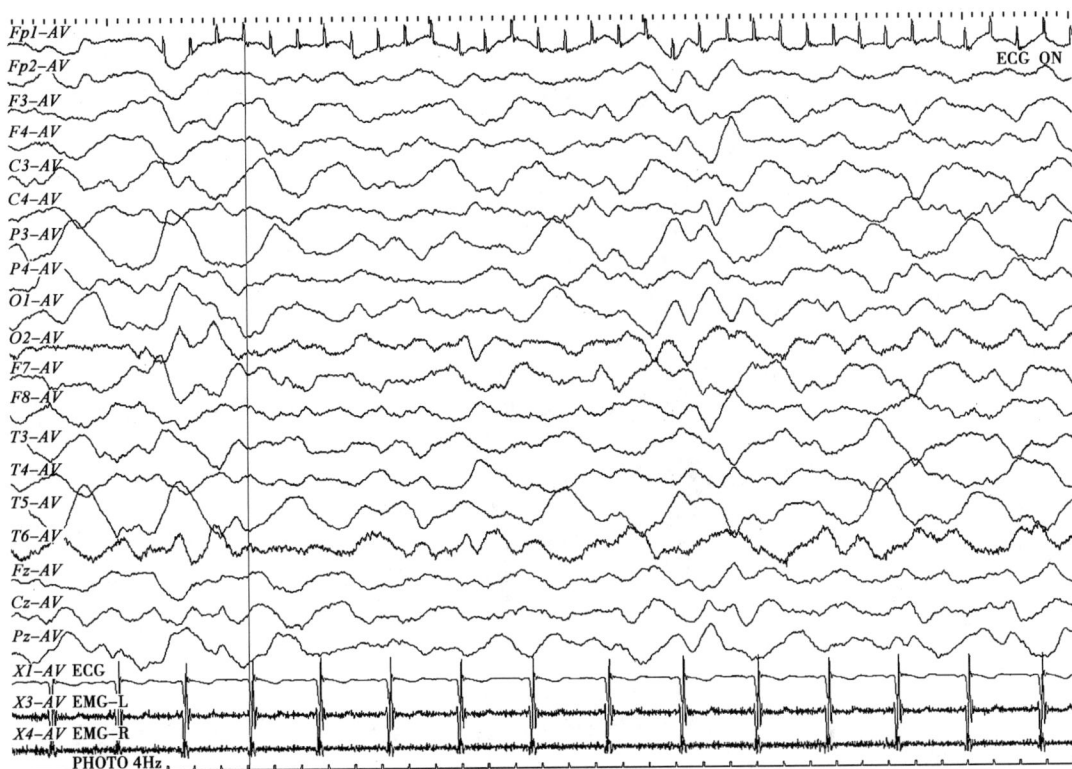

图 10-13 光电效应
10Hz 的节律性闪光刺激在 Fp1 导联引起 10Hz 的电脉冲发放

第三节 来自环境电磁干扰的伪差

1. 50Hz 交流电干扰 来自各种电源和电器的 50Hz 交流电很容易通过静电感应或电磁感应干扰脑电图记录。当周围有其他电器设备启动时,如冰箱、理疗设备、荧光灯等时,电流的通过可在其周围产生磁场,若患者头部的电极或电极线位于磁力线的作用范围内,即可产生电磁感应,使脑电图记录中出现 50Hz 干扰,表现为某一个、数个导联或全部导联出现 50Hz 波重叠在脑电活动之上。如 50Hz 干扰波的波幅比较高,则使脑电活动完全被掩盖(图 10-14)。为防止 50Hz 交流电干扰,脑电图室应远离各种其他电器设备,尤其在受检者至前级放大器周围不能有任何其他电器设备。脑电图机要有良好的接地,最好有专用电源,必要时应对脑电图室进行屏蔽,或增加隔离电源。在脑电图记录或分析时可开启 50Hz 陷波衰减部分 50Hz 干扰。

在手术室、急诊室或 ICU 病房内,患者周围常有监护仪、呼吸机、麻醉机、吸痰器、输液泵等各种医疗电器,在这种环境下脑电图记录将变得非常困难。记录时应使各种仪器尽量远离脑电图的放大器,必要时短时间关闭某些仪器,否则各种电磁干扰难以避免。如果患者身体连接有多种电子仪器,只需要一个仪器地线即可。

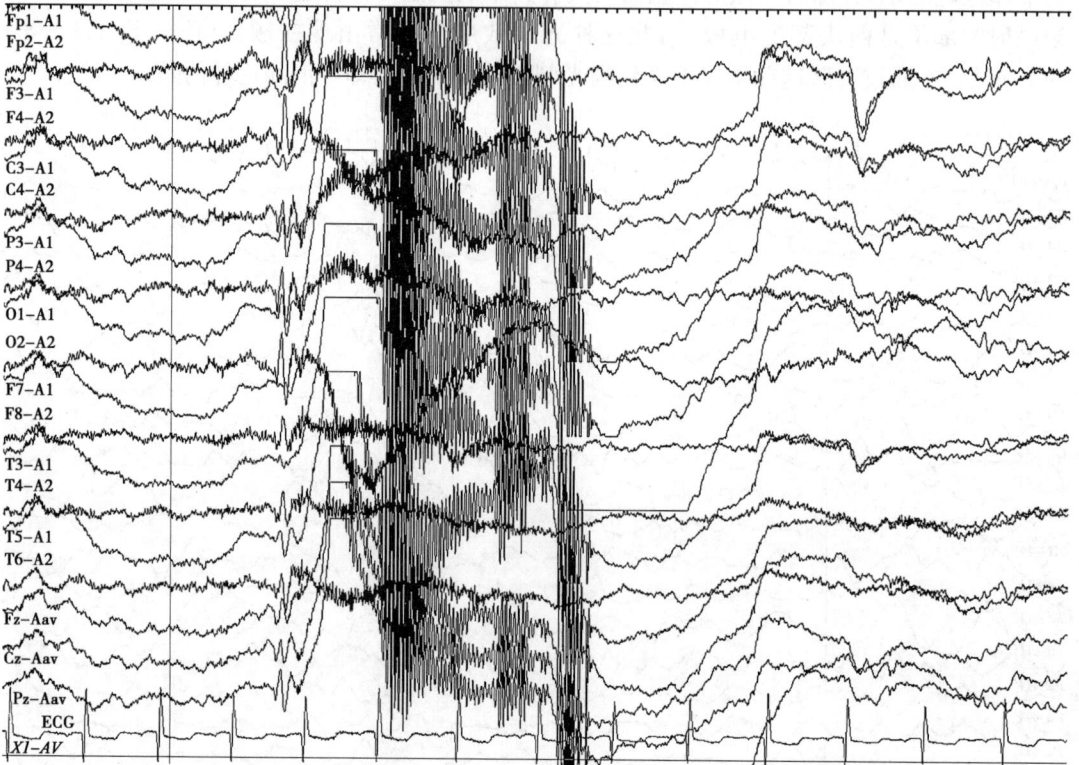

图 10-14　50Hz 交流电干扰
左侧耳电极接触不良引起左侧电极的交流电干扰,平均参考方式(中线电极)也不能消除

50Hz 交流电干扰多由于电极接触不良而产生。当某一个记录电极被干扰时,应检查该电极的接触情况,如一侧半球受到干扰,首先检查同侧耳电极,如所有导联都受到干扰,则首先应检查地线电极接触情况。

2. 静电干扰　静电干扰的来源很多,包括患者衣服的摩擦,特别是在穿着化纤衣服时,或有人在患者身边走过等。静电干扰引起脑电图上一组暴发的高波幅不规则的杂乱波形,其间有些可能类似棘波、尖波或棘慢复合波,应注意鉴别(图 10-15)。为防止静电干扰,患者应避免穿着化纤衣物,检查时避免其他人在患者身边走动,检查室应保持清洁,空气不要过于干燥。在少数情况下,位于患者头部电极线附近的静脉输液器内滴落的液体也会因静电干扰而在脑电图上引起伪差。

3. 高频电子脉冲　如在脑电图室附近有超短波仪、高频振荡器或无线电收音机等能发出高频电波的仪器,可通过患者、电极、导线或仪器本身干扰脑电图(图 10-16)。通过高频滤波装置可去除部分干扰,但最好是脑电图室远离各种高频噪声。患者或周围人员使用手机时高频电磁波也可引起干扰,故在脑电图室内不要使用手机。在开启和关闭电子仪器时发出的电子脉冲,可在脑电图中引起类似棘波的伪差,可波及全导,也可能只影响某一个或几个导联,应注意与真正的棘波区别。此外,室内的电话铃声、儿童电子激光玩具等发出的成串电子脉冲可在脑电图中引起成串的干扰波,应注意与节律性脑波鉴别。

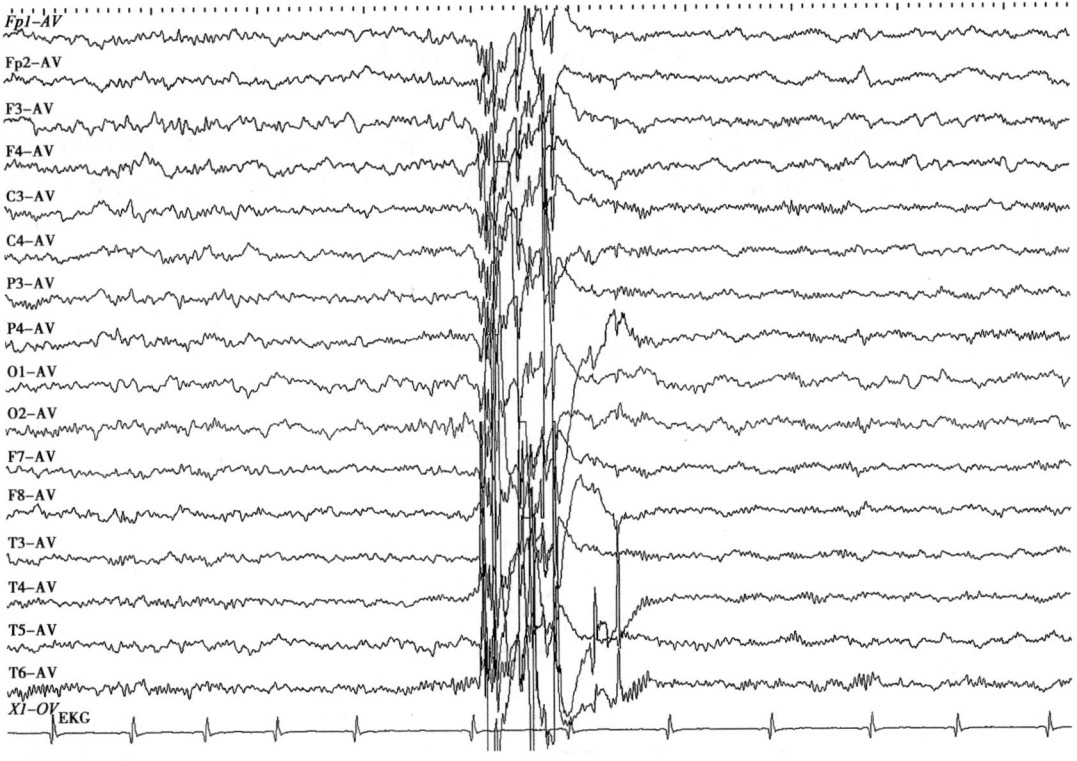

图 10-15　静电干扰
患者身旁有人整理衣服所致

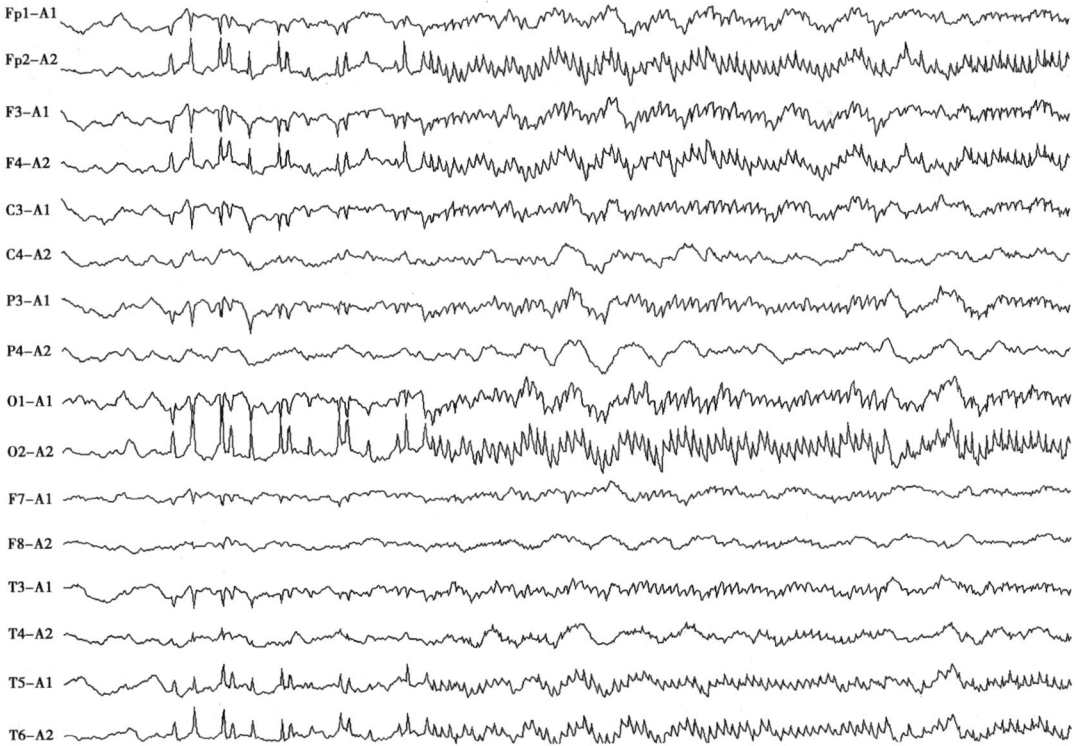

图 10-16　高频电子脉冲干扰
有人在患者身旁接听手机

第四节 运动引起的伪差

患者在检查期间主动或被动运动可引起不同形式的伪差,造成这些伪差的原因包括上述的电极移动、导线摆动、静电干扰、肌电伪差等多种因素。在常规脑电图检查时,患者基本保持安静不动,运动性伪差较少。但在长程脑电图监测中,运动伪差普遍存在,在小儿更为多见,以下仅列举一些常见并可能引起判断错误的运动性伪差:

1. 节律性运动引起的伪差 在安抚婴幼儿安静或入睡时,家长常常有节律地拍打或晃动婴儿,此时可引起各种节律性的波形,频率可快可慢,类似慢波、尖波、棘波或棘慢波复合波等,并随机影响不同的导联。这些节律性运动引起的干扰波一般从波形上可以与脑电活动区分开,但有些酷似阵发性放电甚至发作期波形(图10-17)。

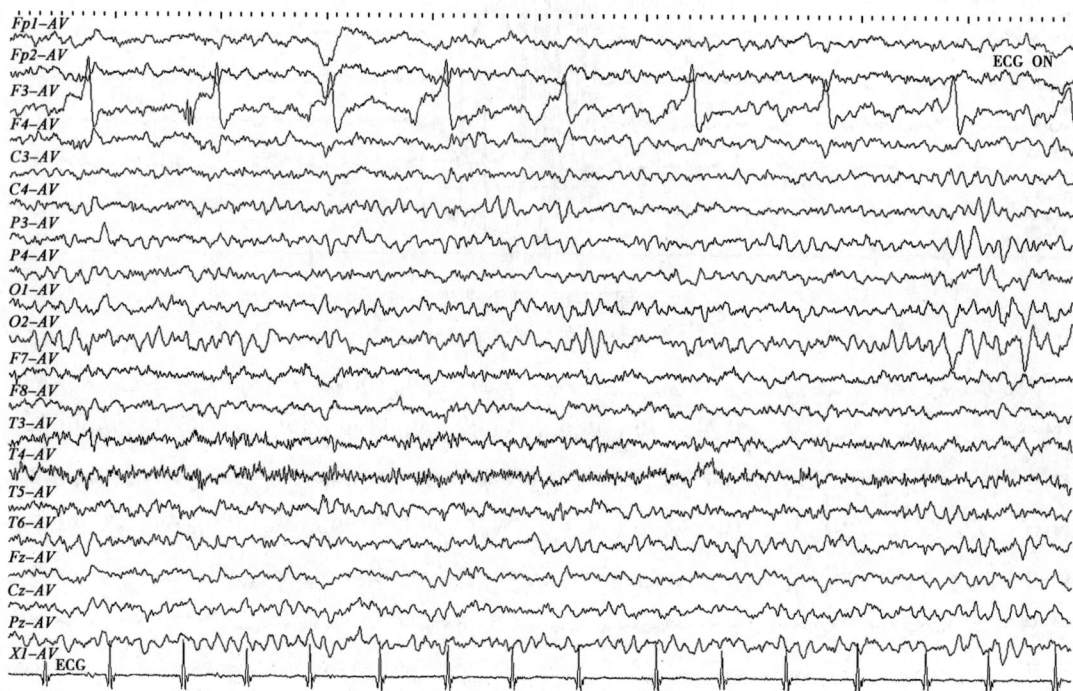

图 10-17 节律性拍打的伪差
家中节律性轻轻拍打患儿,在 F3 导联引起类似尖波的周期性伪差

帕金森病或家族性震颤可累及头部、上肢或手,震颤频率多在 $4\sim6Hz$ 之间,可引起节律性的运动伪差,如在卧位时可引起头部电极与枕头的相对运动导致节律性伪差。同步监测上肢或颈部的肌电活动可区别这种伪差。

走路时常常引起杂乱无序的伪差波形,容易识别。但有时表现为与迈步节律一致的基线漂移或节律性波动。为了减少伪差,动态脑电图监测时患者应尽量减少各种活动。

患者在脑电图记录中出现嗝逆、抽泣、咳嗽等生理性运动时,由于躯体的快速抖动,可引起脑电图中出现类似尖波或慢波的图形,反复嗝逆、抽泣或咳嗽时这种伪差可反复出现甚至类似周期样发放。阅图时如不了解患者当时的状况有时很难鉴别。

在长程动态脑电图监测时,技术人员不在现场,又没有可供回放的录像,鉴别突然出现的各种节律性或周期性波形相当困难,此时经验的积累和用心分析非常重要。除对波形的识别外,如节律性波形呈现出矛盾性的电场分布,"棘慢复合波"同时累及左额区和右枕区,在定位和定侧上相当矛盾;或在这些节律性波形之间是正常脑电图背景;或虽然类似电发作,但没有真正发作期图形的演变进展过程时,都可能是上述节律性运动引起的干扰,必要时应多次复查,避免得出错误的结论。

2. 日常起居活动引起的伪差　见于动态脑电图监测患者,洗脸、刷牙、穿衣、进餐等日常起居活动可引起各种杂乱的高波幅干扰波形,有时比较有节律,如与来回刷牙动作频率一致的干扰。长程脑电图监测时因固定在头皮的电极引起的不适,患者常搔抓头皮,此时可影响附近一个或几个电极引起杂乱不规则的伪差波形,偶可因连续有节律的搔抓引起类似节律性慢波暴发。如患者携带动态脑电图监测的记录盒回家记录,在路途中要走路、坐车,回家后的环境中可能有各种家用电器,患者监测中要经历进食、游戏、散步、打电话、洗漱等各种活动,所以上述的各种来源的伪差均可能出现。由于患者的活动记录不可能非常详尽,经常很难确定伪差的来源。有些因为伪差过多,清醒期脑电图几乎完全无法分析。所以尽管动态脑电图监测具有便携和可移动的优点,仍然要嘱咐患者尽量减少各种活动,以保证记录质量,减少假阳性结果。同时在回放分析动态脑电图时,不论脑电图是否正常,监测中是否有发作,都不要在记录质量不好的时间段内勉强寻找异常阵发性放电。

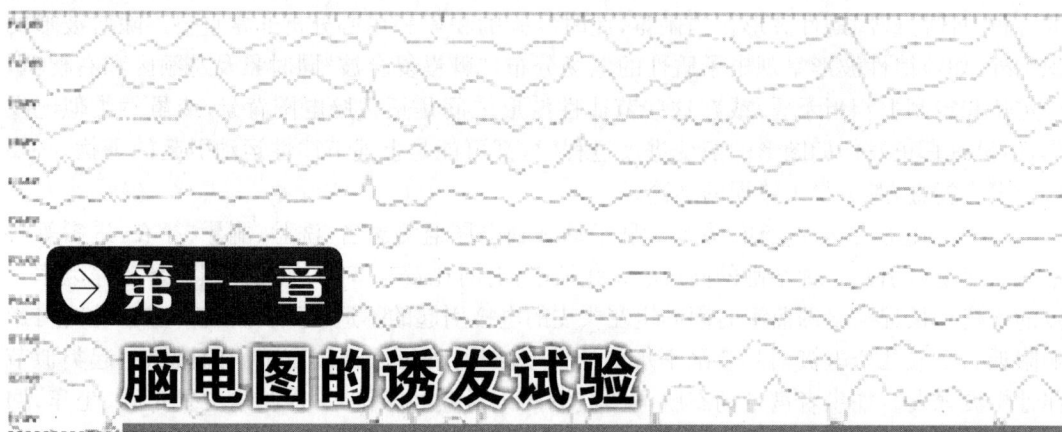

第十一章
脑电图的诱发试验

脑电图诱发试验(activation)的目的是通过各种生理性或非生理性的方式诱发异常波,特别是癫痫样波的出现,提高脑电图的阳性率。一般将睁-闭眼试验、过度换气和间断闪光刺激作为脑电图的常规诱发试验。此外,应根据患者的具体情况增加其他方式的诱发试验,以尽可能发现有诊断意义的脑电图改变。

第一节　睁-闭眼试验

一、原　　理

睁-闭眼试验(open-close eyes test)又称视反应,是脑发育过程中的正常反应。在视觉通路完整的情况下,闭眼时没有视觉刺激传入,正常人在枕区视觉皮质表现为固有的 α 节律;睁眼时视觉刺激的传入使枕叶皮质活动增强,α 节律受到阻滞,代之以去同步化的低波幅快波。

二、方　　法

在清醒状态下的脑电图描记中令患者闭眼放松,每间隔 10 秒左右令患者睁眼 3～5 秒左右,如此反复 2～3 次。技术员在图中将每次睁-闭眼时间作出标记,并以睁-闭眼时的瞬目伪差作为参考点。检查时室内光线适中,不宜过暗,以免影响检查结果。对闭眼不合作的婴幼儿,可由家长或检查者帮助遮盖其双眼。

三、正 常 反 应

一般睁眼后经过<1 秒的潜伏期,枕区节律受到抑制,称为 α 阻滞或枕区节律抑制。儿童发育期的枕区生理性慢波(插入性慢波或慢波活动)在睁眼后也随同 α 节律一起被抑制。闭眼 1～1.5 秒内枕区节律恢复图(图 11-1)。小儿睁眼的枕区节律抑制现象在5～6个月时开始出现,随年龄的增长而变得明显,3 岁时出现部分抑制,6～10 岁左右抑制完全。

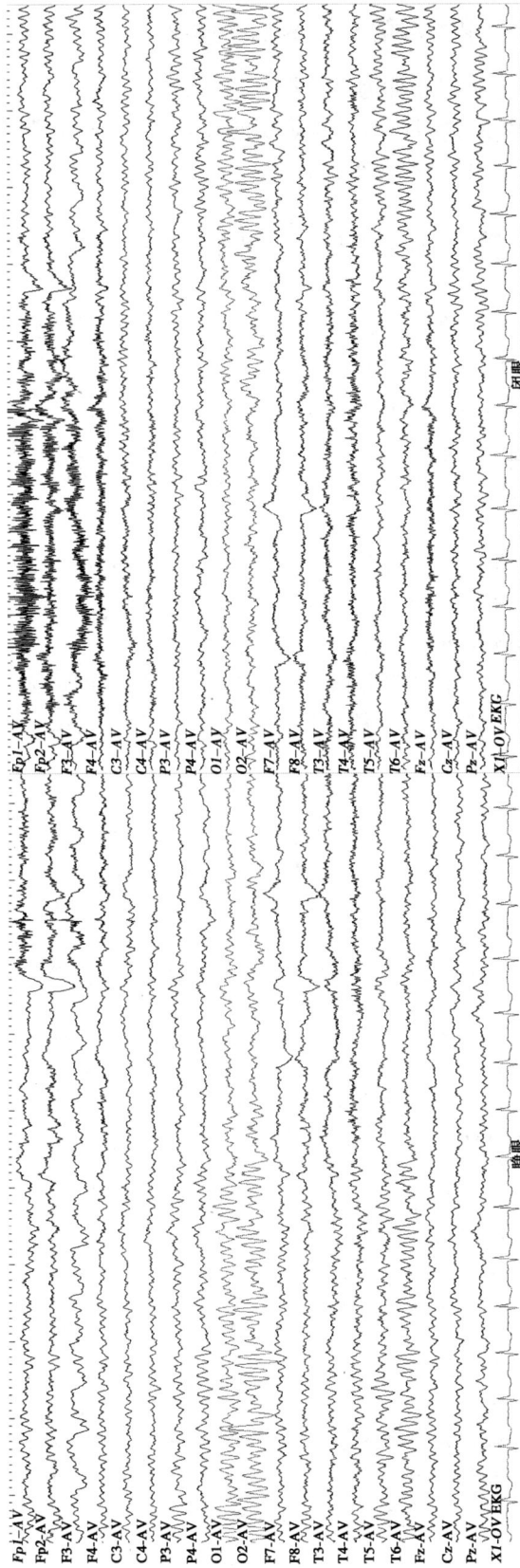

图 11-1 睁闭眼反应

四、异常反应及临床意义

在睁眼 1 秒以后 α 节律才被阻滞称为潜伏期延迟,闭眼 1.5 秒后 α 节律才出现称为后作用延长,属于非特异性的轻度异常反应,没有确切的临床意义。α 阻滞不完全或完全不抑制见于视力障碍或枕叶病变,一侧性改变更有意义。

第二节　眼状态敏感试验

在自然环境下,眼睛可处于睁眼、闭眼、眨眼或失对焦等状态。研究显示,有些发作类型或癫痫综合征可表现为对某种眼状态敏感,如眼睑肌阵挛或青少年肌阵挛癫痫常表现为合眼敏感,而枕叶癫痫可表现为闭眼敏感或失对焦敏感。

一、眼状态敏感的概念及 EEG 测试方法

(一)睁眼状态

在室内灯光或自然光线下,保持清醒放松睁眼状态至少 10～20s,作为基础 EEG 对照。

(二)合眼敏感(eye closure sensitivity)

令被试者闭眼并保持 10s,然后睁眼并保持 10s 以上。闭眼后的最初 3s 称为合眼状态。如在合眼时间段内出现癫痫样放电,但仅能维持 3～5s 即消失,反复试验数次排除偶然巧合的情况,即可确认为合眼敏感(图 11-2)。

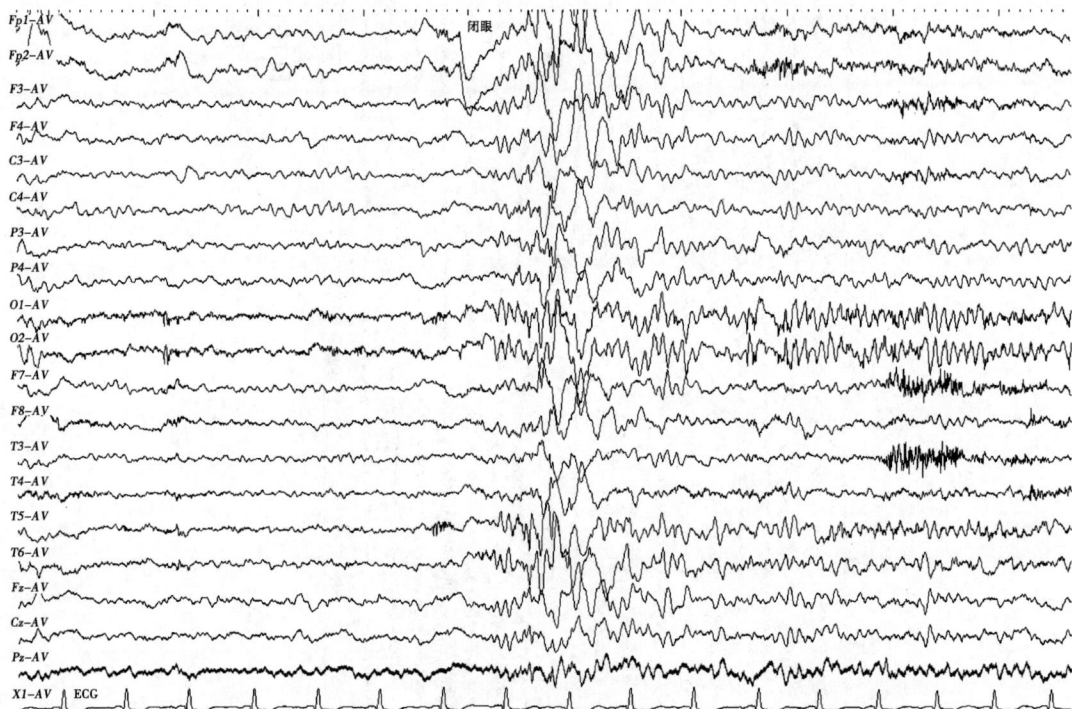

图 11-2　合眼敏感

(三)闭眼敏感(eyes closed sensitivity)

令被试者闭眼并保持 10s 或更长时间,然后睁眼并保持 10s 以上。如闭眼后出现癫痫样放电并持续或反复发放,直至睁眼后放电才被抑制,保持睁眼状态则没有或很少放电,反复试验数次排除偶然巧合的情况,即可确认为闭眼敏感(图 11-3)。由于闭眼时被试者处于失对焦状态,因此闭眼敏感常与失对焦敏感同时存在。

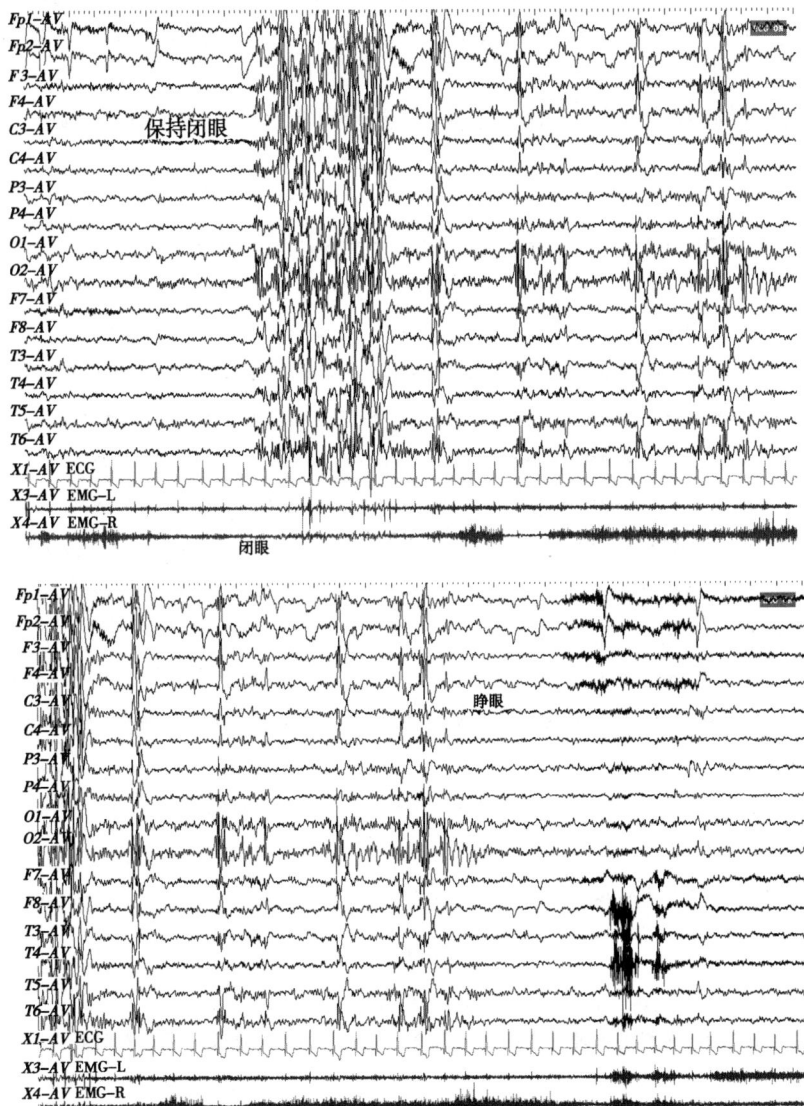

图 11-3　闭眼敏感(上下图为同一段记录的前后部分节选)

(四)失对焦敏感(fixation-off sensitivity)

指在消除中心视野对焦的状态下出现癫痫样放电。测试时可通过下述方法之一造成被试者在睁眼状态下无法聚焦物象(失对焦状态):

1. 保持闭眼状态(图 11-3)。

2. 将被试者置于完全黑暗的房间内并保持睁眼状态。

3. 在室内灯光或自然光环境中佩戴只透光不透物像的磨砂眼镜,令被试者保持睁眼状态。

4. 将写有文字或图像的白纸置于被试者眼前非常近的距离令其注视,此时因不能对焦,物像会变得非常模糊无法识别。

如在上述失对焦状态下 EEG 出现持续或反复癫痫样放电(常位于枕区),观察 1 分钟左右后采取以下方法恢复对焦:睁眼,或在暗室内令被试者注视用激光笔照在前方墙壁上的红点,或直接照射在磨砂眼镜上,或移走眼前的图像。如恢复对焦后放电即刻被抑制,则可确认为失对焦敏感(图 11-4)。

对于有合眼敏感或失对焦敏感的患者,应进行间断闪光刺激试验,以确定是否合并光敏感。

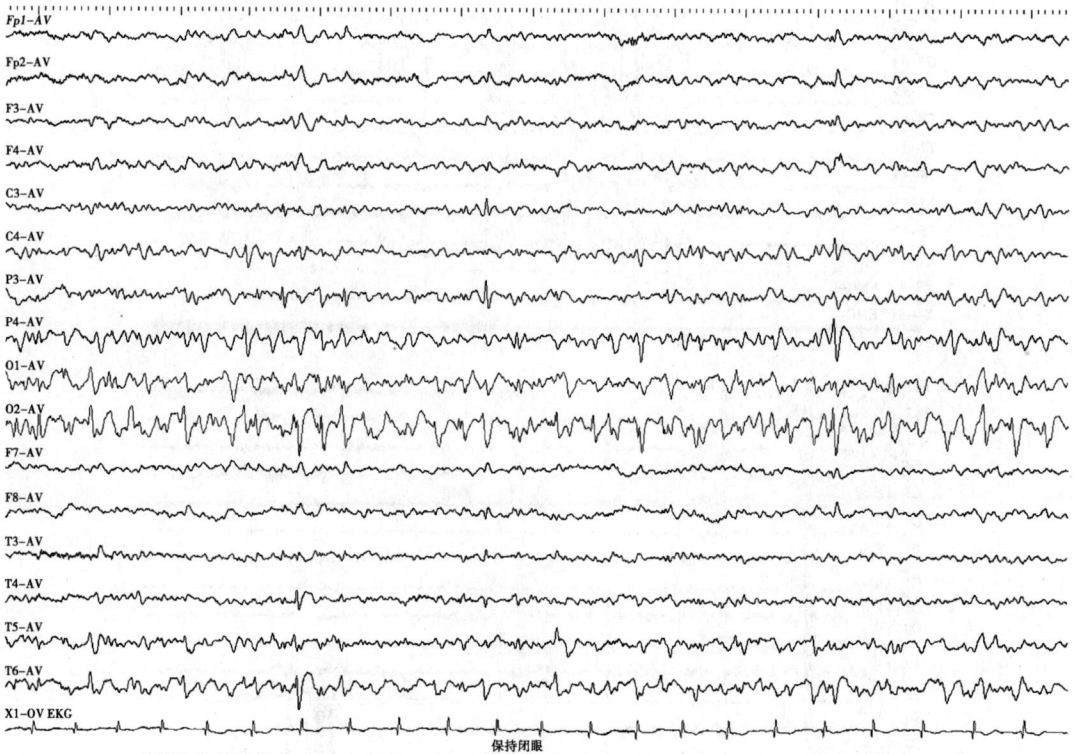

图 11-4 失对焦敏感

女,8 岁半,清醒闭眼时双侧枕区不规则棘波持续发放,睁眼后消失或明显减少

第三节 过度换气

一、原 理

过度换气(hyperventilation)引起脑电图改变的最直接原因是低碳酸血症。正常人在持续过度换气时,由于肺内二氧化碳排出增加,出现低碳酸血症和轻度呼吸性碱中毒。低碳酸血症可引起一系列病理生理反应:①反射性血管收缩,导致脑血流量减少,

以保证脑内二氧化碳浓度,但脑血流减低使脑组织处于缺血缺氧状态,糖原供应减少,神经细胞功能下降,在脑电图上则表现为慢波活动增多。当各种功能性或器质性病变导致脑血管调节功能不良时,轻度低碳酸血症即可引起上述变化。②低碳酸血症使血浆游离钙浓度降低,严重时可引起口周或四肢发麻,甚至手足搐搦等症状。③神经元在缺氧、低钙等因素的影响下兴奋性增高,惊厥阈值降低,在癫痫患者容易引起癫痫样放电甚至癫痫发作。

过度换气时血氧分压(PO_2)增加,但由于脑血管收缩,并不能增加对脑的供氧。过度换气停止后受试者呼吸代偿性变浅变慢,PCO_2迅速增加,而PO_2则降低,约在5分钟后恢复到正常水平。因而在有潜在脑功能障碍时,可出现过度换气结束后的迟发性慢波现象。

二、方 法

检查时患者呈坐位或站立位,最好不要采取卧位,否则不容易观察到诱发的轻微失张力发作。令患者在闭目状态下连续做3分钟的深呼吸,呼吸频率在20～25次/min,换气量约为正常的5～6倍。如患者不能很好掌握呼吸频率,可令其跟随节拍器做深呼吸。小儿不合作时可逗引其吹纸条或吹纸风车。但3岁以下幼儿及严重智力低下的儿童一般难以完成。对高度怀疑癫痫的患者,如3分钟未能获得阳性结果,可适当延长至5分钟。过度换气结束后应继续记录至少3分钟的闭目状态的脑电图,以观察恢复情况,如3分钟后异常脑电活动仍未恢复,应继续记录直至恢复到过度换气前的水平为止。

昏迷患者无法完成过度换气试验。有下列情况的患者不应进行过度换气试验,以免发生意外,包括急性脑卒中、近期颅内出血、大血管严重狭窄和伴有TIA、确诊的Moyamoya病、颅内压增高、严重心肺疾病、镰状细胞病及临床情况危重的患者。

三、正 常 反 应

过度换气的正常反应为引起广泛的中-高波幅慢波出现(build-up),包括δ波和θ波,同时α波的波幅增高,频率减慢。通常青少年和成人慢波活动在前头部突出,如同FIRDA,而儿童可在前头部或后头部突出,如同OIRDA。虽然IRDA表明有弥漫性脑功能不良,但仅在过度换气第2～3分钟出现的IRDA应视为正常现象(图11-5)。在IRDA图形中偶可混有比较尖的波形,多为背景活动中的高波幅α或β波,不应解释为癫痫样放电。

过度换气时慢波的数量取决于过度换气的力度、年龄和血糖水平等因素。通气量不足时没有明显的慢波反应。健康儿童过度换气时70%有明显慢波反应,以8～12岁年龄段最明显;而健康成人过度换气时的慢波反应不足10%;老年人则很少有慢波反应,而主要表现为波幅的增高。血糖水平偏低时常出现明显的慢波反应。不论儿童或成人,慢波反应50%出现在过度换气开始后的第1分钟,90%在最初2分钟内。高波幅慢波活动可间断或持续发放,少数呈同步暴发性出现。在过度换气停止后1分钟内慢波反应逐渐消失。

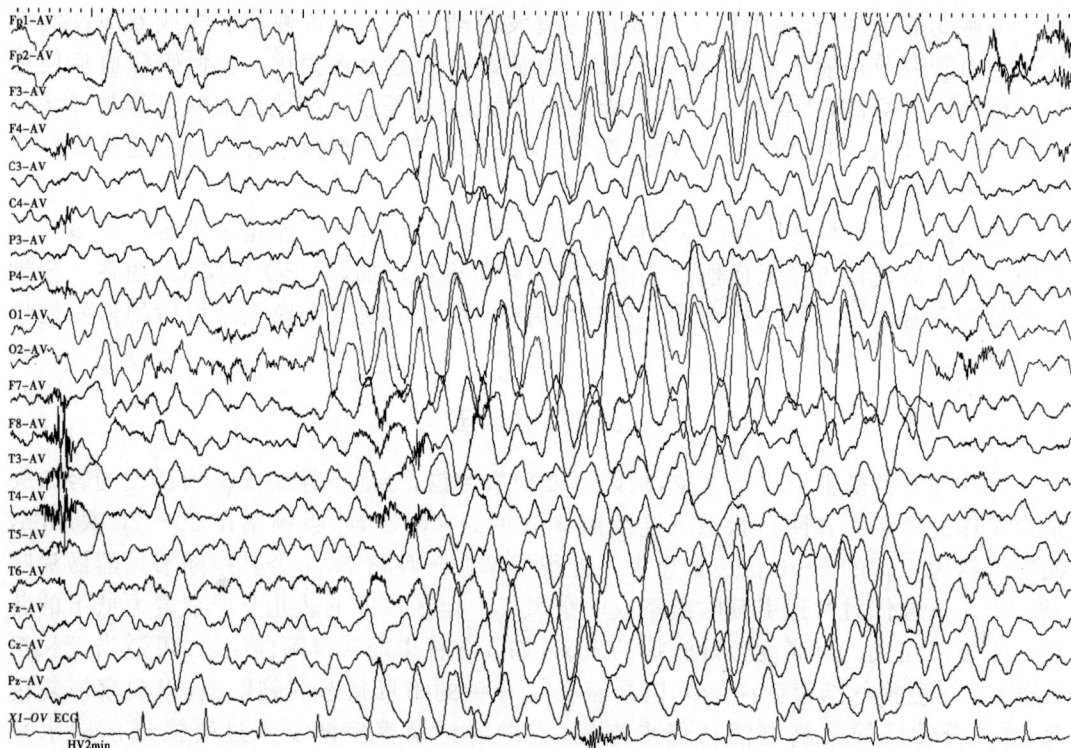

图 11-5 过度换气诱发阵发性慢波反应(女,6岁)

四、异常反应及临床意义

1. 慢波早期出现和延迟消失 过度换气开始后 30 秒之内出现慢波反应称为早期出现(early break),过度换气停止 30 秒后仍有明显慢波活动称为延缓反应(delay activity)或延迟消失。这两种情况均属于轻度非特异性异常,反映脑血管调节功能不良,在成人为轻度异常,但在小儿通常没有明确的临床意义。

2. 明显不对称的慢波反应 当存在局部脑损伤或局部脑功能障碍时,过度换气可诱发局部或一侧性慢波增强,或两侧慢波波幅明显不对称(波幅差超过 50%)。在成人,出现慢波的一侧或波幅较高的一侧通常提示为病变侧;但在小儿则不确定,有时表现为不出现慢波反应或慢波波幅较低的一侧有异常结构性病变。

3. 广泛阵发性高波幅 δ 节律暴发 在成人可能为异常,但也可见于少数正常成年人。在小儿多与过度换气深度有关,常常没有明确意义。

4. 出现癫痫样放电 在成人及小儿均为异常。过度换气对诱发双侧对称同步 3Hz 棘慢复合波节律暴发最敏感,常伴有典型失神发作(图 11-6)。其他全导棘慢复合波图形 50% 可通过过度换气诱发出来,有时伴有相应的临床发作,如不典型失神发作、肌阵挛发作和某些青少年全身强直阵挛发作等。

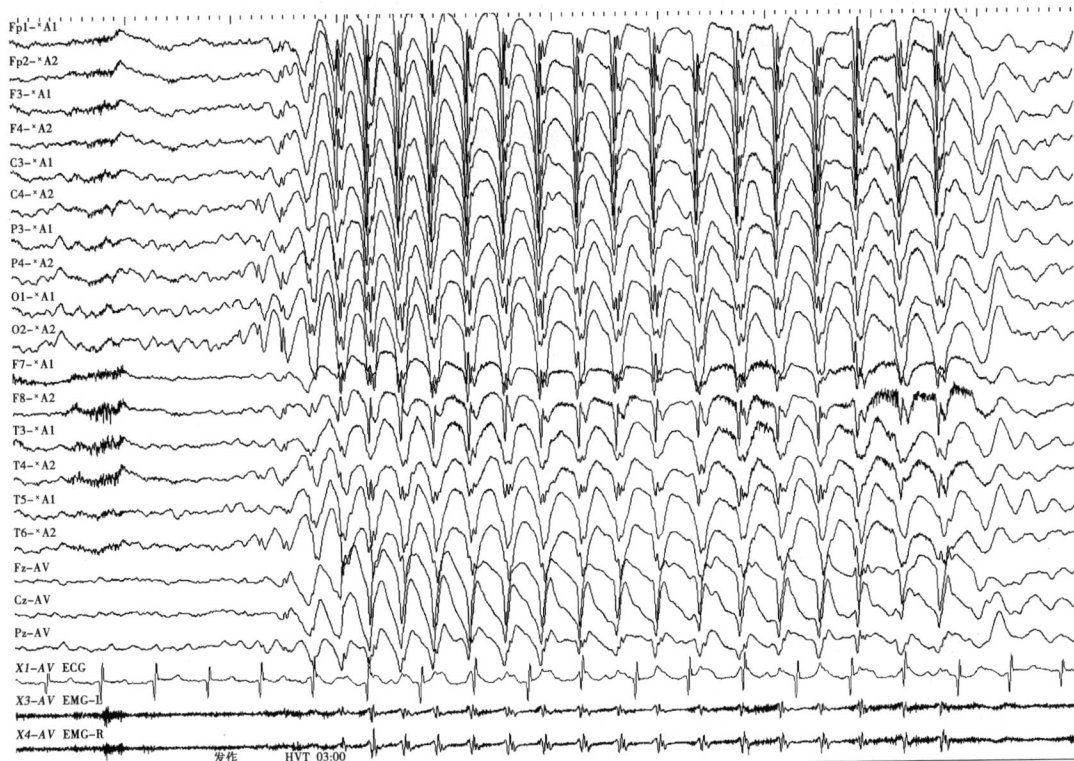

图 11-6　过度换气 30 秒时诱发广泛性 3Hz 棘慢波节律暴发伴失神发作

（女，6 岁，儿童失神癫痫）

第四节　间断闪光刺激

一、原　　理

节律性的间断闪光刺激（intermittent photic stimulation, IPS）直接兴奋枕叶初级视觉皮质，其作用可能使 α 节律受到阻滞，类似睁-闭眼试验时的睁眼反应；但当刺激频率接近枕区本身的频率时，视觉皮质的神经元可在刺激的作用下同步兴奋，导致节律同化现象。另外，通过视觉通路传入到枕叶皮质的刺激可在外侧膝状体水平与丘脑和脑干网状结构发生联系，由此投射到大脑皮质的广泛区域，或通过枕叶皮质与其他皮质的直接联系扩散，构成异常光敏性反应或光惊厥反应的解剖生理基础。

二、方　　法

各家实验室采用的方法不尽相同。表 11-1 是 Kasteleijn-Nolst 等（1999）推荐的筛查方法。

也可以在以下三种不同的眼状态下分别进行上述程序的 IPS：

（1）睁眼刺激：令被试者在整个刺激期间保持睁眼状态并注视刺激器的中心。

（2）闭眼刺激：令被试者在整个刺激期间保持闭眼状态。

（3）合眼刺激：令被试者在每串 IPS 开始的同时闭眼，至刺激结束即刻睁眼，直至下一次刺激开始的同时再次闭眼，如此反复。在合眼敏感的患者，合眼刺激诱发 PPR 的几率很高。

表 11-1 光敏感性筛查方法

测试环境要求
　　较暗但不是完全黑暗的环境
闪光刺激器特性
　　产生白色弥散光，刺激器表面没有条纹图案
　　照射范围直径 13cm
　　光照度为 10 万烛光（＞100Nit）
　　刺激脉宽 0.1～10ms
　　刺激频率在 1～60Hz 之间可调
刺激方法
　　在过度换气至少 3 分钟以后进行
　　被试者鼻根距光源 30cm
　　被试者眼睛固视在刺激器的中心
　　每串闪光刺激持续 10 秒，间隔至少 7 秒
　　每串闪光刺激的前 5 秒钟保持睁眼，后 5 秒保持闭眼
　　刺激频率可递增或递减，推荐的刺激序列为 1,2,3,4,6,8,10,12,14,16,18,20Hz 递增，然后 60,50,
　　　　40,30,25Hz 递减
如果出现光阵发性反应，立即停止刺激

闪光刺激的效果取决于以下多种因素：①刺激频率：（见下述）。②光强度：即刺激器发出的光刺激的亮度或照度。有些刺激器达不到规定要求的光强度，可导致诱发的阳性率降低。③光通量：指视网膜-皮质接受到的光量。当患者在闭眼状态时，接受到的光强度降低；或在一只眼被遮盖时，所接受的光量减少，都会降低 PPR 的出现。④光波长：即光的颜色。有些患者对特殊颜色的光刺激敏感，需要在刺激器前面加特殊的滤光片。⑤光对比度：环境光过强时降低光对比度，房间过暗时增加光对比度，都会对刺激效果产生影响。⑥注视水平和注视方向：注视不良会降低诱发效果。被试者没有正对着闪光灯注视会导致视野感受的偏侧性。⑦患者的意识水平：在睡眠中的光刺激有效率性下降。昏迷患者的诱发效果也降低。

三、IPS 的正常反应

1. α 节律阻滞　类似于正常睁眼时的 α 阻滞。

2. 光驱动反应（photic driving response）　即枕区节律与刺激频率同步，又称光随动（photic following）或节律同化。枕区的反应多出现在刺激后 70～150ms 左右。在刺激频率与被试者枕区基本频率接近时最容易引起节律同化（图 11-7）。有时枕区节律是刺激频率的倍数（谐波）或分数（分谐波），如当刺激频率为 10Hz 时，枕区节律的反应为 20Hz 或 5Hz。最易引起节律同化的闪光频率为 5～30Hz，特别是 18Hz 左右。刺激频率低于 5Hz 时诱发

的光驱动反应含有视觉诱发电位的成分。在不伴有其他脑电图异常的情况下,单纯光驱动反应轻度波幅不对称(<50%)属于正常现象。

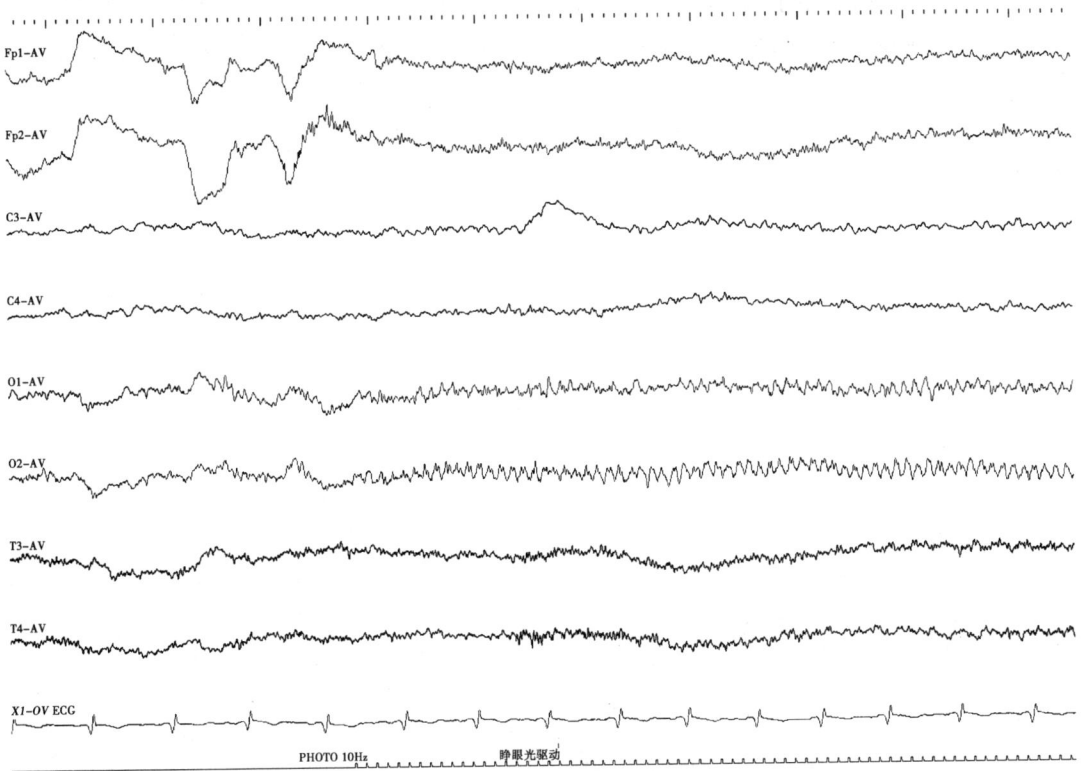

图 11-7 光驱动反应
睁眼状态下 10Hz 的 IPS 引起双侧枕区的光驱动反应

3. 光肌源性反应(photic-myogenic response) 也称光肌阵挛反应(photomyoclonic response),由闪光刺激引起面部、头部或四肢出现与刺激有锁时关系的肌阵挛性抽动,常伴眼睑震颤和精神紧张,但无意识障碍。脑电图表现为类似多棘慢复合波样的肌电伪迹,以额区为著,停止刺激后即消失。光肌阵挛反应是一种非癫痫性的肌肉抽动,脑电图的类棘波样电活动是非脑源性的,不应误认为是癫痫样放电。

4. 光电效应(photoelectric effect) 见第十章第二节。

四、IPS 的异常反应及临床意义

1. 异常节律同化反应 以下几种光驱动反应属于异常:①广泛性极高波幅节律的同化,表现为双侧对称的极高波幅节律同化,常波及全脑,尤其是成人,如在 8Hz 以下或 24Hz 以上频率刺激时出现,可能为脑功能失调的表现。②明显不对称的节律同化,为两侧节律同化的波幅明显不对称达 50% 以上,或仅在一侧出现光驱动反应。通常在癫痫性异常或颅骨缺损时,可产生同侧的光驱动反应增强;而在局部结构性损伤时常表现为同侧的光驱动反应减弱。异常不对称光驱动反应常伴有其他脑电图异常,如一侧 α 节律消失、睁眼时没有 α 阻滞现象或局灶性慢波异常。仅有一侧性光驱动反应而不伴其他异常表现时仍属于正常范围。③在低频 IPS(<5Hz)时诱发出高波幅的光驱动反应属于异常,可见于进行性退行性脑

病或急性器质性脑病。

2. 光阵发性发应(photoparoxysmal responses,PPR),或称光敏感(photosensitivity response),为间断闪光刺激诱发出棘慢复合波或多棘慢复合波等癫痫样放电。通常从刺激开始到出现棘波发放之间有一定潜伏期,某些患者在光刺激停止后棘波发放仍可维持一段时间。

根据 PPR 的分布及其与癫痫的关系,可将其分为 4 级(表 11-2),其中 Ⅰ ～ Ⅱ 级很少伴有癫痫发作,Ⅳ 级与癫痫的关系更密切(图 11-8,图 11-9)。

表 11-2　PPR 的分级(Waltz,1992)

Ⅰ级	位于枕区的棘波
Ⅱ级	位于顶枕区的棘波和双相慢波
Ⅲ级	位于顶枕区的棘波和双相慢波扩散至额区
Ⅳ级	广泛性棘波或多棘慢波(额区明显-作者注)

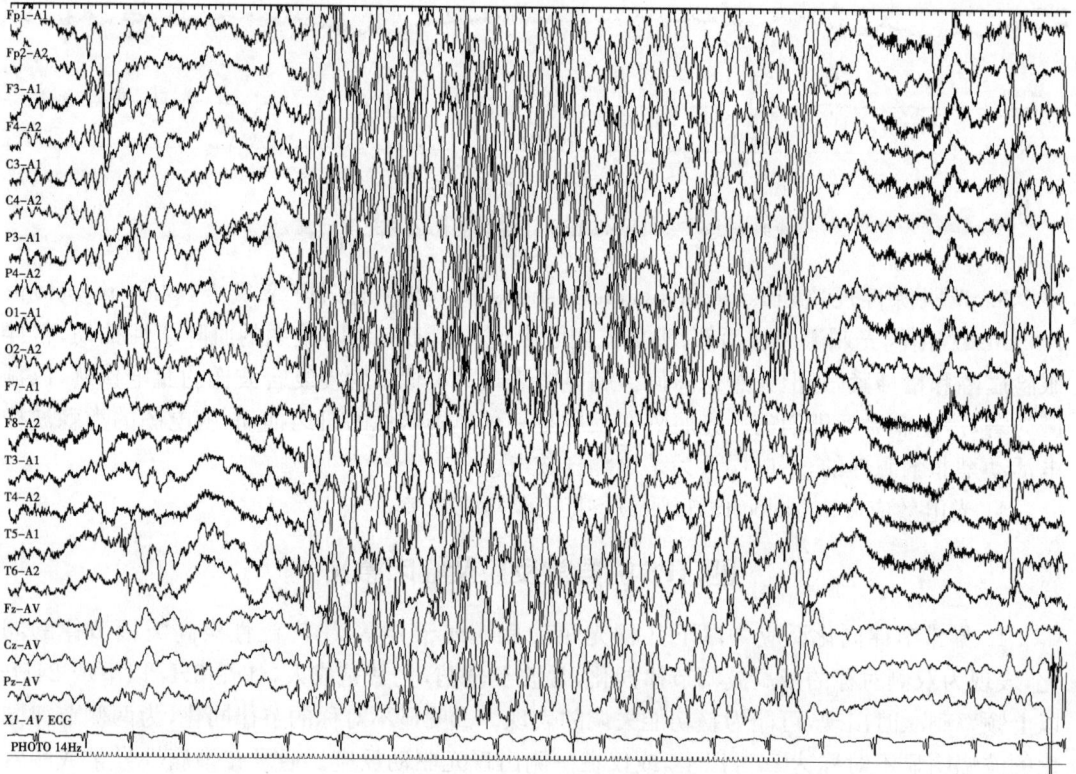

图 11-8　光阵发性反应

女,7 岁,失神发作,各种眼状态下 2～60Hz 全频段 IPS 诱发广泛性棘慢波、多棘慢波

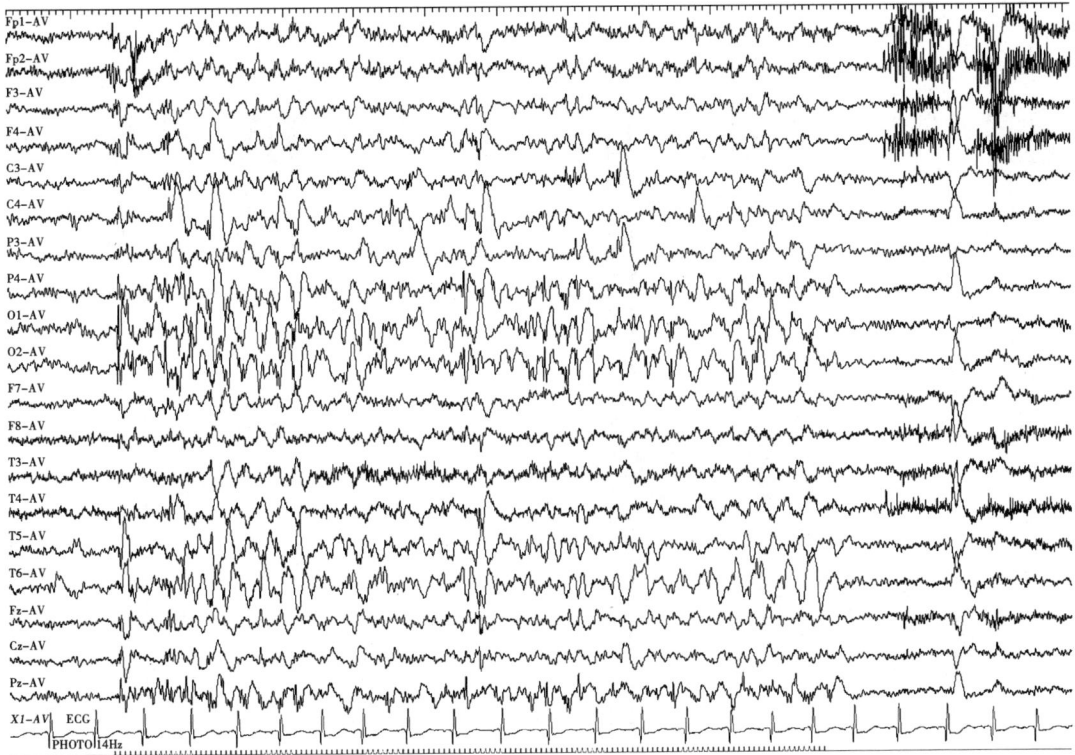

图 11-9　光阵发性反应

女,7 岁,癫痫,IPS 诱发双侧枕区棘波、棘慢波、多棘慢发放

　　双侧后头部为主的放电需要与正常光驱动反应鉴别。在光驱动反应,枕区节律与闪光刺激有锁时关系,在光刺激停止后 150ms 内枕区反应即停止,如有类似广泛性尖慢复合波或棘慢复合波的图形,总是严格出现在成串刺激内,一旦刺激停止,这种图形即刻消失。而在光阵发性反应时,后头部的棘慢复合波或尖慢复合波与光刺激频率没有相关性,有些在光刺激停止后仍可持续发放超过 200ms 以上,或后头部放电伴有临床惊厥性或非惊厥性发作。

　　光阵发性反应多见于青少年癫痫患者,其中青少年肌阵挛癫痫的 30%,儿童失神癫痫的 18% 和觉醒期强直阵挛发作的 13% 有光敏性反应。而脑电图有光阵发性反应的人群中 70% 伴有癫痫发作,多数为肌阵挛发作或强直-阵挛发作,仅 3% 为部分性发作。到 24 岁后,光敏性反应随年龄增长逐渐消失。丙戊酸治疗对抑制光敏性反应有较好效果。

　　3. 光癫痫性反应(photo-epileptic responses,PER)　又称光惊厥反应(photo-convulsive responses,PCR),为节律性闪光刺激诱发出广泛性不规则棘波、棘慢复合波或多棘慢复合波,并伴有临床癫痫发作,多见于光敏性癫痫或儿童及青少年特发性全身性癫痫。发作类型多数为全身强直-阵挛发作,也可表现为肌阵挛发作或失神发作。容易诱发光惊厥发作的刺激频率为 10~20Hz,有些人睁眼容易诱发,而有些人则闭眼更易引起发作(图 11-10)。和光肌阵挛不同的是,闪光刺激诱发的癫痫性肌阵挛发作的抽搐频率与刺激频率不同步,放电和发作都可持续到刺激停止后。光刺激也可诱发部分性发作,但较少见。

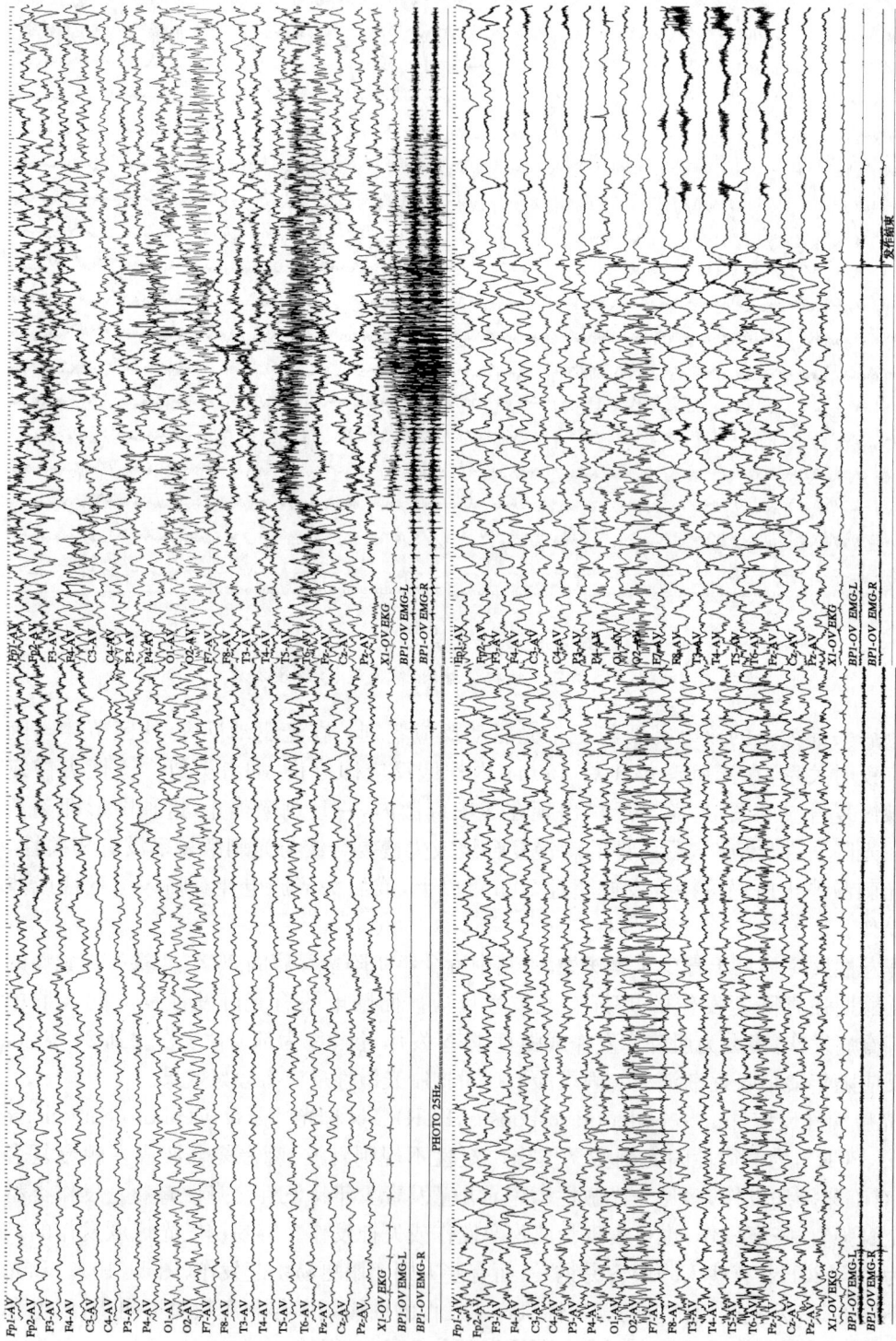

图 11-10 光惊厥反应

女,12 岁,癫痫,部分性发作,25Hz 的 IPS 诱发双侧枕区持续放电,伴头向右偏转和四肢不对称强直发作

第五节 睡 眠 诱 发

一、原 理

睡眠对很多癫痫样放电和癫痫发作有激活作用,睡眠诱发(sleeping activation)原理可能和脑干网状结构上行激活系统被抑制,而使大脑皮质和边缘系统的固有电活动释放有关。其中浅睡期纺锤波的同步化机制可激活发作间期癫痫样放电,而深睡期丘脑皮质细胞的同步化慢波活动则可能减少癫痫样放电的发生。

二、方 法

1. 自然睡眠 不改变患者的睡眠习惯,一般采用夜间记录的方法。检查时应尽可能记录从清醒到入睡过程的脑电图,并至少记录到 NREM 睡眠Ⅱ期。有时睡眠过深可能使异常波减少或消失,可给予适当刺激使之保持在浅睡期。唤醒后应继续记录一段觉醒过程的脑电图。24 小时脑电监测可记录完整的自然睡眠-觉醒脑电图。

2. 药物诱导睡眠 临床常用口服 10% 水合氯醛或速效巴比妥类药物诱导睡眠,优点是方便,患者入睡快;缺点是小儿入睡过快时可能记录不到思睡期和浅睡期,药物引起的快波影响对脑电图的分析,同时水合氯醛本身有抗惊厥作用,可能抑制癫痫样放电或癫痫发作。

3. 剥夺睡眠(sleep deprivation) 优点是避免了镇静催眠药物对脑电图的影响,同时剥夺睡眠比自然睡眠出现癫痫样放电和癫痫发作的几率更高;缺点是比较麻烦,有些患者不能耐受,也有些患者入睡过程太短,深睡眠时间比较长。应根据患者的年龄和睡眠习惯决定剥夺睡眠的时间,成年人一般需连续剥夺 24 小时睡眠,小儿根据不同年龄在检查前夜的不同时间开始禁睡,一般 10 岁以上儿童需全夜禁睡,10 岁以下儿童可从凌晨 0～3 点后禁睡,婴幼儿比习惯的晨醒时间提前 1～2 小时即可。

三、正 常 反 应

剥夺睡眠后,患者多很快入睡,且思睡期(α 解体)及 NREM 睡眠Ⅰ期持续的时间较短,但睡眠周期正常。常规睡眠脑电图应记录到出现睡眠纺锤后一段时间。速效巴比妥类镇静催眠剂诱导入睡后常出现大量 β 活动,双侧前头部显著,如较高波幅的快波后跟随一个正常的睡眠期慢波,可能会被误认为是棘慢复合波,应注意识别。

四、异 常 反 应

睡眠诱发脑电图主要用于提高癫痫样放电的阳性率。据不同作者统计,在常规清醒脑电图未获得阳性发现的癫痫患者,睡眠脑电图 30%～70% 可记录到发作间期癫痫样放电。在剥夺睡眠后,有些患者在清醒期即可记录到异常放电,实际上与困倦有关。多数癫痫样放电和癫痫发作容易出现在思睡期、浅睡期或从睡眠中觉醒的过程中,分析时应特别注意癫痫样放电与入睡过程中的阵发性 θ 节律暴发、顶尖波、K-综合波、6Hz 良性棘慢复合波及觉醒反应等生理性或非癫痫性睡眠图形鉴别,特别是在小儿。有些癫痫的异常电活动可被睡眠激活或增多甚至泛化,并容易出现临床发作,特别是在剥夺睡眠后,如儿童良性部分性癫痫、额叶癫痫、颞叶癫痫、获得性癫痫性失语、Lennox-Gastaut 综合征等(图 11-11)。有些癫痫的棘慢复合波特征在睡眠中有明显变化,如儿童失神性癫痫在睡眠期失去 3Hz 节律性暴发的特征。

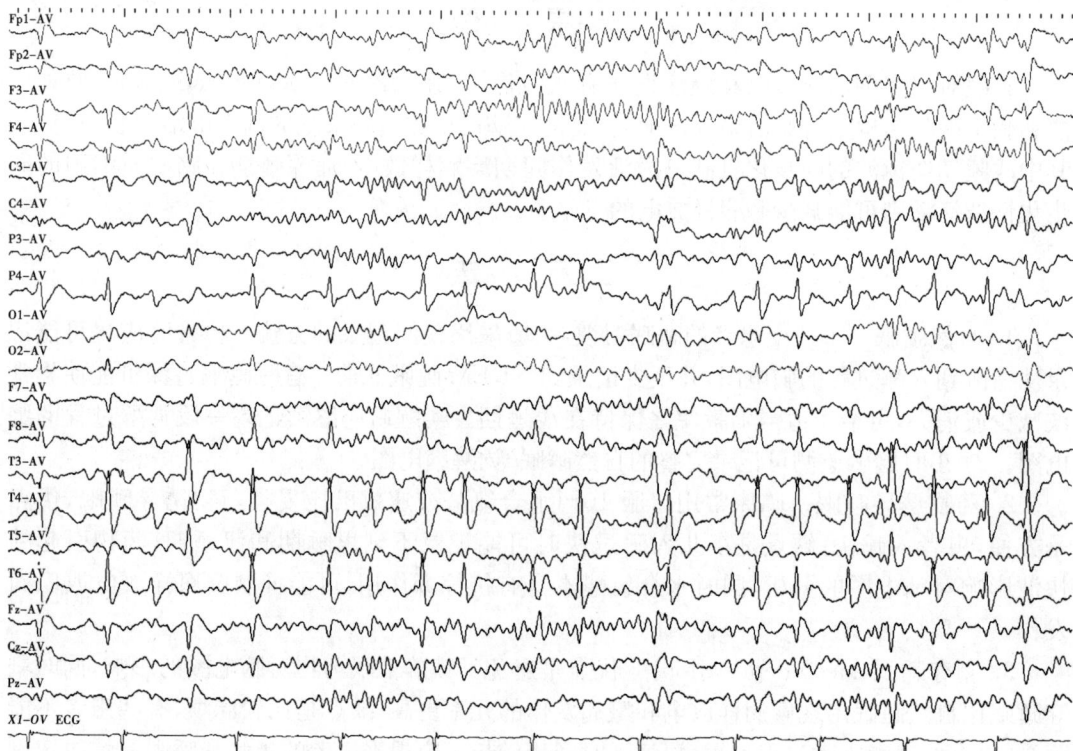

图 11-11 睡眠期的癫痫样放电
男,10 岁,儿童良性癫痫伴中央颞区棘波,睡眠期右侧中后颞区大量棘波发放

第六节　减停抗癫痫药物诱发

通过减停抗癫痫药物(withdraw antiepilepic drugs)诱发癫痫发作主要用于难治性癫痫术前定位诊断,获得发作期的临床和脑电图资料是临床经常采用的癫痫外科术前定位诊断方法,目的是在视频脑电图监测时易于记录到典型的发作表现,为癫痫源定位提供依据,也为术后抗癫痫药的选择提供依据。但突然撤药可导致发作间期癫痫样放电频率增加、范围扩大,局部起源的发作快速继发全面性发作,突然撤药后诱发的癫痫发作可能比患者平时的典型发作症状更广泛和(或)持续时间更长,如平时可能为部分运动性发作,而突然撤药诱发的是全身性强直-阵挛发作,没有明确的局部起源,或激活潜在的其他起源部位,产生新的发作类型,这些情况会影响癫痫灶定位的准确性。为防止出现这种情况,可根据患者的发作频率和对药物的反应,采用减少而不是完全停止抗癫痫药物的方法,并适当延长脑电图监测时间。停药诱发试验应在住院条件下进行,停药前后和脑电图监测过程中应准备好预防和治疗癫痫持续状态的急救措施,一旦发作持续 10 分钟以上不能中止,应尽快静脉注射抗癫痫药物,并注意防止其他并发症的发生。

减停调整抗癫痫药的方法为：

1. 如在现有抗癫痫药治疗下发作频繁者，容易监测到自然的发作，可保持原来用药状态，不停药。

2. 对于发作无规律，或发作不频繁的患者，在视频脑电图监测一天取得基本数据后，为能监测到多次发作，可在充分告知、患者及家属知情同意的情况下，逐渐减少或停用抗癫痫药，以便于记录到发作。建议如下：

（1）单药治疗者，可以将现在所服用的剂量减少 1/3，如 3 天内仍未记录到发作，再继续减药 1/3，监测 1～3 天，如仍未记录到发作，则全部停药继续监测。

（2）多药治疗者，首先停用被评估为无效或可能加重无关发作的药物，或药物半衰期较短的药物，观察 1～3 天，若未能记录到发作，提示该药对抑制发作可能作用较弱，术后不考虑再使用；然后撤下相对有效药物，如能记录到发作，术后可考虑继续应用该药。本方法优点是能通过逐个停药评价每种药物的相对疗效，为术后用药提供参考；缺点是可能需要较长的时间。

（3）多药治疗者也可参照单药治疗患者的减药方案，每次将目前使用的抗癫痫药剂量减少 1/3，观察 1～3 天，记录发作。此方法的优点是简便，见效快；缺点是难以评价现用各种药物的相对疗效。

（4）骤然停用苯巴比妥及苯二氮䓬类药物，加重发作的可能性相对较大；减量过快，也可出现不典型的发作或新的发作类型，甚至出现癫痫持续状态，所以减量不宜过快。

对于已服用抗癫痫药物治疗的患者，在进行癫痫内科的脑电图检查时，无论发作控制与否，都不提倡检查前停药，以免诱发严重发作，或使以前有效的治疗前功尽弃。如脑电图无阳性发现，可反复多次复查，或进行长程脑电图监测。只有在临床高度怀疑为假性发作时，才可尝试在密切监护下停药进行脑电图检查。

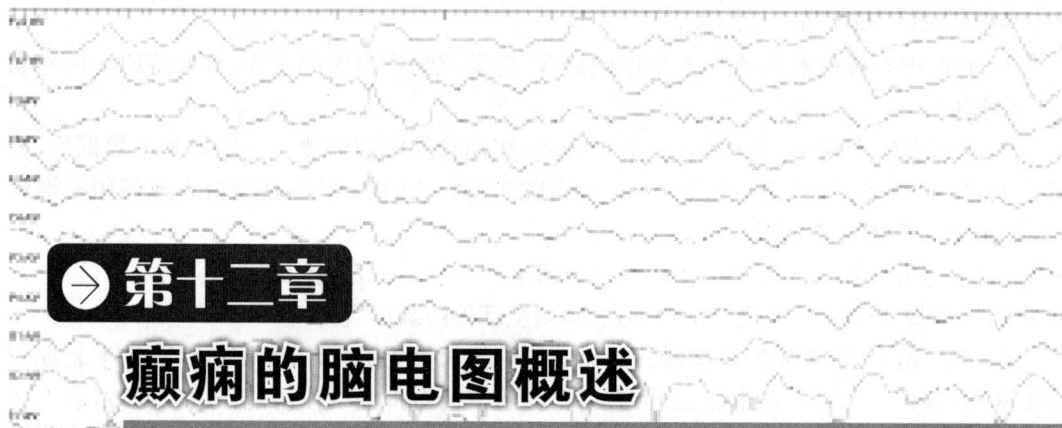

第一节　癫痫样放电的产生机制

癫痫(epilepsy)是以反复癫痫发作为特征的慢性神经系统疾病或综合征,可由遗传因素、多种神经系统疾病及全面性疾病引起。癫痫发作(epileptic seizure)是脑内神经元阵发性异常超同步化电活动的临床表现。这种异常电活动可通过头皮脑电图或颅内脑电图记录到,称为癫痫样放电(epileptiform discharges)。癫痫样放电是癫痫发作的病理生理学基础。因此脑电图是癫痫诊断中最重要的实验室检查方法。

一、癫痫样放电的产生

神经元是通过膜电位的改变来传递信息的。正常神经元的膜电位为细胞内$-60\sim-90$mV。神经元兴奋时,膜电位迅速去极化到$+20\sim+40$mV,形成可传播的动作电位。去极化过程构成动作电位的上升支;随后又很快复极化到原来的静息电位水平,构成动作电位的快速下降支。在动作电位恢复到静息电位前后有一些小的电位波动,形成负后电位和正后电位。

膜电位和动作电位的形成建立在细胞内外离子的平衡和运动的基础上,其中钠离子电流参与了动作电位的产生;钙离子和慢钠离子内向电流则对放电的扩布起主要作用,并影响树突的整合;钾电流使膜电位过度去极化,影响神经元点燃的频率及神经元的整合特征;氯电流则与中枢神经内的抑制活动有关。脑内多种病理性因素可导致细胞内外离子分布异常,造成神经元的兴奋性异常增高。而离子活动又受到电压门控和配体-受体门控离子通道的调节。脑内的兴奋性递质如谷氨酸、抑制性递质如γ-氨基丁酸(GABA)等神经递质和调质可通过多个环节直接或间接调控这些离子通道。上述任何一个环节出现问题都有可能触发神经元的异常放电。因此现在认为癫痫的本质是一类离子通道病,而离子通道的功能是由基因控制表达的。当存在有关基因的缺陷时,可造成离子通道功能异常,从而造成神经元电位的异常,构成癫痫样放电的基础。

神经元之间通过化学突触和电突触两种类型相互传递信息。在人类以化学突触为主,由神经递质介导单向传递,传导速度较慢。电突触为缝隙连接,双向传导,速度较快。神经元之间可通过突触连接在不同水平形成环路结构。这些环路结构在癫痫样放电的产生、维持和扩散中起到重要作用。兴奋性神经递质(谷氨酸、天门冬氨酸)及其受体(NMDA 受体、

AMPA 受体)被激活后可使钠、钙离子通道开放,增加神经元的兴奋性,和癫痫样放电的产生有密切关系。

单个神经元的异常动作电位不足以形成在脑电图上可记录到的癫痫样放电。当癫痫起步神经元募集周围足够多的神经元形成群发的同步活动,则可形成一个大的去极化电位,称为阵发性去极化漂移(paroxysmal depolarizing shift,PDS),引起高度同步化的动作电位暴发,形成脑电图记录到的发作间期棘波或尖波等癫痫样放电。试验证明 PDS 的形成伴有大量钾离子外流和异常钙离子内流,并有钠、氯离子的异常运动。同时在放电区域的中心及周围还可记录到一个大而长的超极化电位(hyperpolarization,HP)。实验证实这种超极化电位是产生脑电图上棘-慢复合波中慢波成分的基础,主要与 GABA 受体介导的抑制性突触后电位有关。

二、癫痫样放电的扩散

癫痫样放电可通过脑内各种传导通路向邻近或远隔的脑区传播,通过一定的兴奋性神经环路再返回放电区,反复多次重复循环,使开始似乎随机的放电逐渐形成反复节律性放电并维持一定的时间。参与癫痫样放电的主要神经环路包括海马环路、边缘系统环路、丘脑皮质环路等。局部脑损伤或皮质发育不良时可通过神经网络重组形成局部异常环路。过度去极化后的超极化电位是终止放电的重要机制。如抑制性机制不能完全抑制神经元的异常兴奋性活动,则每次超极化放电之后的后放电越来越大,并募集更多的神经元加入到超同步化放电中,最终形成持续并逐渐增强的电活动,突破周围的抑制,向电阻最小的方向(多为正常生理传导通路)扩散,包括局部扩散、Jackson 扩散、通过胼胝体扩散到对侧半球、通过枕-额束等长束纤维跨脑叶扩散或通过皮质下结构扩散等。癫痫样放电的扩散路径并无固定的模式,脑内有些区域生理性或病理性兴奋阈值较低,易于电扩布过程(如丘脑腹前核或局部脑损伤区域);有些部位的局部环路对传入的电活动具有增益放大作用,增强电活动的传播能力(如海马环路);有些结构则对癫痫样放电的扩散起到"闸门"作用(如黑质结构)。起自不同区域的癫痫样放电最后通过脑干共同通路到达效应器官,引起相应的发作症状。

脑电图上记录到的棘波、棘慢复合波等癫痫样放电是局部或广泛神经元群高度同步化异常电活动的综合电位,是皮质兴奋性异常增高的重要标志。但从癫痫样放电的起源点到最终头皮脑电图记录到的棘波或尖波,中间受到很多因素的影响,包括起源点的位置、电活动传播的方向和范围,局部神经环路对异常放电的特殊放大作用、颅骨和头皮对棘波的衰减作用等,都会最终影响到脑电图上癫痫样放电的部位、波形、波幅和位相等特征。这些影响因素有时是随机的,不确定的,在不同个体和不同病理条件下存在很大的差异。因此有时头皮记录到的局灶性棘波、尖波直接反映了起源的解剖位置,而有些则可能是从远隔的部位传导而来。当异常电活动的部位深在,或传播的电场范围很小,或传导的方向与记录电极的方向垂直,则有可能在头皮脑电图上记录不到癫痫样放电。

三、脑内的癫痫易感区

理论上,脑内任何部位的神经元受到刺激都可能产生癫痫发作。但不同脑区的兴奋阈值不同,因而对癫痫的易感性不同。兴奋阈值低的脑区更容易产生癫痫样放电,从而成为癫痫发作的起源区。这种差别是由脑内不同区域的神经元组成、结构排列、神经递质及其受体的分布以及不同年龄的脑发育等特征所决定的。一般来说,脑内以下部位相对容易产生癫

痫样放电和(或)发作:

1. 新皮质 新皮质的各层神经元的轴突和树突形成复杂的联系,来自丘脑的非特异性投射系统与皮质的各层神经元形成广泛的突触联系,同时不同皮质之间经由脑内的皮质下纤维、弓状纤维、长束纤维及胼胝体形成广泛联系。这些都为癫痫样放电的形成和传播提供了结构基础。在新皮质中,Rolandic 区(感觉运动皮质区)、枕叶皮质和额叶辅助运动区是最常发生癫痫的易感区。新皮质癫痫的病因除各种局部脑损伤外,儿童发育期的一过性局部兴奋性增高也是常见的原因,特别是在 Rolandic 皮质。

2. 边缘系统 新皮质的兴奋性电位在经过梨状皮质或内嗅皮质后到达齿状回颗粒细胞,然后到达海马。海马的兴奋阈值很低,轻微的刺激即可引起局部的异常电发放,在刺激停止后仍有持续数秒的后放电。海马放电从 CA3 区经 Schaffer 侧支到达海马 CA1 区,再返回内嗅皮质。海马 CA3 区的锥体细胞在正常情况下即有产生内源性暴发放电的趋势,容易成为癫痫样放电的起搏细胞。齿状回颗粒细胞本身不产生内源性癫痫样电活动,但其在病理状态下可通过芽生的苔状纤维形成异常神经环路,使单个或少数神经元的癫痫样电活动在此环路中不断被增强放大。

3. 丘脑皮质环路 丘脑-皮质系统除产生正常节律如睡眠纺锤外,也可产生病理性节律。许多研究证明,虽然很多脑区参与棘慢复合波的调节,但丘脑-皮质环路是产生广泛性棘慢复合波节律的必要充分条件。丘脑的一些核团与全面性癫痫的产生有重要关系,其中外侧感觉中继核涉及失神发作时 3Hz 棘慢复合波的产生,内侧丘脑核参与失神棘慢复合波及其他非失神性全面性癫痫棘慢复合波的产生,前背内侧核与戊四氮癫痫模型有关。失神的棘慢复合波节律是双侧同步丘脑-皮质振荡的结果。棘波成分伴有丘脑和皮质动作电位的点燃,慢波成分则伴有长时间的皮质抑制。试验证明正常纺锤节律和病理性的皮质-丘脑节律具有相似的机制,动物试验发现棘慢复合波可从纺锤节律演变而来。

4. 不成熟脑的癫痫易感性 很多类型的癫痫发作具有高度的年龄相关性,特别容易在小儿发育中的某一阶段出现。研究显示,未成熟脑在电生理方面具有以下特点:①输入阻抗高,少量电流就会引起电压的明显变化;②神经元之间的突触连接丰富,加强了细胞间的联系和局部兴奋性环路的形成;③电突触连接多,易化了神经元群的同步化电活动;④突触后电位持续的时间更长。此外,发育中脑的兴奋性氨基酸及其受体分布广泛,使其对癫痫的易感性增加。

第二节 脑电图对癫痫的敏感性和特异性

脑电图在癫痫的诊断治疗方面可提供以下有用的信息:①确定发作性事件的性质是癫痫发作还是由其他原因所致的非癫痫性事件;②是什么类型的癫痫发作;③符合哪一种癫痫综合征;④寻找癫痫患者突然认知功能倒退的原因;⑤确定发作起源的部位;⑥评估患者有无癫痫外科的适应证;⑦估计首次癫痫发作后再次发作的可能性;⑧估计停用抗癫痫药物后癫痫复发的风险。

一、脑电图对癫痫的敏感性

(一)影响癫痫患者脑电图阳性率的因素

癫痫患者的脑电图所见包括非特异性背景活动异常和阵发性异常,其中阵发性异常即癫痫样放电与癫痫发作有密切关系。以下因素可能影响癫痫样放电的检出率：

1. 记录时间　癫痫样放电常随机出现，记录时间过短（如常规记录20分钟）常难以捕捉到异常放电。因此癫痫患者常常需要进行数小时或更长时间的记录。

2. 记录状态　癫痫样放电和（或）癫痫发作常在睡眠期出现或明显增多，因此需要进行睡眠脑电图记录。

3. 记录电极的数目和部位　10－20系统的电极分布可以覆盖双侧大脑半球表面的多数部位。但如果减少电极数目（如8导记录电极）则有可能遗漏非常局灶的放电。此外双侧颞极不在10－20系统的覆盖范围之内，需要额外增加T1、T2位点的记录。增加蝶骨电极可提高颞叶内侧放电的检出率。但头皮电极常难以记录到半球内侧面、底面、脑沟或裂内的局灶性放电。

4. 年龄　通常儿童癫痫脑电图的阳性率高于成人，这与儿童癫痫的病因、脑发育特征及癫痫的特殊类型有关。

5. 癫痫的病因、发作类型和癫痫综合征类型　不同起源部位和不同类型的癫痫放电的检出率有很大差别（详见下一章）。

6. 资料来源　来自癫痫中心的报道中难治性癫痫的比例偏大，使得所报道的癫痫样放电的发生率偏高。此外，受脑电图工作者个人经验的影响，对癫痫样放电波形的辨认标准不同也影响研究结果，经验不足者可出现假阳性或假阴性结果，其中假阳性结果更常见。

（二）脑电图对预测癫痫复发的作用

首次癫痫发作后复发的可能性是决定是否开始治疗的关键。脑电图有癫痫样放电比非特异性异常复发风险更高。有报道儿童首次发作后，脑电图癫痫样异常者的复发率是脑电图正常者的2倍，非特异性异常的复发率是脑电图正常者的1.3倍。但复发风险主要与病因、发作类型和综合征有关，如额叶发作伴有额区放电者复发的可能性很大，而Rolandic区棘慢复合波则较少复发。对于症状性或隐源性局部癫痫，无论脑电图是否异常，都具有较高的复发风险。因此应结合临床解释脑电图对预测发作的作用，脑电图并不是决定性的因素。

对药物治疗已长期控制发作的患者，脑电图有助于预测停药后复发的可能性。多数研究认为某些发作类型或综合征在停药前如果脑电图仍有癫痫样放电，停药后复发风险增加，如青少年肌阵挛癫痫等青少年特发性全面性癫痫、Lennox-Gastaut综合征、额叶癫痫、颞叶癫痫等，如果仍有发作间期放电，停药后很容易复发。但在儿童良性Rolandic癫痫和儿童良性枕叶癫痫，虽然脑电图仍有棘慢复合波发放，但停药后复发危险较小。此外一些学者认为，在脑电图正常的基础上，停药过程中如出现异常放电，提示复发的风险增高，虽然并不一定需要重新开始治疗。

综上所述，脑电图对预测复发的价值主要体现在其对癫痫综合征的诊断上，离开这个前提，孤立的脑电图所见很难评价癫痫样放电对预测复发的价值。

二、脑电图对癫痫的特异性

脑电图记录到癫痫样放电表明脑内存在异常兴奋区或癫痫性刺激区。虽然癫痫样放电与癫痫发作有密切关系，但并非高度特异，其也可见于非癫痫人群，包括健康人群和非癫痫性病变人群。尽管在各种情况下发生癫痫样放电的神经电生理学机制相似，但由于癫痫是一种临床诊断,所以仅有临床下的癫痫样放电不能作为癫痫的诊断依据,仅可作为癫痫发作风险增加的一个指标。

(一)健康人群的癫痫样放电

健康人群癫痫样放电的出现率受年龄、遗传素质和记录方法的影响。健康人群的癫痫样放电更常见于儿童和有癫痫家族史者。对大样本正常儿童脑电图研究显示,癫痫样放电的出现率为 1.1%～6.8%,睡眠脑电图记录时可达 8.7%。正常儿童癫痫样放电的主要特点为:①学龄期前后儿童多见,随年龄的增长而减少。②约 1/3 为广泛性放电,2/3 为限局性放电。限局性放电多在青春期前后消失,90% 以上在随访中没有癫痫发作;广泛性放电消失较晚。③限局性放电在中央颞区(Rolandic 区)最多见,其次为枕区,额区罕见。④常和遗传有关。⑤少数伴有轻度精神、行为或认知问题。

(二)非癫痫性病变合并癫痫样放电

非癫痫患者的癫痫样放电可见于中枢神经系统结构性或功能性病变,也可见于全面性疾病累及中枢神经系统时。基本病变与癫痫样放电是否有直接的因果关系应结合临床情况予以评价。

1. 儿童精神、行为、认知障碍或躯体症状　儿童孤独症、Down 综合征、脑瘫、儿童语言或精神发育障碍者的癫痫样放电发生率均高于正常儿童,多数不伴有癫痫发作。有些儿童因多动、注意缺陷、抽动症、学习障碍、情感性交叉擦腿动作等行为异常接受脑电图检查,或因反复头痛、腹痛、呕吐等躯体症状而检查脑电图,发现有数量不等的癫痫样放电。这些患儿的癫痫样放电多出现在 Rolandic 区或枕区。这些患儿可能存在脑发育的不成熟的情况,同时导致精神发育异常和癫痫样放电;但也不排除属于正常儿童癫痫样放电的范畴,因为其他问题检查脑电图时被偶然发现。

2. 精神疾病　精神患者使用抗精神病药物或撤停巴比妥类药物偶可出现一过性的广泛性癫痫样放电,或长时间光阵发性反应。少数可合并癫痫发作。

3. 中枢神经系统疾病　颅内肿瘤、脓肿、囊肿等占位性病变有时可出现癫痫样放电,不一定伴有癫痫发作,但提示有较高的发作危险性。中枢神经系统感染、炎症、出血、变性等病变也可合并癫痫样放电,临床有或没有癫痫发作。

4. 各种代谢性脑病　肝性脑病、尿毒症等代谢性脑病时常见三相波,偶见广泛性癫痫样放电,二者有时比较难区分。透析患者和低钙血症时可见局灶、多灶或弥漫性棘波、尖波等癫痫样放电,可伴有癫痫发作。

第三节　发作间期癫痫样放电的特征

发作间期癫痫样放电具有阵发性特点,即能够清楚地从背景活动中区分出来。大多数癫痫样放电具有负相棘波或尖波的特征,但棘波和尖波的时限只是一个人为的划分,并没有本质上的区别。多数棘波或尖波之后跟随一个慢波,构成棘慢复合波或尖慢复合波,也可表现为多棘波或多棘慢复合波。癫痫样放电常常形成一定的场电位,以波幅最高的部位为中心,并影响到周围不同的范围。

癫痫样放电中包含了很多和癫痫诊断分型有关的信息。应在了解各型癫痫临床发作和脑电图特点的基础上全面分析,包括放电的时间和空间分布、波形特点、与生物周期、环境和状态的关系等。这些对寻找发作诱因,确定发作类型和综合征诊断都很有价值。

一、频 率 特 征

广泛性棘慢复合波暴发的频率常与某些癫痫发作类型及综合征相关。清醒期双侧广泛而同步的 2.5～3Hz 棘慢复合波节律暴发一般提示为典型失神发作,常见于儿童失神癫痫和少年失神癫痫。1.5～2.5Hz 的慢棘慢复合波多见于不典型失神。而 3.5～5Hz 的快棘慢复合波是青少年肌阵挛癫痫的一个特征。广泛性 10～20Hz 的棘波节律或快节律暴发常与全面性强直发作有关,是 Lennox-Gastaut 综合征最具特征性的图形之一。所以在脑电图报告中,应强调对广泛性癫痫样放电频率的描述,为临床诊断提供信息。但局灶性棘慢复合波的频率与发作类型关系不大。

二、空 间 分 布

(一)原发双侧同步化放电

原发双侧同步化放电起源于丘脑核团,通过丘脑皮质投射系统引起双侧半球广泛同步化放电,常提示临床为全面性癫痫,如 Lennox-Gastaut 综合征、失神性癫痫、青少年肌阵挛癫痫等。脑电图表现为双侧广泛同步的棘慢复合波,以前头部波幅最高,少数以枕区棘波成分最明显。

(二)局灶性或多灶性放电

1. 局灶性放电 棘波的空间分布累及一个或相邻的几个记录电极,形成不同范围的电场分布。对同时累及几个相邻电极的同步棘波,通常以波幅最高的部位为电场的中心。如放电同时累及双侧半球的相应部位(如 T3 和 T4),推测是通过胼胝体传导。

2. 多灶性放电 指两个或两个以上各组独立的棘波出现在一侧或两侧半球的不同部位。但不包括儿童良性癫痫在双侧 Rolandic 区之间或 Rolandic 区和枕区之间游走性的棘波,也不包括儿童良性枕叶癫痫双侧枕区不同步的棘波。多灶性棘波常见于儿童,提示有弥漫性的脑功能损伤。

(三)局灶性放电的扩散

放电起源于一侧半球的局部的放电可以通过各种通路扩散,有些(但不是全部)可以在头皮脑电图记录中观察到。

1. 局部扩散 表现为某一部位有恒定的间期放电且波幅较高,有时同步波及周围不同范围的电极但波幅较低。位于感觉运动皮质区(Rolandic 区)的发作期放电的局部扩散可表现为 Jackson 发作的表现。

2. 通过胼胝体扩散到对侧半球 此时双侧半球对应区域的放电可有大于 50ms 的时间差。有时继发侧的放电波幅较低和(或)波形较宽。

3. 局部继发双侧同步化 局灶性放电也可传导到丘脑有关核团,然后通过丘脑皮质投射系统引起双侧半球同步化放电,此时双侧半球的放电几乎完全同步,起始时常见恒定的前导性棘波。当一份脑电图记录中既有广泛性又有局灶性癫痫样放电时,需符合下列三条标准才能考虑为局部继发双侧同步化:①频繁癫痫样放电反复出现在一个局部区域;②局灶性癫痫样放电明显和恒定地出现在广泛性癫痫样放电之间和开始时;③局灶性癫痫样放电的波形不同于广泛性癫痫样放电,后者通常电压更高。

4. 一侧半球内的继发同步化放电 有时一侧半球内的棘慢复合波分布区域出现"跨越现象",最常见的是一侧半球的前额区和枕区的同步放电,跨越了前后之间的中央、顶、颞区。采用快纸速高时间分辨率显示,测量前后两个部位之间波峰的时间差及两点电极之间的距离,发现多数为枕区棘波提前 11～32ms(平均 19.3ms±5.4ms)出现,提示棘波的传导方向为从后向前,传导速度为 6.7～19.2m/s(平均 12.2m/s±3.7m/s)。这种同侧半球内的同步化可能是通过脑内的长束纤维(枕-额联合纤维)实现的。这种继发的枕-额同步化是一种发育性的脑电图现象,和脑的成熟过程有关,常见于各种病因的儿童部分性癫痫。

(四)局部背景异常与局灶性癫痫样放电的关系

脑电图背景的局灶性或广泛性慢波活动对癫痫诊断的特异性和阳性预测值都很低。以局灶性多形性 δ 活动(focal polymorphic delta activity,FPDA)为例,成年人的结构性脑损伤 2/3 存在持续 FPDA,但仅 20% 出现癫痫发作;而在没有结构性脑损伤的患者,持续 FPDA 的 50% 伴有癫痫发作。儿童 FPDA 半数没有结构性脑损伤,其中仅 23% 有癫痫发作。

颞区间断节律性 δ 活动(TIRDA)是一种特殊形式的局灶性慢波,对颞叶癫痫具有较高的特异性和阳性预测价值。一般的多形性 δ 活动频率和波形多变,而 TIRDA 波形刻板且具有节律性,常伴有颞区发作间期放电。

当存在局部或一侧性背景活动异常(局灶性慢波或局部低电压)时,癫痫样放电常出现在背景异常所在部位或其周围。与局灶性癫痫样放电部位一致的背景异常可由以下情况引起:①局部的脑结构性病变;②没有结构性脑损伤的局部脑功能障碍;③频繁局灶性放电引起的局部功能障碍,常见于放电比较频繁时或局灶性癫痫发作后;④某些起源于深部脑结构的癫痫样放电,在向头皮表面传导的过程中棘波成分衰减,头皮脑电图仅记录到其中的慢波成分,这一现象已通过同步皮质脑电图证实;⑤癫痫起源区局部神经递质的改变也可能产生局灶性慢波。

在某些情况下,局灶性或一侧性癫痫样放电与背景异常的部位不一致,放电可出现在背景异常或脑结构性病变的远隔部位甚至对侧半球。造成这种现象的原因应结合临床具体分析,有以下几种可能:①病理性改变不是癫痫样放电的责任病灶,例如一侧颞叶蛛网膜囊肿,伴对侧 Rolandic 区棘慢复合波(儿童良性中央颞区癫痫),此时蛛网膜囊肿与棘慢复合波的产生无关;②局部或一侧性病理改变及脑电图背景异常部位基本丧失电活动,产生癫痫样放电的结构和功能基础大部分丧失,例如一侧半球的大部分软化坏死时,脑电图显示该侧半球普遍低电压,而在相对正常的半球记录到放电,这些放电或者来自相对正常一侧球,或者是由患侧半球传导而来,但因患侧半球棘波的电压很低,在头皮脑电图上可能记录不到;③局部结构或功能性脑损伤通过某些已知或未知的中间环节影响远隔部位产生癫痫样放电。

三、时 间 分 布

很多癫痫发作或癫痫综合征与 24 小时清醒-睡眠周期有关。因此在长程脑电图监测中分析癫痫样放电和(或)临床发作的时间分布对诊断有很大帮助。应注意其分布规律及其与临床的关系(表 12-1)。

表 12-1 与生物周期有关的常见发作类型或综合征

清醒期	睡眠期
失神发作	强直发作(Lennox-Gastatu 综合征)
思睡期	觉醒期
失神发作	额叶癫痫
痉挛发作	青少年觉醒期大发作
思睡期及浅睡期	觉醒后
儿童良性癫痫伴中央颞区棘波(BECT)	婴儿痉挛
早发型儿童良性枕叶癫痫	青少年肌阵挛癫痫
Landau-Kleffner 综合征(LKS)	
癫痫伴慢波睡眠期持续棘慢波(CSWS)	
额叶癫痫(遗传性或症状性)	

四、波 形 特 征

对波形的识别是脑电图分析的基本要素之一。癫痫样放电的波形具有高度的个体化差异。除常见的棘波、尖波、棘慢复合波、尖慢复合波等典型波形外,在新生儿和小婴儿的放电表现出不成熟的特征,波形可以非常宽钝,甚至完全失去尖波特征,但仍具有突出背景,重复刻板出现的特征。在有局部脑结构性病变时,癫痫样放电的波形可能明显畸变。因此对任何明显有别于背景活动,且刻板重复出现或呈规则节律性发放的脑电活动,在排除伪差后,都应考虑可能为异常放电。但对与背景活动差别不明显的尖波,如夹杂在睡眠纺锤或 α 节律中但波幅较高的尖形波,或出现时间和部位类似于顶尖波的尖形波,在识别时需非常慎重。偶发的不典型尖波一般不予确认。

五、出现状态及可能的诱发因素

有些癫痫类型表现出对状态的高度敏感性,或由特殊的因素诱发。在进行长程脑电图监测前应对患者发作时所处环境状态及可能的诱因有基本了解,并在监测过程中设计适当可行的诱发试验,不仅提高阳性率,而且有助于诊断和治疗。

1. 状态敏感性的放电

(1)对警觉水平降低状态敏感:在安静且缺少思维活动、思睡期或浅睡期放电最频繁,如儿童良性癫痫伴中央颞区棘波(BECT)等。

(2)对眼状态敏感:包括合眼敏感(如眼睑肌阵挛)、闭眼敏感或失对焦敏感(如某些枕叶癫痫)等。

(3)对光刺激敏感:如光敏性癫痫或某些肌阵挛癫痫等。

(4)对过度换气敏感:如儿童或青少年失神性癫痫。

第十三章

癫痫发作期的脑电图

发作期图形常是明显不同于背景活动的阵发性脑电图事件,可以表现为节律、频率、波形、波幅、空间扩散等方面的改变,并具有特征性的演变过程。同一患者的发作期放电可能与间期放电特征不完全相同或完全不同。临床主要根据发作期的电临床特征确定癫痫发作类型。

第一节 全面性发作

全面性发作(generalized seizures)的最初临床改变表明在发作开始时即有双侧半球受累。发作的运动性症状是双侧性的,常伴有意识障碍。发作期脑电图从一开始即表现为双侧半球广泛性放电。

一、全面性强直-阵挛发作

【临床表现】 全面性强直-阵挛发作(generalized tonic-clonic seizures,GTCS)是临床最常见的全面性发作类型之一。发作前无先兆。发作大体分为三个时相:

1. 强直期 发作时突然意识丧失,瞳孔散大,全身肌肉持续强烈收缩,以躯干的轴性强直开始,迅速扩散到四肢,患者跌倒在地,头向后仰,双眼上翻,牙关紧闭,四肢强直性伸展,或上肢屈曲而下肢伸展。呼吸肌最初的强烈收缩使患者发出特殊的喊声,继而呼吸运动停止,逐渐出现发绀。

2. 阵挛期 强直期持续数秒至数十秒后转为频率较快的震颤,频率渐慢,逐渐演变为阵挛期,全身肌肉有节律地收缩和放松,在阵挛性收缩时患者可咬破舌头。阵挛的频率逐渐变慢,肌肉放松期逐渐延长,最终结束发作。发作时多伴有心率与血压增加、出汗、支气管分泌物增多等自主神经表现。发作过程一般持续1~3分钟。

3. 发作后抑制期 发作结束后患者可再次出现短暂的全身肌张力增高,为发作后皮质广泛抑制引起的一过性去皮质强直。也可出现短暂的发作后意识混沌,伴有某些自动症表现。尿失禁多出现在发作结束时,由括约肌松弛所致。随后患者进入深度睡眠状态,呼吸深大。醒后常感头痛及全身肌肉酸痛,对发作过程不能回忆。

有些GTCS以连续不规则的肌阵挛发作开始,然后转变为强直-阵挛发作。也有些开始为短暂的阵挛性发作,继而出现强直-阵挛发作。

有些患者的GTCS可找到诱发因素,常见诱因有饮酒、睡眠缺乏、紧张、压力、闪光或图形刺激及撤药。

【脑电图特征】 单纯 GTCS 患者的脑电图背景活动正常或轻度异常。发作间期可记录到少量散发棘波或 3~5Hz 棘慢复合波,广泛分布或以额区为主。不少患者即使进行 24 小时长程脑电图监测,也难以捕捉到发作间期放电,特别是在成年人发作稀少的病例。

发作时的强直期以突然而广泛的低电压去同步化开始,持续 1~3 秒钟,然后出现广泛的 10~20Hz 低波幅快节律,并形成募集反应,使波幅逐渐增高,频率逐渐减慢。该期由于全身肌肉持续强烈收缩,脑电活动中常夹杂大量肌电伪差,有时完全掩盖脑电活动。如强直期之前有短暂的阵挛或肌阵挛发作,脑电图可见全导尖波、多棘慢复合波暴发或棘慢复合波节律性发放。

阵挛期棘波频率进一步减慢,并有不规则的慢波插入,逐渐转为棘波或多棘波与慢波交替出现,棘波或多棘波对应于收缩相,慢波对应于松弛相,但并不形成真正的棘慢复合波。随着发作的进展,上述交替出现的图形变得比较规律并逐渐减慢,当周期性交替的电活动减慢至 1~0.5Hz 左右或更慢时,阵挛期突然结束,进入发作后期(图 13-1)。

发作后期可出现数秒的低电压或等电位图形,并可伴有强度不等的肌电活动,为发作后的一过性去皮质强直所致。随后出现弥漫性 0.5~1Hz 的低波幅不规则慢波,波幅逐渐增高,频率逐渐变快,持续数十秒至数分钟,逐渐出现睡眠纺锤,患者进入深度睡眠状态。

二、典型失神发作

【临床表现】 典型失神发作(typical absence seizures)是一种非惊厥性的癫痫发作,临床表现为突然的意识障碍,正在进行的自主性活动及语言停止,双眼茫然凝视,表情呆滞,对外界刺激无反应,一般不跌倒或掉物。发作持续数秒至数十秒后突然恢复,继续发作前正在进行的动作。无发作后意识障碍。患者往往意识不到曾经历过发作,或仅感觉脑子中曾有一阵"空白"。发作均出现在醒觉状态。未经治疗的典型失神多数发作频繁,一日可达数次至数十次甚至上百次。失神发作可自发出现或为某些因素诱发,同一患者的诱发因素往往比较恒定。可能的诱发因素包括情绪因素、注意力涣散、缺乏智力活动、醒觉水平降低、思睡、从睡眠中觉醒的过程、低血糖或其他代谢异常等。当患儿智力活动增强、醒觉水平提高、保持注意时一般不出现发作。过度换气对诱发失神发作非常敏感有效,如患儿能完成足够深度的过度换气,一般均能诱发出典型的脑电图和临床发作。未经治疗的发作如不能被过度换气诱发,则应对典型失神发作的诊断提出质疑。

典型失神发作可伴有各种其他伴随症状,同一患者的同一次发作中可有一种以上的表现。

1. 单纯性失神 发作时仅表现为单纯的失神,无其他伴随症状。在对一大组失神发作的分析中,简单性失神并不常见,仅占 10% 左右。

2. 失神伴轻微阵挛成分 见于半数左右的失神发作,主要表现为失神发作时伴有眉弓、眼睑或面部的节律性肌阵挛抽动,但一般不累及四肢。

3. 失神伴失张力成分 约占失神发作的 20%。发作时维持姿势的肌肉张力减低,通常表现为头部缓慢下垂或躯干缓慢倾倒,但很少因肌张力完全消失而致突然跌倒。

4. 失神伴强直成分 主要表现为失神发作时姿势性张力轻度增加,以影响伸肌为主,最常累及眼肌,引起眼球向上凝视。累及范围可进一步扩大到颈部或躯干,导致头向后仰或躯干的后冲性运动。

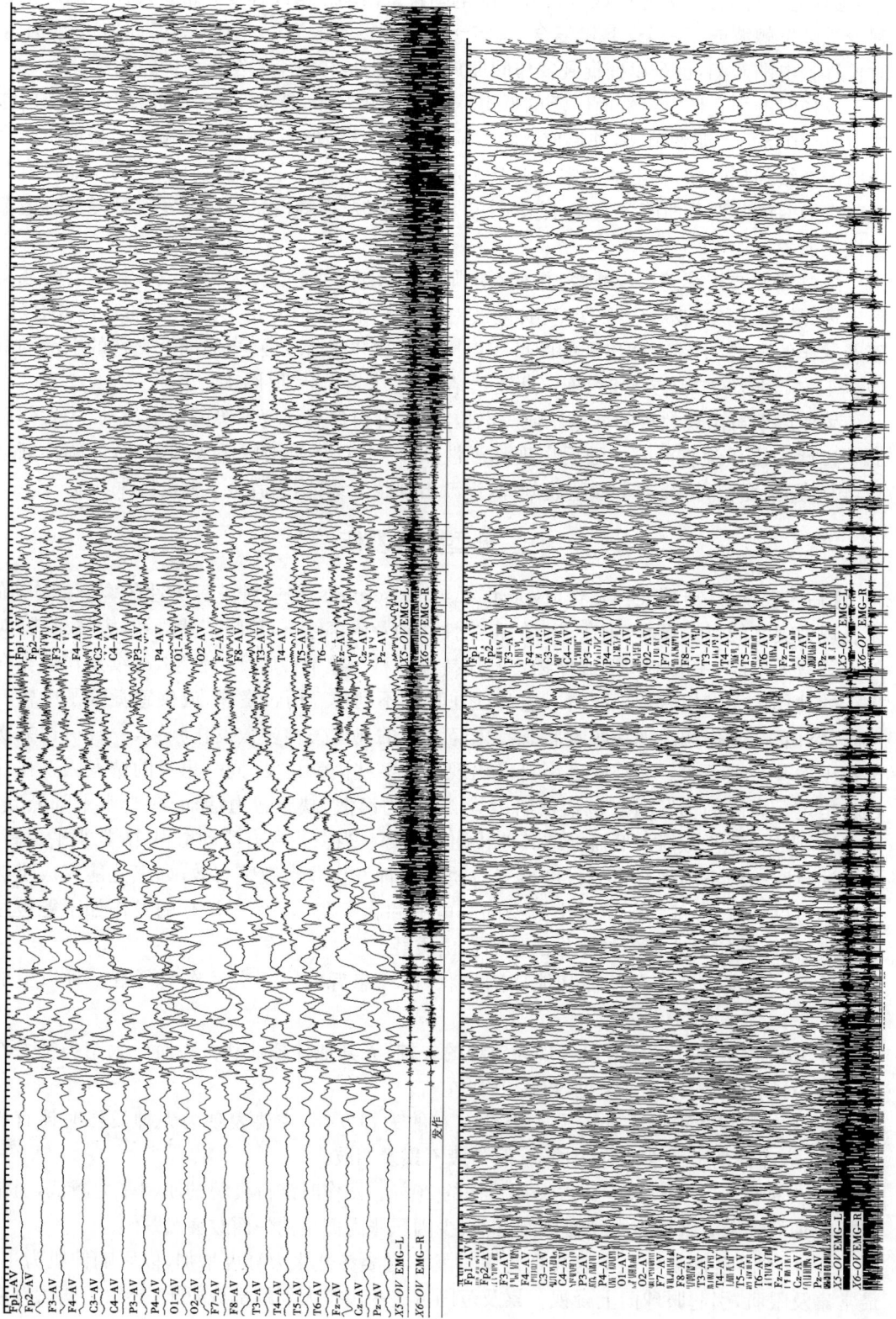

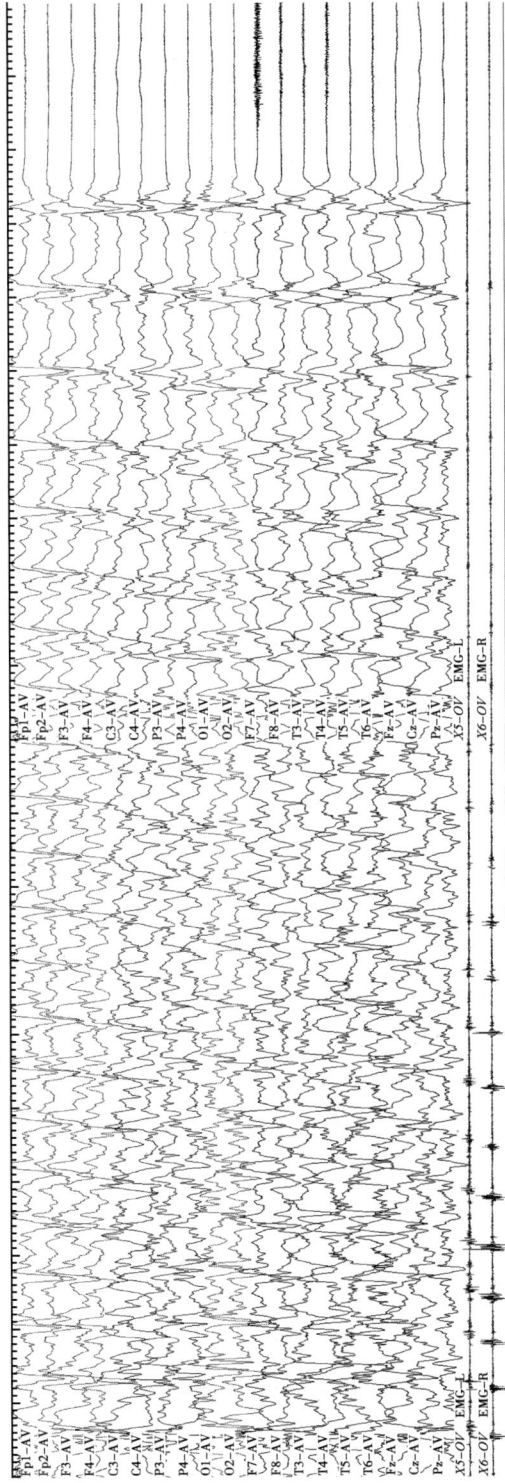

图 13-1 全面强直-阵挛发作

5. 失神伴自动症　自动症在失神发作中相当常见,约为60%。自动症的出现率随失神发作持续时间的延长而增加,如发作持续超过10秒钟以上,几乎都有自动症。失神时的自动症通常与发作前正在进行的活动无关,表现为咂嘴、舔唇、吞咽、咀嚼、咬牙、摩擦面部、摸索衣服等简单动作。

6. 失神伴自主神经症状　失神发作时常可观察到自主神经的症状,如瞳孔扩大,面色苍白或潮红,心动过速,呼吸改变等,少数可有尿失禁。

【脑电图特征】　特征性的发作期脑电图表现是典型失神发作诊断必不可少的条件,表现为双侧对称同步3Hz棘慢复合波节律性暴发,少数可有多棘慢复合波。暴发起止突然,持续数秒至数十秒不等,如持续时间小于4秒,临床常观察不到。棘慢复合波容易被过度换气诱发。一般在一段暴发的开始部分频率略快于3Hz(3.5~4.5Hz),结束前则稍慢于3Hz(2.5~2.8Hz左右)。棘慢复合波的最大波幅位于额-中央区。有时枕区棘波成分很低甚至不出现,仅有节律性慢波成分。放电结束后很快恢复背景活动,没有明显的发作后抑制或慢波活动(图13-2)。偶有发作结束后双侧额区3~4Hz慢波活动持续1~2秒。

发作间期清醒期可见少量散发或持续3秒以内的广泛性3Hz棘慢复合波发放,偶可见限局在一侧或双侧额区的单发棘波或棘慢复合波。思睡期3Hz棘慢复合波节律暴发常增多,但不容易观察到临床发作。NREM睡眠期棘慢复合波发放常更频繁,但多呈2~4Hz的不规则片段性发放,时程0.5~3秒,有些仅限于额区。REM睡眠期3Hz棘慢复合波节律暴发类似于清醒期,但持续时间较短(2~4秒左右)。儿童患者发作间期可出现枕区间断节律性δ活动(OIRDA)。

三、不典型失神发作

【临床表现】　与典型失神相比,不典型失神发作的起始与终止通常不是突发突止。临床观察以凝视为主要表现,伴有不同程度的反应减低,动作减少或停止。如意识损伤较轻,临床可能不容易确定,特别是在原本就有智力低下的患儿,很难观察到阵发性的轻度意识减低。此时诊断高度依赖于视频脑电图监测,在出现阵发性慢棘慢复合波暴发时,仔细观察可发现有动作减少、反应减低等表现。如发作时间较长,可伴有轻微的强直、不规则的眼睑或面部肌阵挛或伴有失张力成分,表现为缓慢低头或流涎。不典型失神在清醒及思睡时均可出现,但入睡后一般没有发作,尽管睡眠期可出现大量广泛的慢棘慢复合波长程发放,也观察不到任何发作表现。不典型失神是Lennox-Gastaut综合征的主要发作类型之一,患儿常伴有其他类型的全面性发作;也可见于Doose综合征、Dravet综合征等多种儿童癫痫综合征。

【脑电图特征】　发作期常见广泛性高波幅1.5~2.5Hz慢棘慢复合波发放,亦可为不规则棘慢复合波、多棘慢复合波或弥漫性高波幅慢波,持续数秒至数十秒不等。棘波成分常在前头部波幅最高,后头部有时只有慢波成分。上述阵发性放电常呈渐发渐止,也可暴发性出现,或可从较慢的背景活动逐渐演变而来(图13-3)。睡眠期广泛性棘慢波的频率更慢,可在1~1.5Hz,常见大量长程发放甚至睡眠期电持续状态,但一般不伴有发作。

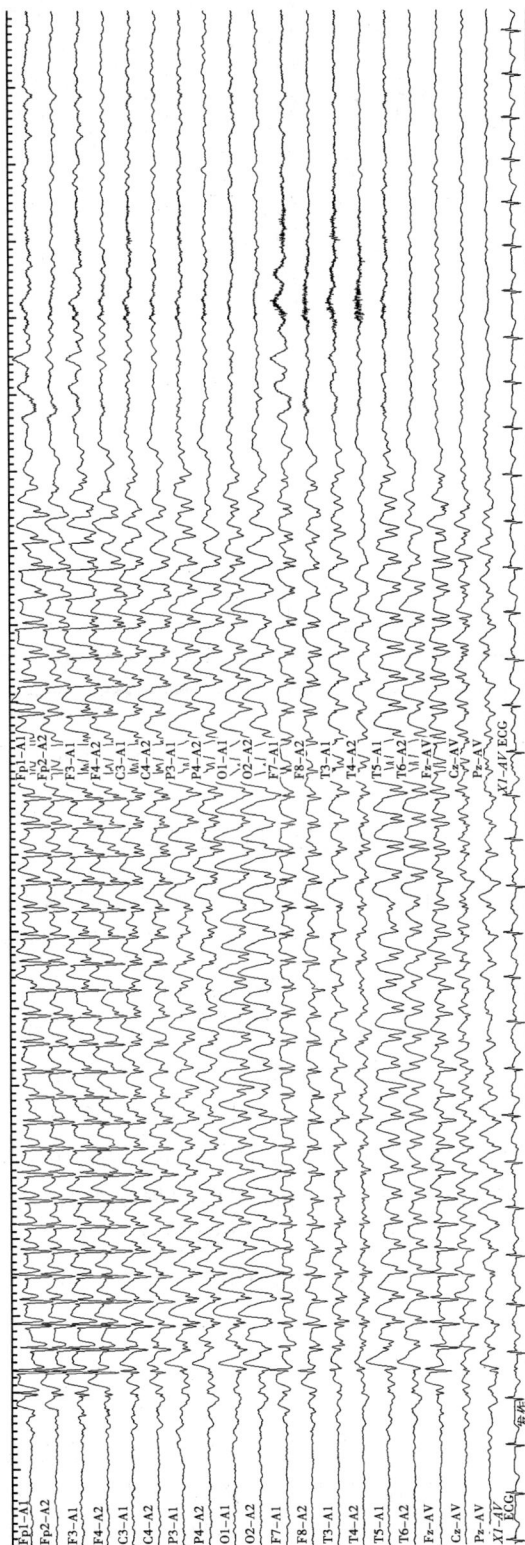

图 13-2 典型失神发作

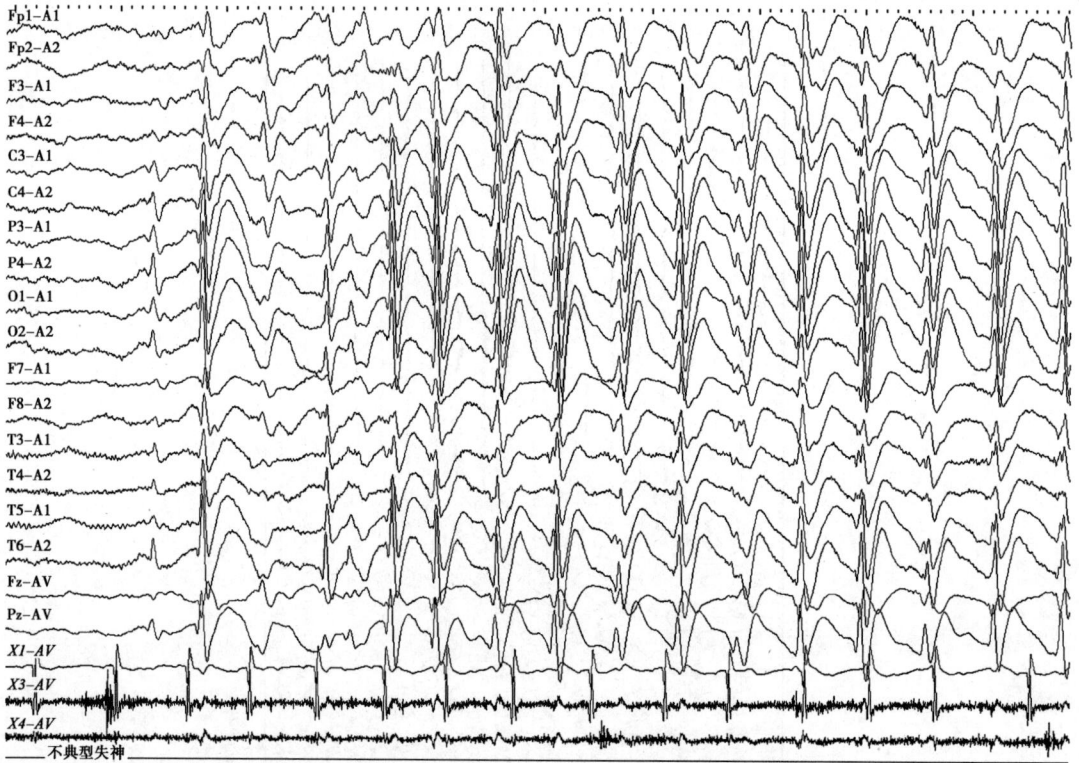

图 13-3 不典型失神发作(广泛性 1.5Hz 左右慢棘慢波阵发)

四、强 直 发 作

【临床表现】 以肌肉持续而强力的异常收缩为特征,使躯干或肢体维持固定在某种姿势。发作可持续 5～20 秒不等。颈部和面部肌肉的强直性收缩引起颈部屈曲或后仰,眼睑上提,眼球上视;呼吸肌受累时导致呼吸暂停引起发绀;发作累及上肢近端肌群(斜方肌、三角肌等)时引起肩部抬高;累及躯干及四肢时表现为上肢外展、上举、呈半屈曲位,躯干和下肢伸展,站立时常引起向前跌倒。双侧的强直性发作可有轻度不对称,导致头和双眼向一侧偏转,严重时整个身体随之扭转。轴性强直发作多见于儿童癫痫,发作时头、颈和躯干伸展性强直。发作过程中常伴有自主神经症状,包括呼吸深度和频率的改变,心动过速或过缓,瞳孔扩大,面色潮红等。强直性发作的程度可有很大变化,严重时躯干及四肢强直,可跌倒致伤,轻时仅有颈部伸展、肩部抬高或双眼上视,常出现在睡眠中,临床很容易被忽视。发作程度较重或持续时间较长的强直发作后可有思睡或嗜睡,轻微的发作无明显发作后症状。

全面性强直发作和广泛性棘波节律暴发是 Lennox-Gastaut 综合征最具特征性的电临床表现之一;偶可出现在 Doose 综合征;很少见于其他癫痫综合征。

【脑电图特征】 发作期脑电图为广泛性 10～25Hz 棘波节律,或称快活动(fast activity),波幅逐渐增高,额区最突出,称为癫痫性募集节律,持续数秒至十余秒。有时发作以一个广泛性高波幅尖波开始,继以低波幅快活动。多导图显示在肌肉收缩的最初数秒内肌电活动逐渐增强,然后维持于整个发作过程中。一般棘波节律持续 5 秒以上即可伴有双眼的强直性上视;如放电继续维持,可出现颈部强直继而躯干强直(图 13-4)。发作间期的棘波节律暴发较少出现在清醒期脑电图。

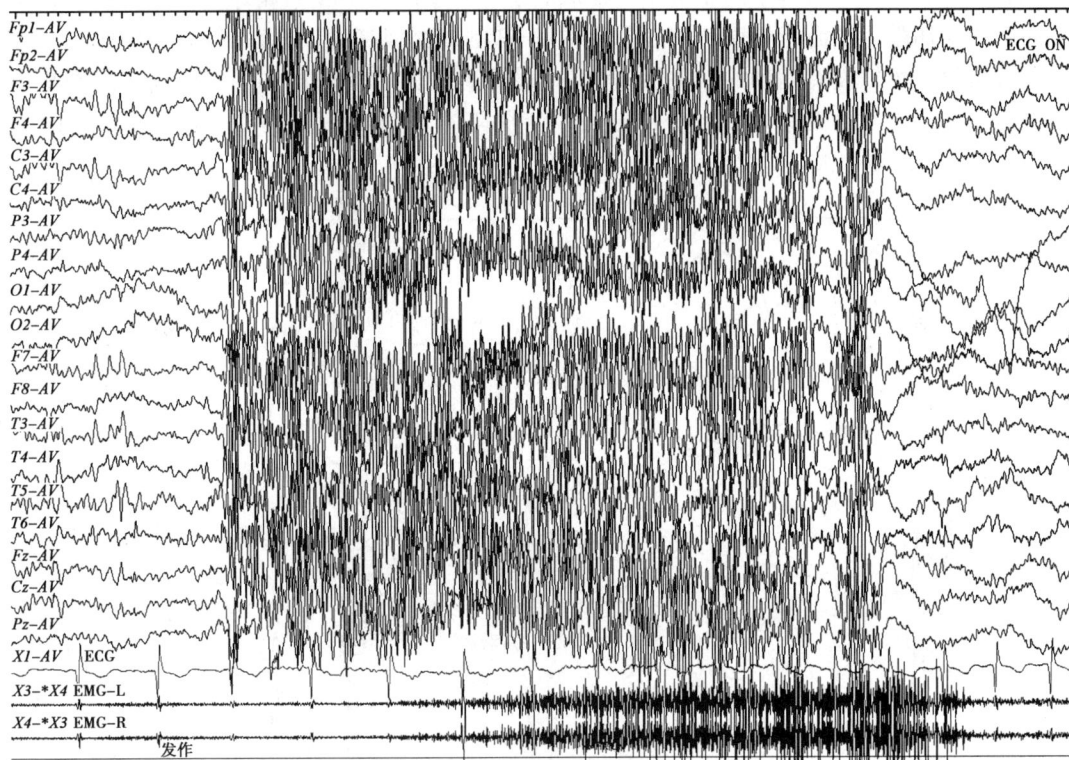

图 13-4 强直发作

五、肌阵挛发作

【临床表现】 不同病因的全面性肌阵挛癫痫发作特征不同,主要有轴性肌阵挛和游走性肌阵挛两类。

1. 轴性(axial myoclonia)肌阵挛 或称粗大性肌阵挛(massive myoclonia)。多起源于皮质下结构。发作主要累及双侧颈部、躯干、肩部及上肢近端肌肉,临床表现为点头、头后仰或双侧肩部及手臂抽动,导致患者动作不稳定或掉物;如下肢受累,患者可出现站立或步态不稳、猝倒甚至跌伤。在单次肌阵挛抽动时,无法确定有无瞬间的意识丧失。在出现连续的肌阵挛抽动(肌阵挛持续状态)时,患者可表现为朦胧状态或知觉减退,但也可意识完全正常,能准确描述发作感受。连续的肌阵挛发作可演变为其他发作类型,特别是全面强直-阵挛发作。双侧粗大肌阵挛常见于青少年特发性全面性癫痫及婴儿良性肌阵挛癫痫,也可见于 Lennox-Gastaut 综合征、Doose 综合征、Dravet 综合征及某些进行性肌阵挛癫痫。

2. 游走性肌阵挛(erratic myoclonia) 较少见。发作起源于皮质或皮质下结构,肌阵挛主要累及四肢远端,常常不对称或不同步出现。肌肉抽动常常很轻微,甚至肉眼不易察觉,需要触及患者肢体才可感觉到肌肉抽搐。临床表现为姿势性震颤或运动性肌阵挛,即在试图做精细运动时出现刻板的节律性运动或肌阵挛性抖动，四肢远端明显。游走性肌阵挛常见于婴幼儿严重的癫痫性脑病及某些进行性肌阵挛癫痫。

【脑电图特征】　肌阵挛的脑电图特征取决于肌阵挛的类型和癫痫综合征类型。婴儿早期肌阵挛脑病的远端游走性肌阵挛表现为暴发-抑制或类似高度失律图形，微小的肌阵挛抽动与异常放电可以没有明确的相关性。全身粗大肌阵挛发作时脑电图为广泛同步的慢棘慢复合波或多棘慢复合波暴发(图 13-5)。青少年肌阵挛癫痫则为广泛性 3.5～5Hz(有时为 2.5～3Hz)棘慢复合波、多棘慢复合波暴发。

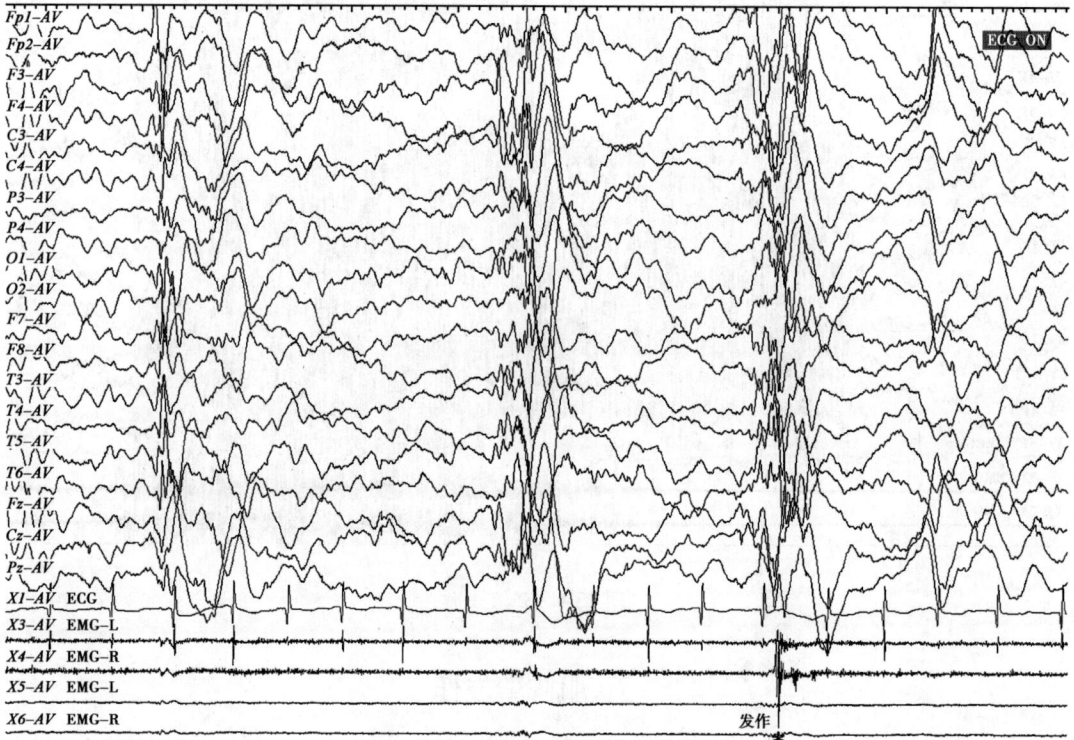

图 13-5　肌阵挛发作(＊处)

六、失张力发作和负性肌阵挛

【临床表现】　失张力发作表现为全身肌张力的突然减低或丧失，导致头下垂或突然跌倒，跌倒的姿势多为低头、弯腰、屈膝、臀部着地瘫倒在地，然后迅速起来，持续不足 1 秒钟，意识丧失常不明显。失张力发作持续状态表现为反复连续的失张力性跌倒、头下垂或类似共济失调样运动。失张力发作常见于儿童 Lennox-Gastaut 综合征或 Doose 综合征。

【脑电图特征】　失张力发作时脑电图多为广泛性高波幅棘慢复合波暴发，同步肌电图可见发作期短暂电衰减或静息，出现在脑电图棘波暴发之后 20～40ms，持续数十至数百毫秒不等，其前没有明确的肌阵挛成分。脑电图亦可表现为广泛性慢波暴发、低波幅去同步化快波或高波幅快活动(图 13-6)。

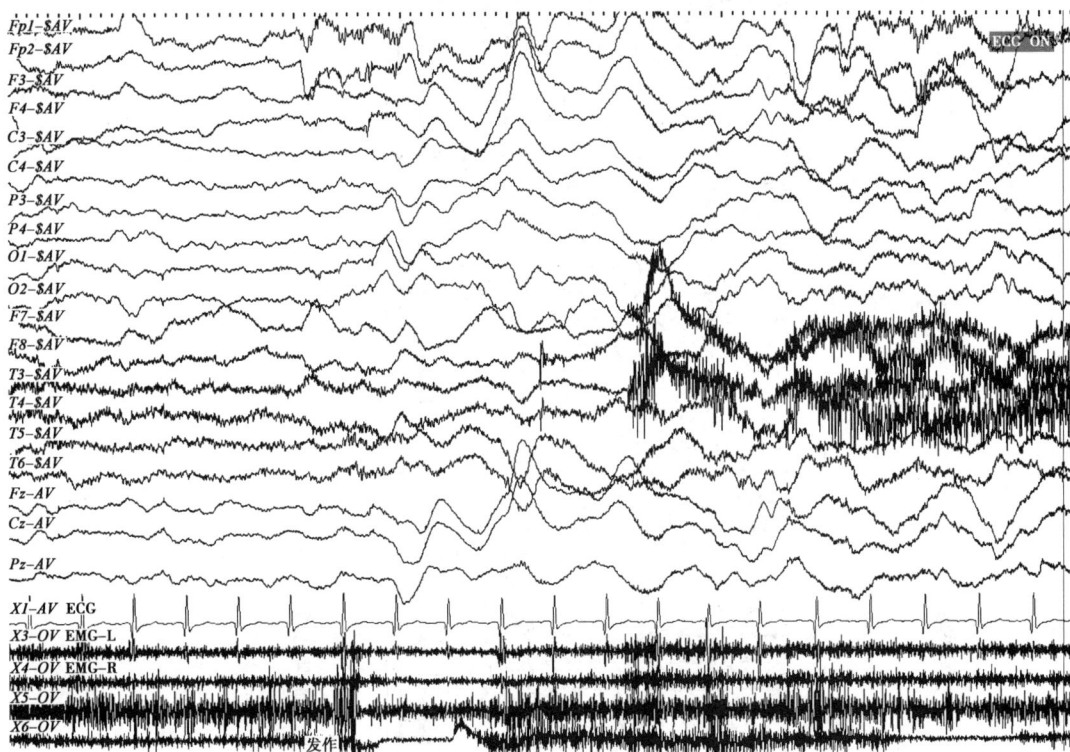

图 13-6　失张力发作

发作期 EEG 为弥漫性慢波，伴四肢肌张力降低（EMG 位于双侧三角肌和股四头肌）

七、阵 挛 发 作

【临床表现】　发作表现为双侧肢体的节律性阵挛性收缩，远端更明显，也可伴有眼睑、下颌及面肌的抽动。持续时间短暂，随着阵挛频率的减慢，抽动的幅度逐渐变小直至消失。发作后状态一般短暂。

【脑电图特征】　发作期脑电图为广泛同步的高波幅棘慢复合波、多棘慢复合波节律暴发或以相似的间隔反复发放，与阵挛运动同步；也可表现为不规则的棘慢复合波发放，与阵挛运动不完全同步。

八、肌阵挛失神发作

【临床表现】　发作首先表现为双侧肩部、上肢和下肢的节律性肌阵挛抽动，伴有强直成分导致肩部及上臂略上抬，并逐渐低头甚至弯腰；随着发作的持续出现意识障碍。其肌阵挛抽动的症状比伴轻微阵挛成分的典型失神发作更明显，而失神的程度可能比典型失神发作轻。

【脑电图特征】　发作期为双侧半球 2.5～3Hz 左右棘慢复合波节律暴发，持续 10～60 秒，与典型失神发作相似。同步肌电图显示肌阵挛抽动与棘慢复合波中的棘波成分同步（图 13-7）。部分患者伴有光敏性反应。肌阵挛失神发作主要见于儿童肌阵挛失神癫痫。

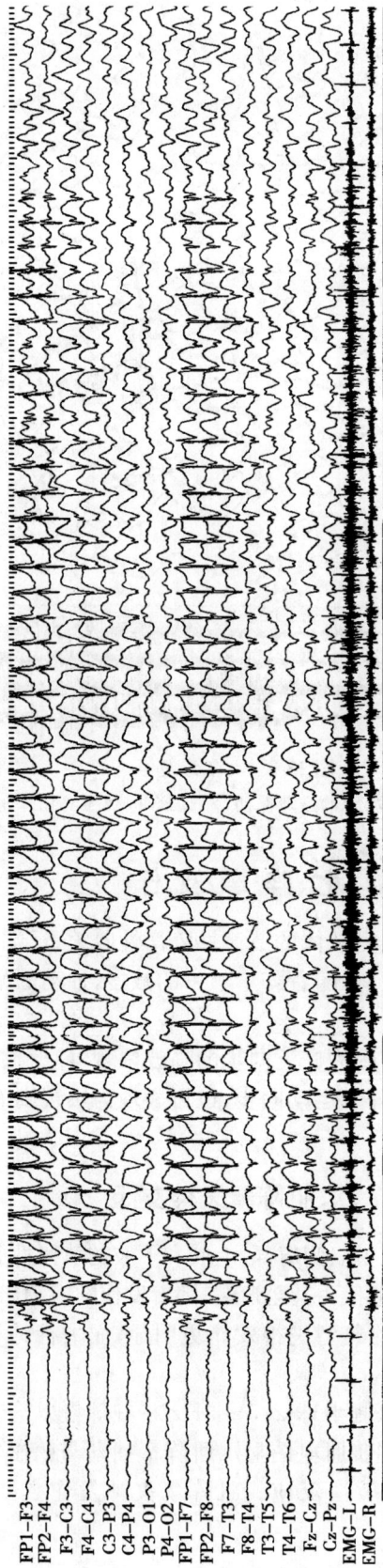

图 13-7　肌阵挛失神发作

双侧三角肌的 EMG 可见与 EEG 同步的肌电活动增强

九、眼睑肌阵挛

【临床表现】 眼睑肌阵挛发作的突出症状为双侧眼睑局部的节律性肌阵挛抽搐,表现为眼睑和眼球每秒 3～6 次的抽动,常伴有眼球上视及头后仰,表明有轻微的强直成分。短暂的发作一般只有单纯的眼睑肌阵挛而无意识障碍。如发作时间进一步延长,则出现轻-中度的意识障碍,即眼睑肌阵挛伴失神。在这种发作类型中,眼睑肌阵挛总是最主要和首先出现的症状,失神成分是否出现则视发作持续时间的长短而异。所有患者均有光敏性,且闭眼特别容易诱发。眼睑肌阵挛常见于青少年特发性全面性癫痫,平均起病年龄在 6 岁左右,女孩多见,对药物治疗反应较差,抗癫痫药物治疗后其他全面性发作类型(失神、强直-阵挛发作等)容易控制,但眼睑肌阵挛发作可长期存在。也可见于某些症状性或隐源性癫痫。

【脑电图特征】 发作期脑电图为广泛性 3～6Hz 棘慢复合波暴发,前头部波幅最高,多在闭目后 0.5～2 秒内出现,持续 1～5 秒,但在黑暗环境下闭目时不出现,提示放电与光线刺激有关。所有未经治疗的儿童患者均有光敏性反应,但治疗后或年龄较大的患者光敏性反应可减弱或消失。过度换气容易诱发,常伴有不同程度的临床发作(图 13-8)。睡眠期可见正常睡眠图形和睡眠周期,广泛性多棘慢波发放在睡眠期常增多,但持续时间缩短,临床观察不到发作;偶见睡眠期放电减少。部分患者可有少量局灶性放电。

十、肌阵挛-失张力发作

【临床表现】 肌阵挛-失张力发作(myoclonic-atonic seizures)中的失张力成分也被称为站立不能(astatic)或运动不能(akinetic)。其特点为失张力跌倒之前有短暂的肌阵挛抽动,为躯干和颈部的轴性肌阵挛,屈肌更明显;随即出现肌张力丧失而致跌倒。临床表现为点头或身体前屈(肌阵挛)然后快速跌倒(失张力),常跌伤面部。患儿亦可兼有单纯的肌阵挛发作,表现为躯干或四肢快速抽动,或面肌,特别是口和眼部肌肉的不规则颤搐;或单纯的失张力发作。肌阵挛-失张力发作是 Doose 综合征的主要发作类型。

【脑电图特征】 肌阵挛-失张力发作时的脑电图为广泛性棘慢复合波、多棘慢复合波暴发,慢波成分常波幅很高且持续时间较长(0.5～2 秒)。一般肌阵挛对应于棘波成分,而失张力对应于慢波成分。由于整个发作过程时间非常短暂,轻微的肌阵挛抖动临床很难观察到,同步 EMG 对诊断非常重要,可见在失张力的肌电抑制期之前有短暂的肌电暴发(图 13-9)。

十一、癫痫性痉挛

【临床表现】 癫痫性痉挛(epileptic spasms)的特征为重复而刻板的痉挛性收缩,表现为短暂的点头伴四肢屈曲或伸展。每次痉挛后可有短暂凝视、强哭或微笑。少数表现为不对称痉挛,常伴有部分性发作。同步肌电图记录显示痉挛发作的持续时间为 0.5～2 秒,比肌阵挛(100～200ms)长,而较强直发作(5～10 秒)短,肌电暴发多呈现快速增强快速减弱的菱形特征。

痉挛发作的另一特点是发作常成串出现,每串发作次数不等,从数次到数十次,甚至可达 150 次。每天发作数次至十余次,少数达数十次。成串发作常出现在入睡前或睡醒后不久。

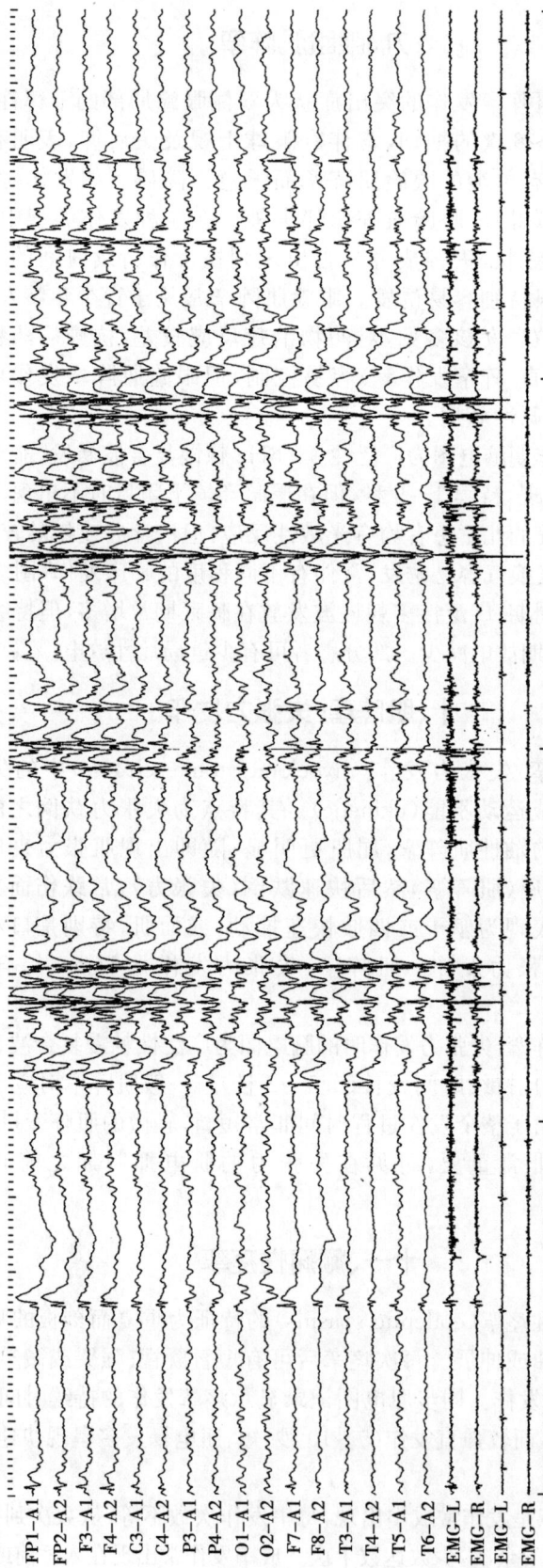

图 13-8 眼睑肌阵挛伴失神

EMG 位于双侧上眼睑和双侧三角肌，可见与 EEG 同步的眼睑肌电活动增强

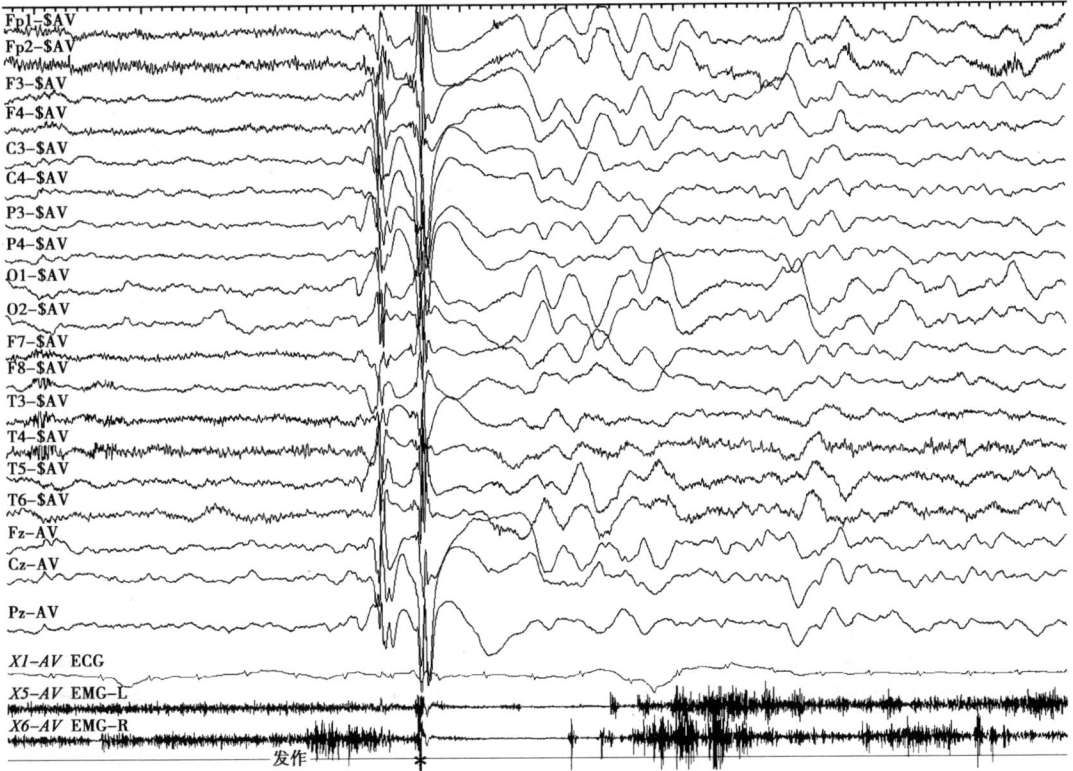

图 13-9 肌阵挛-失张力发作

EMG 位于双侧股四头肌,可见与 EEG 棘慢波同步的短暂肌阵挛抽动(∗),
然后又持续约 2 秒的肌电活动衰减

癫痫性痉挛是 West 综合征的典型发作表现,也可见于大田原综合征等癫痫性脑病。

【脑电图特征】 癫痫性痉挛发作间期多数为高度失律图形,但高度失律并非仅见于痉挛发作患儿,也可出现在其他癫痫性脑病时;而有些癫痫性痉挛发作间期没有明显的高度失律。

每次痉挛发作时的脑电图大致可分为三个时相:①短暂的广泛性 10～20Hz 低-中波幅快节律发放,持续 0.2～0.3 秒,这一时相的快波节律有时可缺如或复合在下一时相的慢波之上。②广泛性 1.5～2Hz 高波幅慢波,顶、中央区为主,其上可有切迹或复合快波成分。慢波的下降支常有一个非常深的正相偏转,同步肌电图证实其相对应与痉挛性收缩的症状。在缺少这一时相的慢波成分,或慢波没有明显的正相偏转时,发作常常非常轻微甚至观察不到。③弥漫性电压降低,表现为低波幅去同步化快波,也可复合 14～16Hz 低-中波幅快波节律,持续 3～6 秒(图 13-10)。这一时期临床常表现为无动性凝视。

各次痉挛之间的间隔时间从 5～6 秒到 10～30 秒不等,不超过 60 秒。间隔时期的背景仍可为高度失律,但多数高度失律消失,表现为低-中波幅的快慢混合波,没有或很少棘波、尖波发放,貌似"正常"背景活动,直至一串发作结束后才重新出现高度失律图形(图 13-11)。

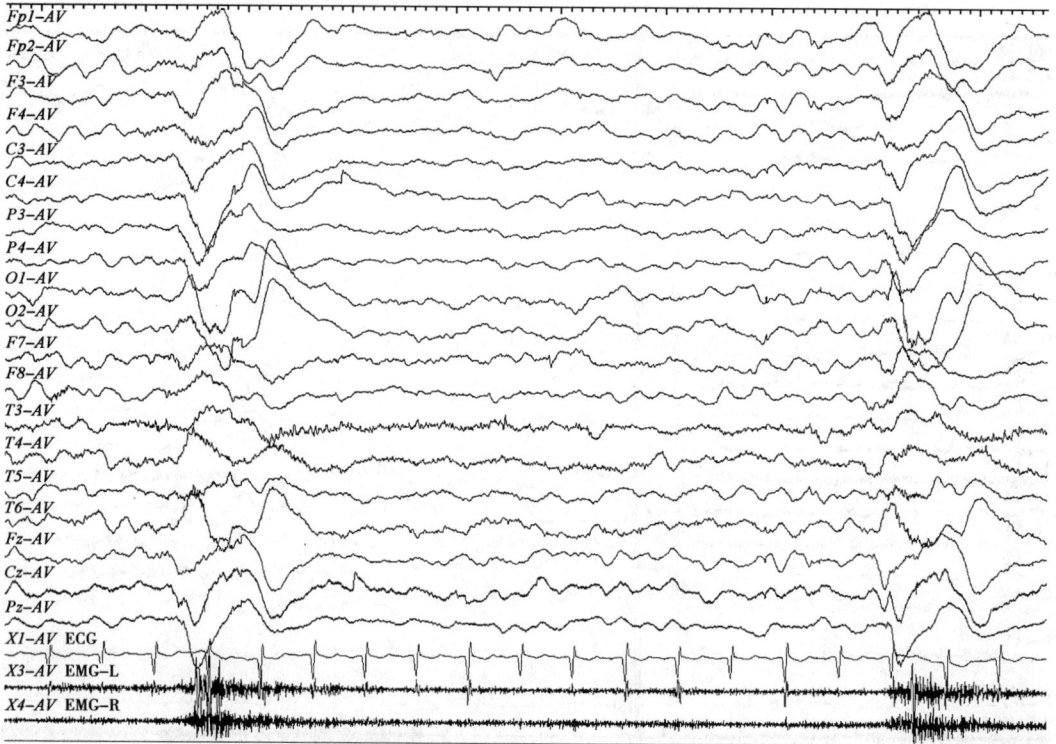

图 13-10　痉挛发作

EMG 位于双侧三角肌，可见 2 次对应于 EEG 慢波的梭形肌电增强约 1.5 秒

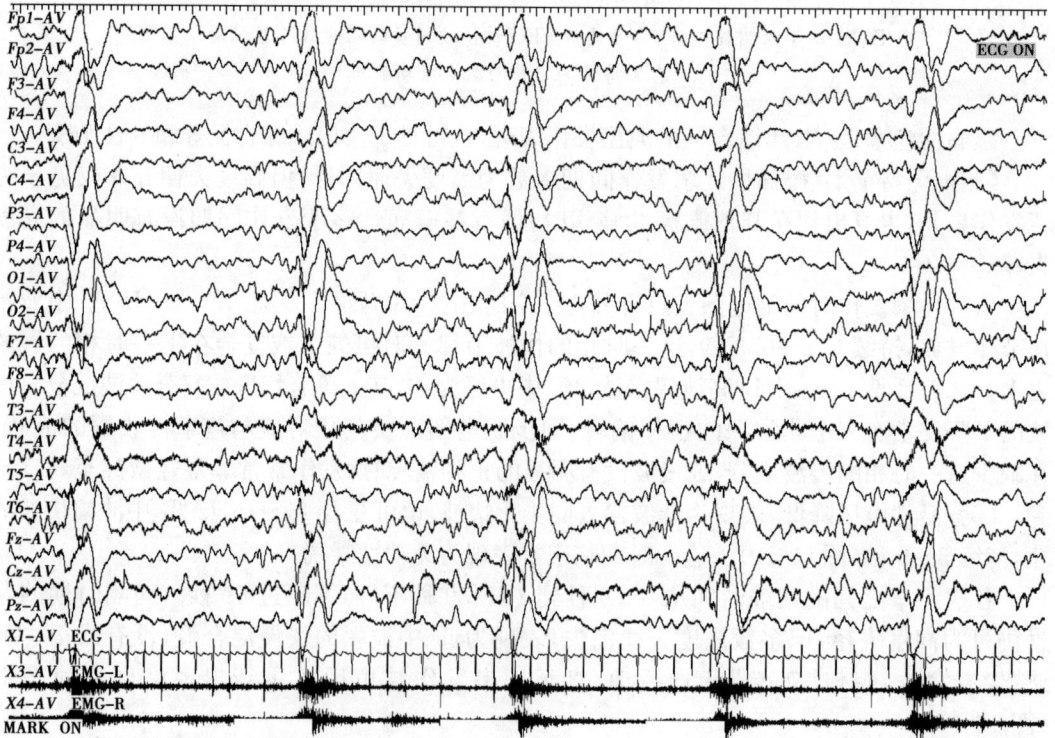

图 13-11　成串痉挛发作

间隔 5～6 秒反复发作数十次，背景没有高度失律特征

第二节　部分性发作

一、基 本 概 念

部分性发作(partial seizures)的临床和脑电图改变提示异常电活动起源于一侧大脑半球的局部区域。为了更好地理解部分性发作,首先介绍一些有关的概念。

1. 意识(consciousness)　对各种部分性发作都应注意发作时有无意识损伤及意识损伤的程度。意识在癫痫发作中指患者对外界刺激的知觉和反应性。在癫痫发作时,反应性(response)是患者执行简单指令或对外界刺激作出反应的能力。知觉(aware)则指对自身及环境事件所具有的感知能力。如果在癫痫发作过程中患者既没有知觉也丧失反应性,则表明有意识损伤。但有些患者虽然在发作时因运动障碍而丧失反应性,但仍具有知觉,表明没有意识丧失。部分性发作时出现意识损伤通常表明发作影响到双侧半球。

2. 先兆(aura)　是指在局部运动性发作或继发全面性发作之前出现的感觉症状,如视幻觉、听幻觉、嗅幻觉、内脏感觉(恶心、腹部不适、疼痛、饥饿感、腹部发热、上升感、腹鸣、嗝逆等不愉快或不寻常的感觉)或恐惧、欣快等情感症状。先兆是整个癫痫发作过程的一部分,单纯先兆发作即为局部感觉性发作。

3. Todd 麻痹(Todd's paralysis)　局部运动性发作后,在发作累及的部位可出现一过性肌力减弱或瘫痪,数分钟到数小时恢复,一般不超过 24 小时,称为 Todd 麻痹。在继发全面性发作的病例,Todd 麻痹的部位有助于发作起源的定侧。

4. 自动症(automatisms)　是癫痫发作中或发作后在意识障碍状态下的一种无目的(或半目的性)的不自主活动,是在高级皮质功能障碍时的某种释放行为。自动症的内容可以是发作前正在进行的活动的不适当的继续,也可以是新产生的动作。动作本身可以是协调或不协调的。自动症期间通常有意识损伤。全面性发作和部分性发作均可伴有自动症。当自动症为发作的首发症状或唯一表现时,提示为部分性起源的发作。自动症的内容与发作累及的部位有一定关系,典型自动症(口咽部运动或摸索运动)多源自颞叶,而过度运动性自动症多源于额叶。

5. 局部性放电的起源和扩散(onset and spread)　部分性发作时脑电图常见从局灶开始的放电,从脑电图的角度来说,发作的开始可表现为以下几种情况:

(1)局灶性(focal):指发作开始的放电影响到一个头皮电极或 1～2 个颅内电极。脑电图常常表现为某一导联从背景活动突然或逐渐变为低波幅的持续快波活动,波幅逐渐增高,频率逐渐减慢,范围逐步扩大。

(2)局部性(regional):涉及一定范围脑区的头皮电极,颅内电极可显示起源于脑叶的一部分,可在空间扩散数厘米。头皮脑电图显示涉及相邻 2～3 个导联的节律性放电。

(3)一侧性(unilateral):发作期放电累及一侧半球,难以进一步定位。脑电图表现为一侧半球的广泛性节律性放电或电压突然降低。

(4)非一侧性(no unilateral):发作期放电起源于两侧半球的某一局部区域,头皮电极双侧电压大致相等,或颅内电极双侧半球同时开始。

(5)部分性发作的演变过程:当脑内局部发作期放电被启动后,随着时间的进展,放电会循不同的传导通路迅速或逐渐扩散,脑电图的波形、波幅、频率和范围呈现动态变化过程,伴随临床发作症状的演变。有时电-临床发作循解剖结构向邻近区域扩散,如 Jackson 扩散;也可经特殊的传导通路扩散到其他脑区甚至远隔的部位。发作期脑电图有时能反映出这种扩散过程。但在很多情况下,头皮脑电图难以准确判断发作的起始部位,甚至可能提供发作起源的错误定位。对于有外科适应证的患者,必要时应进行发作期的颅内脑电图监测。

在少数情况下,临床表现为典型的癫痫发作,但发作期头皮脑电图不能发现特殊的变化,可能有多种原因,如脑电活动完全被肌电活动或运动伪差掩盖;在部分性发作时因异常放电的电场范围非常小或电压很低,头皮脑电图不能显示;或起源于半球内侧面、底面或深部结构的放电在头皮脑电图上记录不到。在这种情况下,应采样各种方法进行验证,包括反复进行长时间的脑电图监测、增加记录电极的数目(如增加蝶骨电极记录或采用国际10%系统),有条件时同步记录肌电图,进行抽动锁定的逆向平均分析等。

二、局部感觉性发作

【临床表现】 局部感觉性发作(focal sensory seizures)分为基本感觉症状和体验性感觉症状两类。感觉性发作的主要症状和定位见表 13-1。

1. **基本感觉症状**(elementary sensory symptoms) 又称简单感觉症状,起源于各初级感觉皮质,引起某种单调的、没有内容的或不成形的感觉症状,如躯体感觉(局部的针刺感、麻木感、偶有本体或空间知觉异常)、视觉(简单颜色、闪光、暗点、黑蒙、视野缺损等)、听觉(如蜂鸣音、敲鼓声或噪声感。有些患者主诉外界声音突然变大或变小,变远或变近等失真感觉)、嗅觉或味觉(多为令人不快的味道)、内脏感觉(心慌、腹部上升感等)。

2. **体验性感觉症状**(experiential sensory symptoms) 又称复杂感觉症状,发作主要表现为高级皮质功能障碍,包括记忆障碍,如陌生感(jamais-vu)、似曾相识感(daja-vu)、过去经历的全景式回闪等;知觉障碍,如梦样状态、时间或空间感觉异常、一侧忽视等;情感障碍,如恐惧、生气、抑郁、躁怒、欣快等;以及人格解体感等幻觉或错觉。这类发作多起源于边缘系统或颞-顶-枕交界区的联合皮质。发作时患者意识基本清楚,能感觉、回忆并描述这类不寻常的体验。

【脑电图特征】 简单感觉症状起源于相关的初级感觉皮质区,但由于所涉及的范围非常局限,发作期头皮脑电图常没有明显的局部改变,少数情况下可见局部起源的 10～20Hz 快波活动,或不规则棘波、尖波及慢波活动,波幅逐渐增高,频率逐渐减慢,并可向周围或对侧皮质扩散。发作间期可见局部散发棘波、尖波。如局部脑区有结构性损伤,可见局部的慢波活动。

表 13-1 感觉性发作的表现及定位

分　类	表　现	定　位
基本感觉症状		
躯体感觉症状(对侧)	刺痛感、麻木感、运动感、冷、热或疼痛感、电击感、身体局部忽视感等	中央后回
躯体感觉症状 (双侧、对侧或同侧)	上述感觉症状常累及指尖、足,或唇、舌等口周区	第二感觉区(运动区下方外侧裂附近额、顶、岛盖交界区)
视觉症状	黑蒙、光点或周边视觉症状	距状裂和距状裂周围枕叶皮质
听觉症状	蜂鸣音、敲鼓声或噪声感,声错觉(声音变大或变小、变远或变近)	颞上回听觉皮质(Heschl 回)
前庭症状	眩晕	颞上回前庭皮质到听皮质
味觉	味幻觉或错觉	顶叶接近岛盖区
嗅觉	嗅幻觉或错觉	内侧颞叶,包括前梨状区皮质、外嗅皮质、内嗅皮质、杏仁核及周围皮质、隔核、视丘下部

分　类	表　现	定　位
体验性感觉	记忆（熟悉感、陌生感、记忆重现、记忆空白）、情绪（恐惧、沮丧、愉悦、抑郁、生气）、其他（不真实感、人格解体、强迫思维、身体扭曲感）等	杏仁核、海马、海马旁回、颞叶新皮质

三、局部运动性发作

（一）基本阵挛运动（elementary clonic motor signs）

【临床表现】 基本阵挛运动起源于中央前回的运动皮质。由于面部和手在运动皮质的代表区最大，局部阵挛性发作最常由一侧面部或手开始，可伴有同侧的 Jackson 扩散，也可经胼胝体传导至对侧皮质相应区域引起双侧阵挛性发作，但动作强度通常不一致或不同步。发作后可有 Todd 麻痹。

【脑电图特征】 发作时脑电图为中央区和（或）中颞区局部开始的低波幅快活动持续发放，波幅逐渐增高，频率越来越慢，范围可逐渐扩大，也可始终限局在运动皮质区。阵挛运动与放电一般不同步。发作后电抑制现象一般较轻。发作间期在一侧或双侧 Rolandic 区可见散发尖波、尖慢复合波或限局性慢波（图 13-12）。

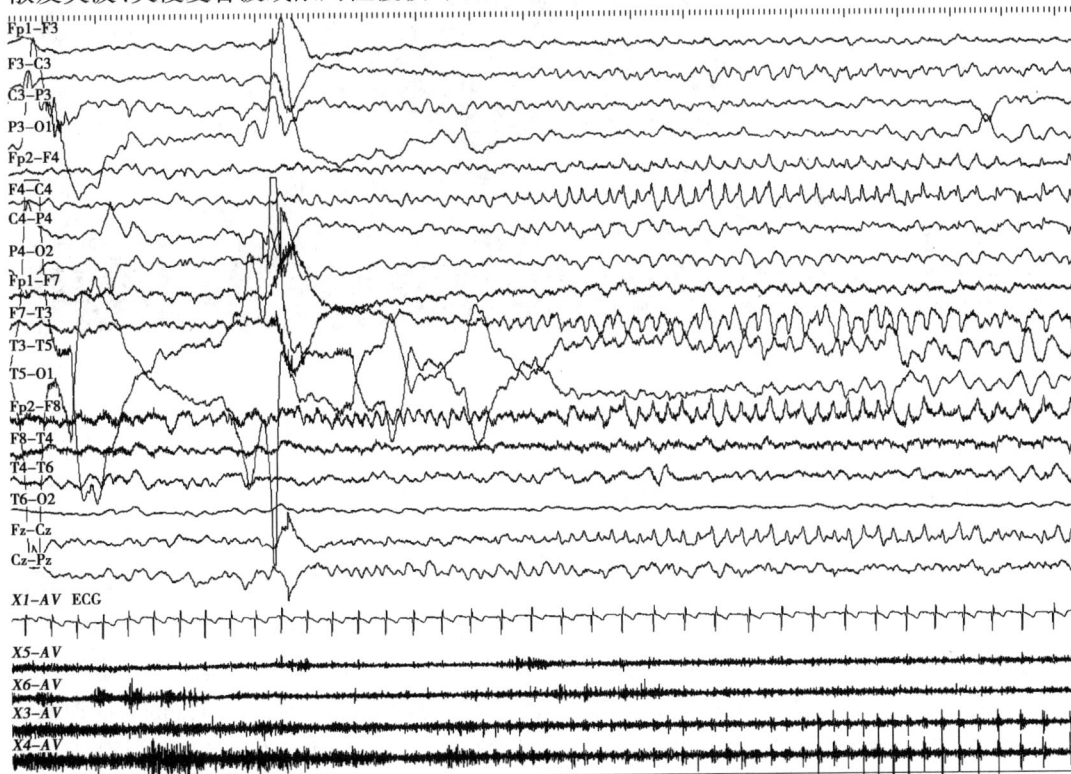

图 13-12　局部阵挛发作

EEG 为右侧额、中央区为主节律性尖波持续发放，扩散至对侧中颞区，
伴双侧上肢不对称阵挛性抽搐（EMG 位于双侧股四头肌和双侧三角肌）

（二）不对称强直运动发作（asymmetric tonic motor seizures）

【临床表现】　不对称强直性发作是由于局部的强直性收缩导致的各种姿势异常，常表现为发作时一侧颈部和眼肌的强直性收缩导致头和眼向一侧强迫性偏转，可伴该侧上肢外展、上举并外旋，肘部轻度屈曲，患者如同注视上举的手臂，双下肢不对称屈曲或伸展。偏转性发作多起源于额叶前运动区或辅助运动区（SMA），也可见于枕叶或颞叶起源的发作。辅助运动区起源的发作常有四肢不对称的姿势或运动。

【脑电图特征】　发作期脑电图最初常为弥漫性低电压快活动，然后可出现一侧额及颅顶区的节律性放电或各种频率的广泛性节律性放电，其中可夹杂不同程度的肌电干扰，对侧半球可逐渐出现频率不等的慢波活动（图 13-13）。在发作的进展过程中，放电频率最快、波幅最高的部位可移行至同侧后头部。后头部起源的发作可见顶枕区低-中波幅快波活动，逐渐演变为高波幅棘慢复合波发放。有时可见多灶起源的不对称强直发作。发作期放电也可累及一侧半球。

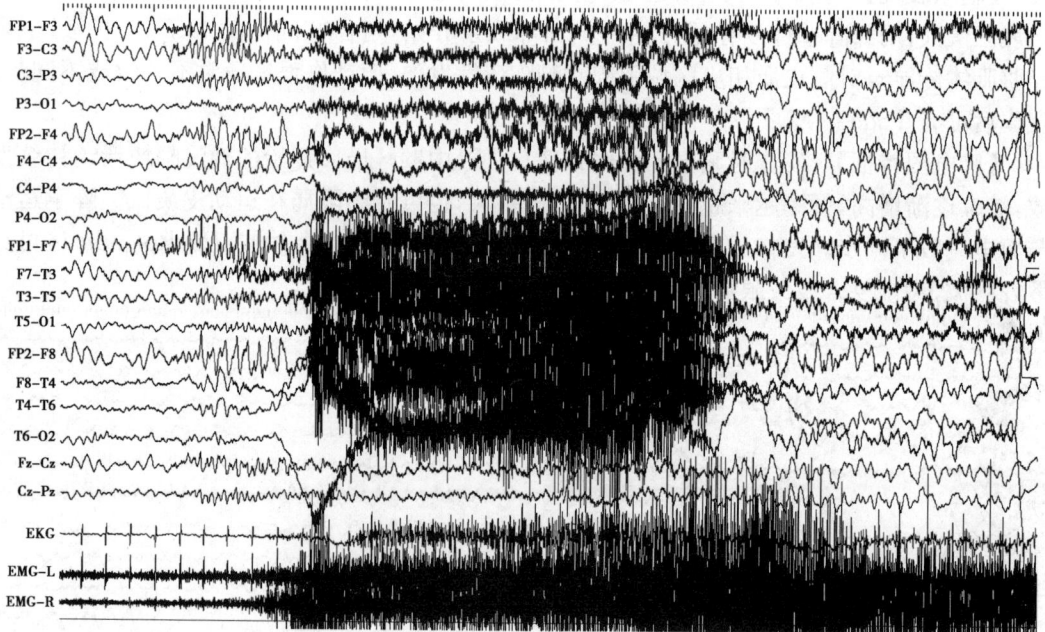

图 13-13　不对称强直发作
发作期 EEG 为右额起始的尖波节律开始，
伴双侧上肢不对称强直和面肌强直（EMG 位于双侧三角肌）

（三）典型自动症（typical automatisms）

【临床表现】　典型自动症又称为颞叶自动症 （temporal lobe automatisms），症状起源于颞叶内侧，表现为口咽部自动症（咂嘴、咀嚼、吞咽、流涎、舔唇等）、手的无目的刻板重复动作（如挫手、摸索等简单刻板动作）及反应性自动症（对外部环境保留一定的反应，如可以避开障碍物）等。当上述自动症是发作的首发症状或唯一症状时，提示发作起源于颞叶内侧。

【脑电图特征】　发作期为弥漫性不规则慢波，伴一侧或双侧颞区 4～6Hz 的 θ 活动或尖波节律发放，常夹杂咀嚼引起的颞区成簇肌电伪差（图 13-14）。由于发作起源较深，头皮脑电图多数记录不到明显的痫样放电，但背景活动常有不同程度的变化，如频率变慢、节律由不规则变为规则等。蝶骨电极有时可显示较明显的发作期放电。发作间期一侧或双侧前颞区和（或）蝶骨电极可记录到散发低-中波幅棘波、尖波。

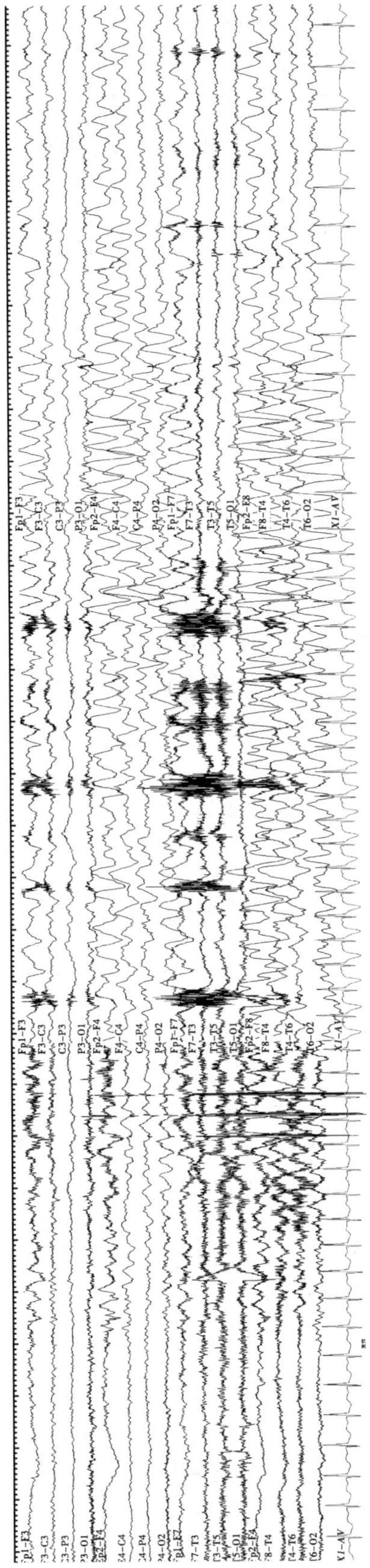

图 13-14　典型自动症发作

男,11 岁,间期 EEG 为额、颞区放电;发作表现为右手比划,拍打面部→凝
视伴间断咂嘴,吞咽动作,发作期 EEG 为右侧半球弥漫性高波幅慢波活动,右颞区著

(四)过度运动性自动症(hyperkinetic automatisms)

【临床表现】　也称为躯体运动性自动症。发作多起源于额叶。表现为躯干及四肢大幅度不规则的混乱运动,在上肢可表现为划船样或投掷样舞动,下肢可为蹬车样交替划圈或乱踢乱伸,躯干可表现为髋部前冲运动或扭来扭去等;发作时常伴有发声。多在睡眠中发作,持续时间短暂,多为数秒或数十秒,很少超过1分钟,但常有频繁成簇的发作。

【脑电图特征】　发作期脑电图最初多为广泛性电压降低,随后出现一侧或双侧额区或中央顶区的尖波、慢波等各种节律性放电。但由于患者剧烈运动的干扰,发作期多数脑电图无法分析。发作后期放电可侵入颞叶内侧,出现颞区节律性电活动伴咀嚼、吞咽等颞叶自动症表现(图13-15)。

(五)局部负性肌阵挛(focal negative myoclonus)

【临床表现】　局部负性肌阵挛实际上是一种非常短促的局部失张力发作。临床上发作可以非常轻微,患者常表现为动作不稳,类似粗大震颤,手中拿的东西常不自主掉落;严重时可有快速点头或跌倒发作。癫痫性负性肌阵挛常见于儿童不典型良性Rolandic癫痫,也可见于其他症状性癫痫(如偏瘫、神经元移行障碍)伴Rolandic区放电的儿童。

【脑电图表现】　在脑电图记录时令患者进行直立伸臂试验,即在站立位时双上肢向前平伸,可见一侧手臂的瞬间下垂。发作期脑电图为对侧中央区棘慢复合波发放。如为双侧放电,则可表现为双侧手臂下垂、点头甚至跌倒。双侧三角肌同步肌电图显示在直立伸臂试验时,维持姿势的持续性紧张性肌电活动短暂丧失与脑电图的棘波或尖波有锁时关系,一般在棘波之后15~50(多为20~40)ms出现短暂的肌电活动消失,持续50~400ms(多为100~200ms)。局部负性肌阵挛与棘波波幅的高度有一定关系,波幅越高,发作越明显,常见一个单个的高波幅棘慢复合波即可引起一次发作,连续的棘慢复合波发放更容易引起发作(图13-16)。

四、痴笑性发作

【临床表现】　痴笑性发作(gelastic seizures)的病因79%为下丘脑错构瘤。患者常有智能障碍和青春期性早熟。不伴有错构瘤的痴笑发作常起源于颞叶或额叶,没有性早熟症状。

发作表现为阵发性的,没有诱因的,不合时宜的强迫性不自主发笑(大笑或微笑),也有看似比较自然的发笑。发作时患者通常意识清楚,少数伴尿失禁,常有自主神经症状。患者主观上有或没有高兴愉悦的感觉。发作频繁,一日数次甚至每小时数次发作,特别是在伴有错构瘤的患者。可伴有其他类型的发作,如偏转性强直、不典型失神、自动症、跌倒发作、痉挛发作、复杂部分性发作、全面强直-阵挛发作等。痴笑发作与其他发作类型在同一患者可分别出现或出现在同一次发作中。也有些患者痴笑是唯一的发作表现,或哭和笑混合出现。

【脑电图特征】　伴有下丘脑错构瘤的痴笑发作起源于错构瘤本身及其周围结构,因此发作间期和发作期脑电图均缺乏特异性改变,可为广泛性或限局性棘波、尖波发放。发作间期头皮脑电图常在额区、额颞区或一侧中央顶区记录到间断慢波或散发棘波、尖波。发作初期头皮脑电图表现为弥漫性电压降低,然后可在额区、额颞区出现数量不等的θ节律或尖波活动发放(图13-17)。由于有些异常放电出现在痴笑发作之后数秒,推测是从深部传导而来而非最初的起源。

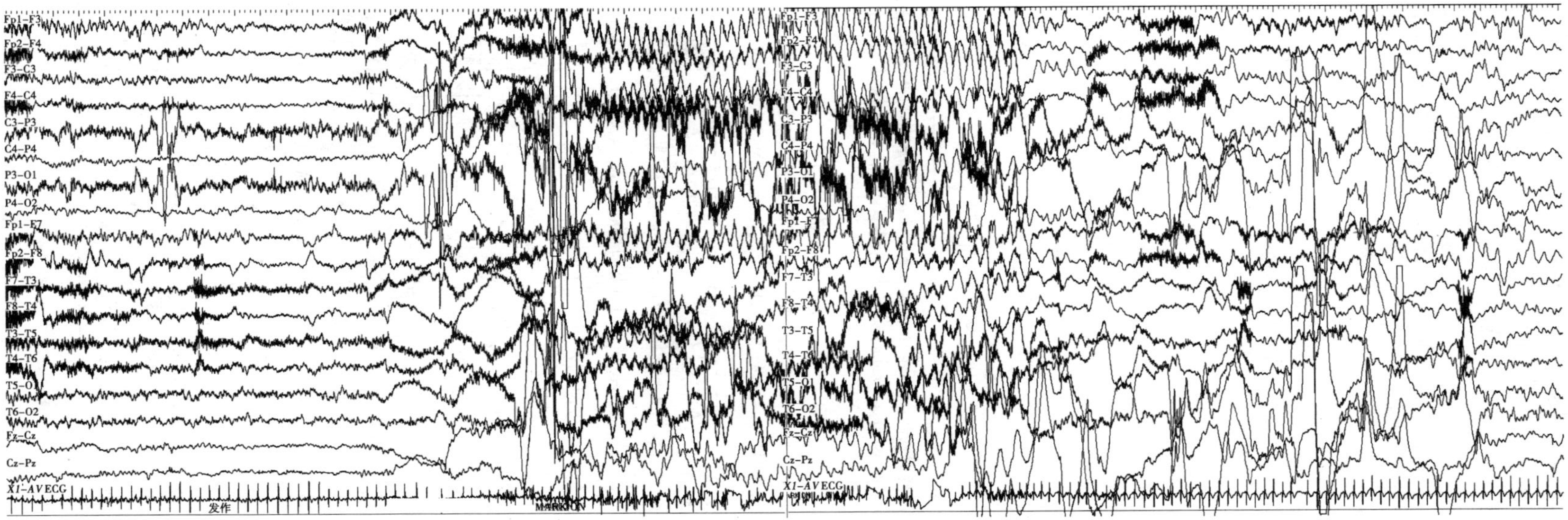

图 13-15 过度运动性自动症发作

男,4 岁,发作表现为咧嘴、表情紧张,下肢伸展及蹬踏动作,身体扭动,上肢乱抓,伴喊叫,有时伴咂嘴,发作期 EEG 为额区节律性慢波发放,伴多量运动伪差

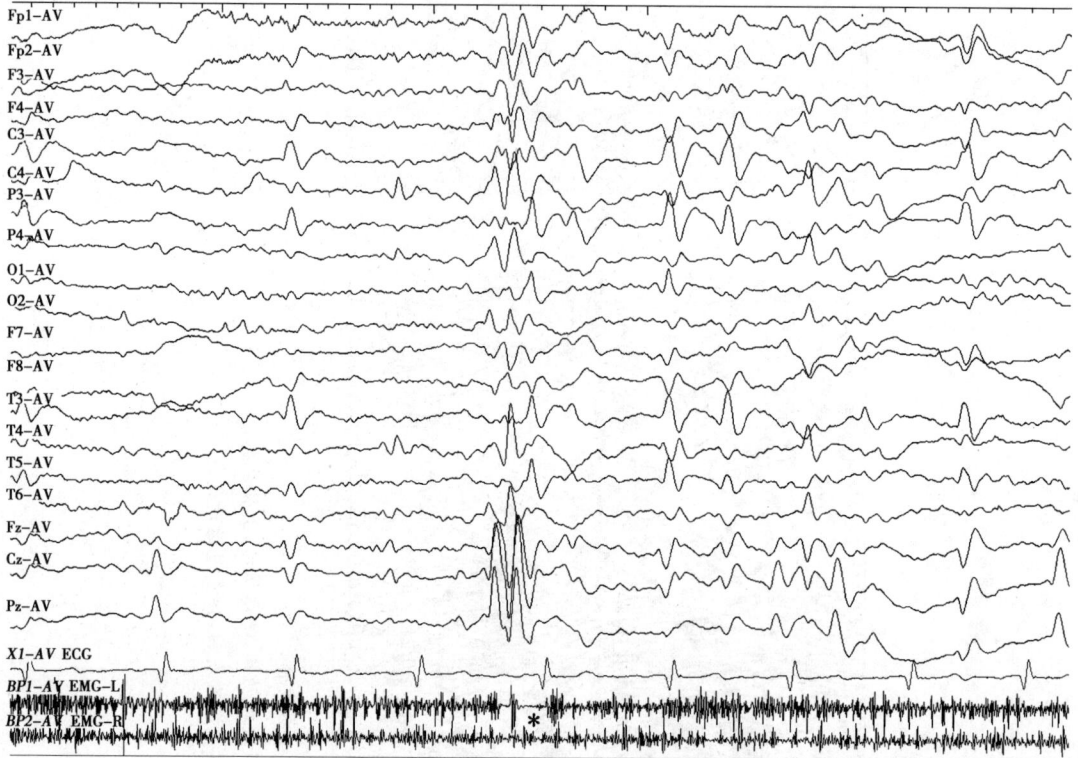

图 13-16　负性肌阵挛
引起发作的 Rolandic 区棘波波幅更高,扩散更广泛,右侧明显,
同时左上肢 EMG 有约 150ms 的短暂电压衰减(＊处,EMG 位于双侧三角肌)

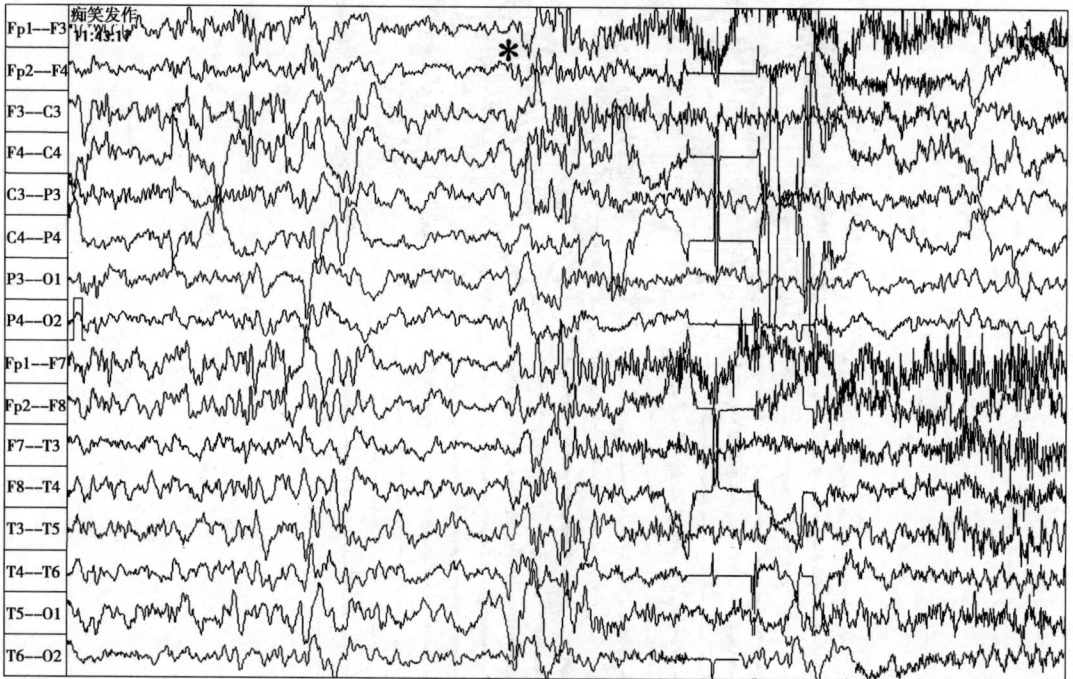

图 13-17　痴笑发作
男,3 岁,下丘脑错构瘤伴频繁痴笑发作,图中自＊处开始发作

五、半侧阵挛性发作

【临床表现】 半侧阵挛性发作(hemiclonic seizures)以局部或一侧的阵挛发作开始,常常是从一侧口角或手开始,并扩散到同侧上、下肢、头、眼等部位。阵挛的节律、程度、部位、累及范围、持续时间及意识损伤程度均不恒定,也可扩散至对侧。常伴有明显的自主神经症状,如发绀、呼吸障碍等。可见于半侧惊厥—半侧瘫痪综合征(hemiconvulsion-hemiplegia syndrome,HH 综合征)、半侧惊厥—半侧瘫—癫痫综合征(hemiconvulsion-hemiplegia-epilepsy syndrome,HHE 综合征)、Rasmussen 综合征等。有时伴有一侧半球的结构性病变,临床可有偏瘫等神经体征。

【脑电图表现】 发作期脑电图常为双侧半球节律性慢波,阵挛发作的对侧波幅更高;并可见棘波、尖波不规则发放或持续节律性发放,以额、中央区为著;该侧半球还可伴有 10Hz 的募集性节律,尤以后头部突出。在长时间发作时,脑电图放电的波形、频率及部位呈动态改变。多导图记录显示阵挛性的肌肉抽搐与脑电图的棘波不一定完全同步。发作后常有该侧半球的电压抑制和弥漫性慢波。

发作间期脑电图所见视记录时间及病因而不同。热性惊厥发作后一周内可见弥漫性慢波增多和(或)癫痫样放电。如无其他病因,两周后脑电图可恢复正常或仅遗留轻度非特异性异常。如有一侧半球内病变,可见背景活动不对称,一侧慢波活动或有一侧半球为主的癫痫样放电。

六、局部继发全面性发作

起源于不同部位的各种类型的局部性癫痫均可能继发全面性发作(secondarily general-ized seizures)。发作开始时的临床和(或)脑电图特征提示发作从局部开始。逐渐或快速演变为双侧运动性发作,通常为双侧阵挛发作或强直-阵挛发作,但常有不对称姿势或双侧不同步的抽动。脑电图在出现继发全面性发作时可见双侧广泛性高波幅棘波、棘慢复合波、慢波持续发放,左右常不对称,或可见起源部位表现为频率更快的棘波或棘慢复合波发放。发作后可有短暂的电抑制(图 13-18)。有时局灶性起源的放电扩散为双侧半球放电,临床仅表现为意识障碍而没有明显的运动症状(局部继发失神发作)。

第三节　癫痫持续状态

癫痫持续状态(status epilepticus, SE)是指异常癫痫样电活动持续发放,导致意识障碍、精神行为或认知功能异常,和(或)各种形式的惊厥发作持续时间达到或超过 30 分钟。对于惊厥发作者,持续惊厥发作,或反复惊厥发作,但各次发作之间意识状态或认知功能不能恢复至正常水平,持续 30 分钟或以上者,为惊厥性癫痫持续状态。临床没有明显惊厥发作,主要表现为持续的意识、精神、行为、认知异常者为非惊厥性持续状态。癫痫持续状态的常见分类见表 13-2。

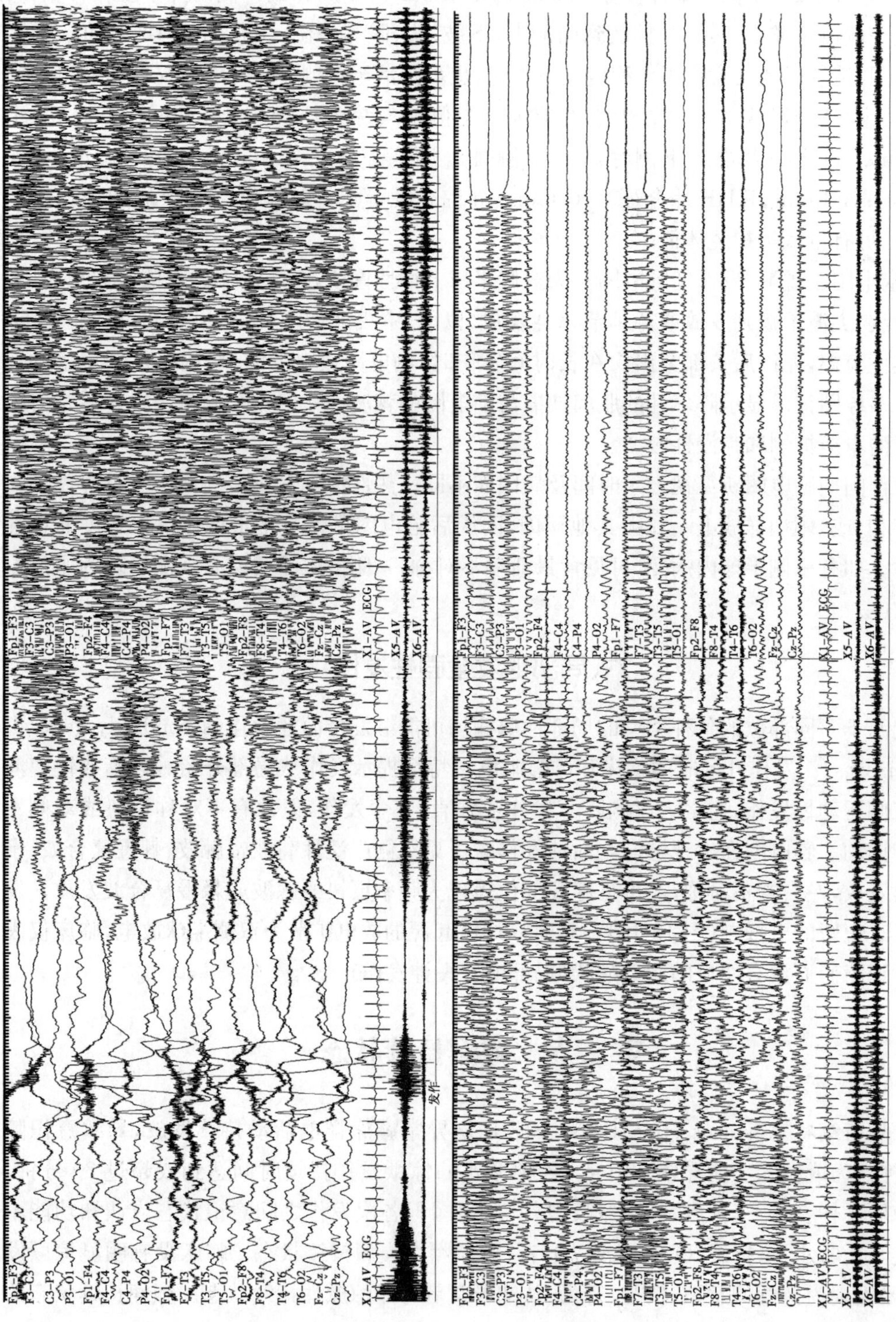

图 13-18 局部继发全面强直-阵挛发作

发作期放电从双侧额、前颞区开始,扩散至双侧半球,最后限局在左侧半球

表 13-2 癫痫持续状态的简化分类(Celesia,1976)

惊厥性癫痫持续状态
　　全面性(强直-阵挛持续状态)
　　部分性(持续性部分性癫痫)
非惊厥性癫痫持续状态
　　全面性(失神持续状态)
　　部分性(复杂部分性持续状态)

(一)全身强直-阵挛持续状态

【临床表现】　全身强直-阵挛性癫痫持续状态(generalized tonic-clonic status epilepticus,GTCSE)是临床急症,多见于成年人,常有某种诱因或合并某种结构性脑病变,长时间的惊厥发作可合并呼吸循环衰竭等多系统并发症,并可引起惊厥性脑损伤,临床应及时判断及时处理,并应查找和纠正可能的诱发因素。

临床表现以全身强直-阵挛发作(GTCS)开始,惊厥持续不止,多为长时间持续阵挛抽搐;也可表现为反复的 GTCS,2 次发作之间意识不恢复;或间以不规则的局部或全身肌阵挛抽搐。一般 GTCSE 在病程中惊厥性活动逐渐减弱,后期仅表现为小的肢体和躯干抽动,部位不固定,也可有眼震样的眼部运动,患者常处于深昏迷状态。这种 GTCSE 后的非惊厥性癫痫持续状态或亚临床的惊厥发作状态与发作后状态的鉴别常常需要依靠脑电图记录。

【脑电图特征】　发作期脑电图开始与自限性的全身强直-阵挛发作相似,后期在弥漫性慢波或抑制背景上出现不规则或间断的棘慢复合波、多棘慢复合波暴发。GTCS 后的非惊厥性持续状态时脑电图仍为持续或间断的发作期放电,广泛或游走性出现。而由发作期转变为发作后状态的脑电图演变过程通常为:节律性或不规则棘波、尖波、棘慢复合波、多棘慢复合波发放(发作期)→广泛电压抑制或电静息,持续数十秒至十余分钟,并逐渐出现弥漫性 0.5～3Hz 高波幅慢波,波幅逐渐增高,持续数分钟至十余分钟(发作后状态)→逐渐出现睡眠纺锤波及慢波睡眠期图形。

(二)持续性部分性癫痫(epileptic partial continua,EPC)

【临床表现】　EPC 可见于任何年龄,但多见于儿童,特别是 10 岁以下儿童。临床主要表现为局部运动性发作(肌阵挛或阵挛)的持续状态。开始发作不呈连续性,以后则发作频繁,逐渐呈持续性,可持续数小时、数天、数周甚至数月。发作限局在身体某一个固定的部位,特别是口角、下颌、手指、前臂、足部等,偶可引起腭肌阵挛。抽动的频率从每分钟数次至20 次不等,多为 2～8 次。50% 睡眠中亦有抽动。阵挛发作可按照 Jackson 发作的进展方式扩散,也可伴意识损伤,或泛化为全身强直-阵挛发作。局部发作时不伴意识障碍,患者可正常交谈、执行命令、计数、回答问题。病程中发作的严重程度可有起伏变化,情绪紧张时常引起发作加重。部分患者的抽动对刺激敏感或对运动敏感。患者可合并其他类型发作。多数神经影像学有局部异常发现。由于 EPC 的病因多样,其病程和预后应参考基础病变作出判断。

【脑电图特征】　脑电图背景根据基础病因的不同而异,从基本正常到明显异常。异常背景活动主要为基本节律解体,弥漫性慢波增多,间断出现不对称的 δ 活动或 θ 活动。发作间期可见弥漫性、以一侧为主的棘波、棘慢复合波、多形性慢波或多灶性放电,以额、颞区或额、中央区为著。也可在一侧前头部有持续性高波幅节律性慢活动,夹杂棘波。通常异常放电在病侧半球明显,但如病变一侧半球有严重结构和功能异常时,相对健侧的异常可能更为突出。发作期脑电图很难判定放电的确切起始部位,可为一侧性,或为多灶性起源,多数位于中央区及其周围,有时发作期并无明显的棘波、尖波发放,只表现为不规则的多形性慢波活动。脑电图放电与临床发作之间看似无明确的关联,这可能是因为棘波的电场范围非常小、电压较低或位于脑沟内所致。睡眠可改善或加重脑电图异常或临床发作,改善者更多见。

(三)失神持续状态

【临床表现】 失神持续状态(absence status epilepticus,ASE)临床主要表现为不同程度的持续意识和行为改变,意识障碍的严重程度在不同患者之间或同一患者不同次发作之间可有很大的差别,但与短暂自限性的典型失神发作不同,患者很少表现为完全的意识丧失和动作停止。失神持续状态时最轻微的表现可貌似"正常"或仅有轻微的反应迟钝,可以如常上班或上学,但工作和学习效率明显降低。严重时则丧失任何反应性。多数患者表现为不同程度的反应迟钝、朦胧状态或梦样状态、行为懒散、冷淡、常有嗜睡、动作缓慢、自发性动作或语言减少、定向力降低或丧失等。多数有自发或环境诱发的自动症。患者可以进食、饮水、自己穿衣,能躲避疼痛刺激,可以执行简单的命令,可以行走甚至骑车或驾车出行。发作过程中常有肢体的肌阵挛性抽动,眼睑肌阵挛更常见。失神持续状态可以由一次强直-阵挛发作或肌阵挛发作诱发开始,或最终以强直-阵挛发作结束。发作过程中症状没有周期性波动。失神持续状态如不干预,发作可持续数小时至数天,一般为7~8小时。事后对发作过程完全失忆或仅能部分回忆。

失神持续状态可见于任何年龄,多数为已诊断的癫痫患者,但有15%以失神持续状态为首次癫痫发作。发作诱因包括睡眠剥夺、感染、妊娠、过度换气、闪光刺激、撤药等。部分女性患者与月经周期有关,可能与内分泌改变有关。发作常与睡眠-觉醒周期有密切关系。患者可在某次睡醒后呈现失神状态;或在失神状态下入睡,睡醒后已恢复正常。当儿童或少年失神发作频繁时,失神持续状态的发生率较高。

【脑电图特征】 失神持续状态临床诊断困难,常被误认为精神行为异常、癔症、缄默症等。脑电图是不可缺少的诊断依据。任何以往有癫痫特别是失神发作的患者如出现长时间的不能解释的意识障碍或行为改变,均应考虑失神持续状态的可能性并及时进行脑电图检测。

发作期脑电图为广泛3Hz左右棘慢复合波持续发放,中间仅有很少的短暂间断,在整个发作过程中波形和频率很少有变化。意识和行为的改变与脑电图放电有直接关系,在放电最广泛且波幅最高时,意识和操作行为损伤最严重(图13-19)。在脑电图监测下静脉注射安定或氯硝基安定后棘慢复合波发放在数分钟内消失,患者意识随即恢复。失神状态在睡眠期棘慢复合波发放不再持续,而是表现为频繁而短暂的棘慢复合波、多棘慢复合波暴发,整夜存在。醒后重又恢复持续棘慢复合波发放。

失神状态时脑电图也可表现为其他频率的广泛性棘慢复合波,包括3~4Hz棘慢复合波,4~6Hz棘慢复合波,3~5Hz慢波为主并有棘波夹杂其间等。相应的临床症状可以表现为眼睑肌阵挛伴失神、口周肌阵挛伴失神或其他伴有失神的发作。慢于3Hz的慢棘慢复合波多见于不典型失神持续状态。

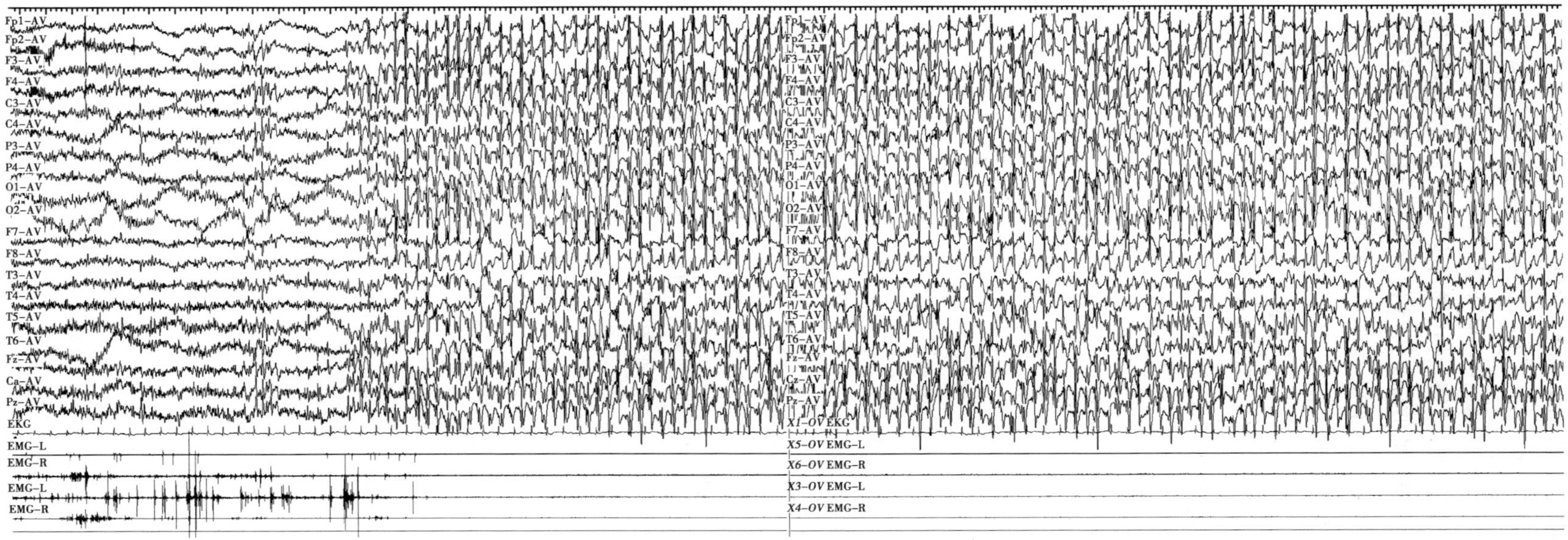

图 13-19　失神持续状态

男,7 岁 10 个月,VEEG 监测中广泛性棘慢节律棘慢波节律持续发放,患儿意识模糊,睁眼凝视无动,对外界刺激反应低;偶有短暂放电中断时表现为头面部及双上肢不规则抖动,与放电无对应关系

(EMG 位于双侧三角肌和双侧股四头肌)

(四)精神运动性持续状态(psychomotor status)

【临床表现】 精神运动性持续状态又称复杂部分性持续状态,发作时症状多变,主要表现为不同程度的意识、精神、行为、情感和认知的改变。发作可持续数小时至数天,表现为长时间持续的意识障碍、认知减退和(或)精神病样行为,伴或不伴自动症的表现。发作过程中常可观察意识障碍程度呈周期性的波动。发作过后有失忆现象。

【脑电图表现】 发作期脑电图主要为颞区为主的各种形式的癫痫性电活动,持续发放或反复阵发出现,如节律性的棘波、尖波或 5~6Hz 的 θ 活动,可向邻近区域(枕区、额区或顶区)或对侧半球扩散,或左右交替出现。有些患者在发作开始时脑电图没有明显异常,随着发作的进展,脑电图出现弥漫性不规则高波幅慢波异常,但没有明确的局灶性特征。蝶骨电极可发现头皮记录不易发现的异常放电,可见阵发性 5~7Hz 尖波节律暴发,在左右两侧交替。

第十四章

癫痫综合征的脑电图

癫痫(epilepsies)：多种原因造成的慢性脑功能障碍，导致神经元过度同步放电，引起反复的、自发的、不可预期的癫痫发作，并导致躯体和社会心理不良后果。而癫痫综合征(epileptic syndrome)是指由一组电-临床特征所构成的特定临床情况，并不是所有的癫痫都符合癫痫综合征的诊断。以下介绍主要癫痫综合征的临床和脑电图特征。

一、良性家族性新生儿惊厥

【临床表现】 良性家族性新生儿惊厥(benign familial neonatal convulsions,BFNC)是一种少见的常染色体显性遗传的新生儿部分性癫痫综合征。病因与钾离子通道的基因突变有关。80%的患儿在生后第2~3天发病，俗称"三日风"("third day's fits")。发作开始时表现为广泛性强直，继而出现各种自主神经症状(呼吸暂停、青紫、心率变化等)、运动性症状(双侧或局部阵挛，可从一侧游走至另一侧)及自动症(吸吮、咀嚼等)。无肌阵挛及痉挛发作。一次发作一般持续1~3分钟，常在1周内有反复发作，以后可有少量单次性发作。病程具有自愈趋势，长期预后良好。

【脑电图表现】 发作间期脑电图正常或轻度成熟延迟，可见局灶性或多灶性尖波，也可表现为交替出现的尖形θ波(theta pointu alternant)，多见于安静睡眠期，两侧半球常不同步。未见有低电压、电抑制、反应性缺失或暴发-抑制等提示预后不良的图形。

发作期脑电图最初为背景活动广泛抑制，持续5~20秒，然后局部出现各种频率和波形的棘波、尖波节律发放，或δ、θ、α频带的单一节律发放，最常出现在Rolandic区。随着发作的进展，局部放电可扩散或游走到其他部位甚至对侧半球。一次完整的发作持续60~150秒不等。有时仅有电发作。

二、早期肌阵挛脑病

【临床表现】 早期肌阵挛脑病(early myoclonic encephalopathy，EME)是一种少见的严重的癫痫性脑病，多有先天性代谢障碍等病因。出生后3个月内起病。主要发作类型为散发的游走性肌阵挛，累及四肢远端及面部小肌群，位置不固定，发作频繁而持续，常形成癫痫持续状态，也可有全身性粗大肌阵挛，偶有强直痉挛发作。患儿多因原发病或严重惊厥发作而夭折，存活者遗留严重神经后遗症。

【脑电图表现】 主要特点为暴发-抑制图形,其暴发波持续 1～5 秒,由高波幅慢波夹杂棘波、尖波构成,双侧同步;与持续 3～10 秒的低平段交替出现。暴发-抑制图形持续存在于清醒期和睡眠期,但有些病例在睡眠期特别明显,尤其在深睡眠时。在 3～5 个月龄时,这种暴发-抑制图形有被不典型高度失律图形取代的倾向。但在多数病例,不典型高度失律的表现是短暂的,随后又恢复为暴发-抑制图形并持续存在。

三、大田原综合征

【临床表现】 大田原(Ohtahara)综合征多数有先天性脑结构异常或严重围生期脑损伤,少数为先天性遗传代谢病。主要发作形式为强直痉挛,可以成串或孤立性出现,也可由局部运动性发作、一侧性惊厥等发作形式。患儿有严重的精神运动发育落后。神经影像学常有异常发现。患儿以后可转变为 West 综合征或部分性癫痫发作。

【脑电图表现】 本病的脑电图特点是周期性暴发-抑制,清醒和睡眠状态中持续存在,但常在睡眠期更明显。暴发-抑制图形具有以下特征:高波幅的暴发波和低平波交替出现,周期基本规则,暴发波持续 1～3 秒,包含高波幅(150～350 μV)慢波,夹杂棘波或尖波。抑制阶段持续约 3～4 秒。从前一个暴发波开始到下一个暴发波开始的间隔时间为 5～10 秒。强直痉挛发作时表现为高波幅慢波暴发,然后弥漫性低电压,类似婴儿痉挛发作的图形,但可持续时间更长(图 14-1)。

一部分大田原综合征患儿的暴发-抑制图形在 6 个月～1 岁后转化为高度失律,表明病程演变为 West 综合征。少数演变为局灶性棘波,临床常伴有局部性发作。

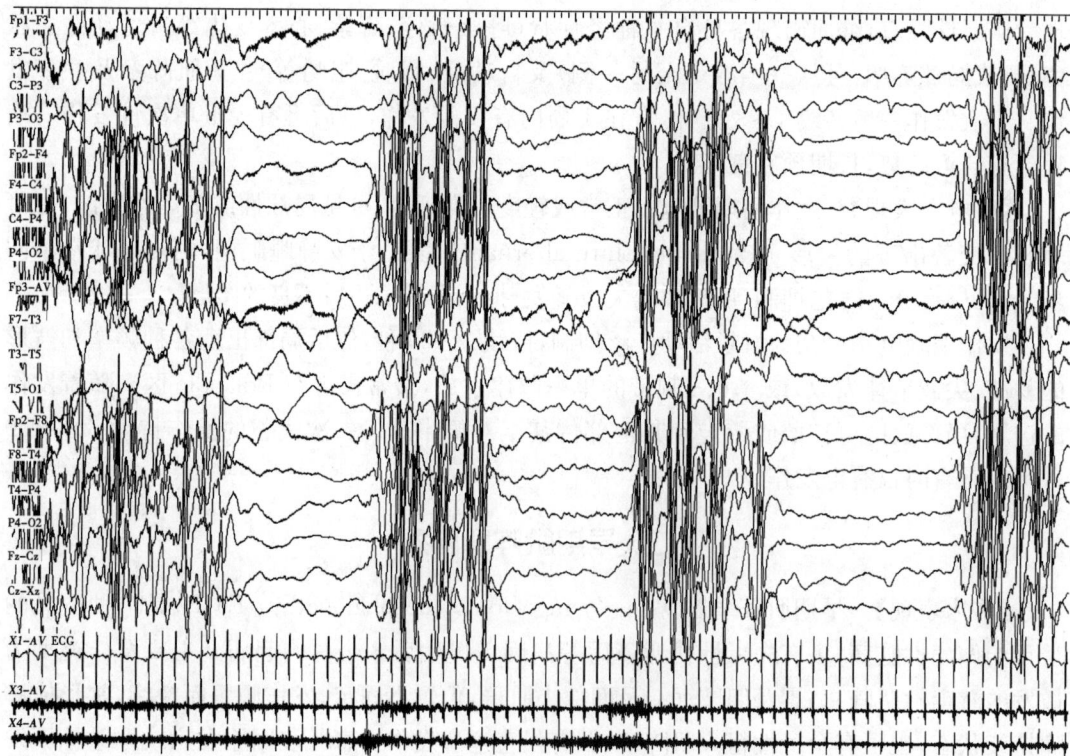

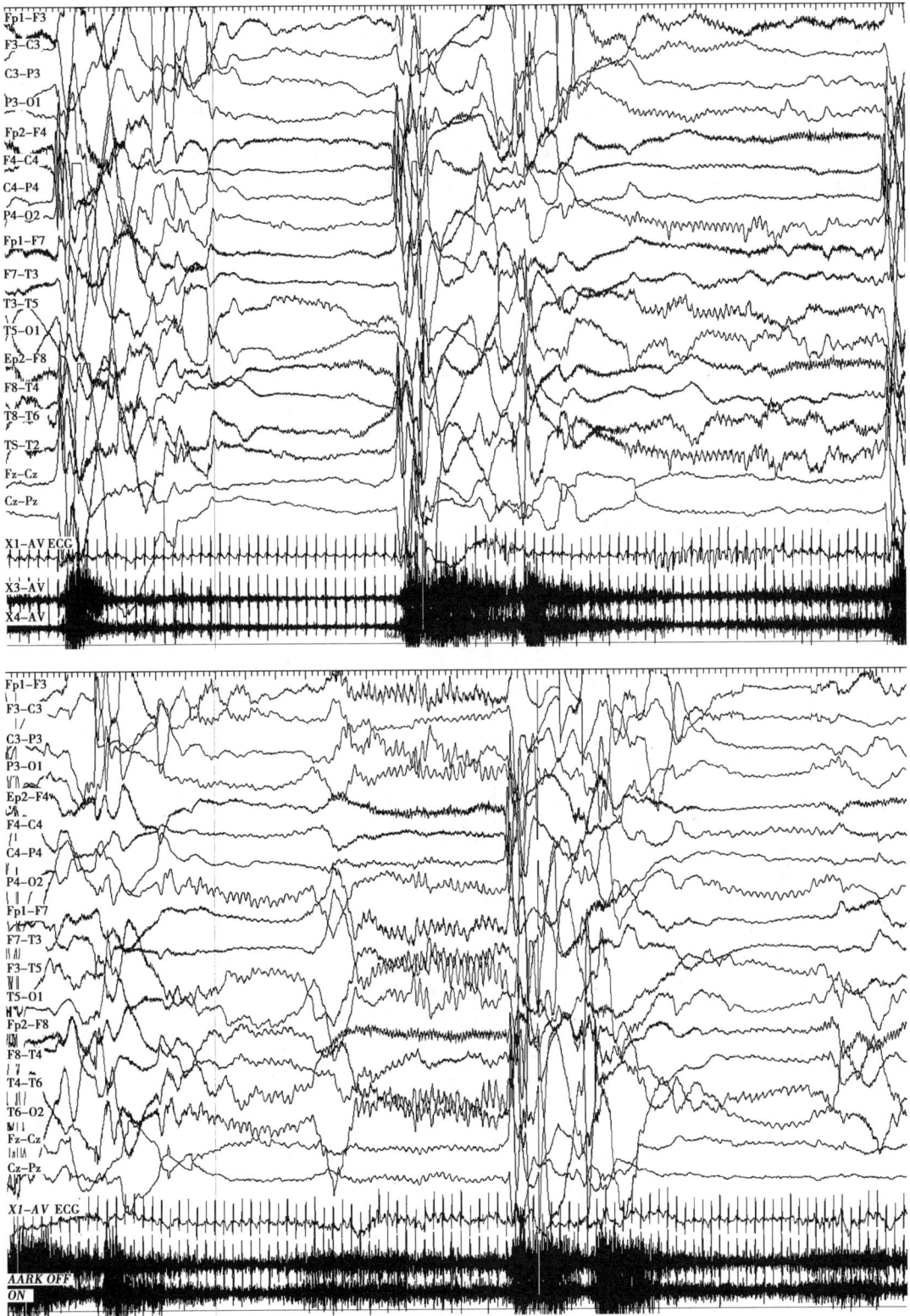

图 14-1　大田原综合征

女,足月出生后 46 天,上图为发作间期的暴发-抑制图形,中图和下图连续记录,显示成串的强直痉挛发作

四、West 综合征

【临床表现】　West 综合征也称为婴儿痉挛(infantile spasms)，起病年龄在 2 个月至 1 岁之间，高峰在 4～6 个月。80％为症状性，可因各种先天性或获得性脑损伤引起。临床表现为成串痉挛发作、脑电图高度失律及精神运动发育落后。部分患儿以后转变为 Lennox-Gastaut 综合征(LGS)。

【脑电图表现】　背景活动多数为高度失律。典型特征为在弥漫性不规则中-高波幅混合慢波上，夹杂大量不对称、不同步的杂乱多灶性棘波、尖波，左右不对称，不同步，完全失去正常脑电图结构。棘波、尖波发放常在后头部更突出(图 14-2)。高度失律可在清醒和睡眠期持续存在，但常在睡眠期更明显，清醒期可间断出现或完全消失。正常睡眠波形如顶尖波、K-综合波常消失，但多数仍可见睡眠纺锤。发作常出现在睡醒后不久或思睡期，EEG 表现为高波幅慢波，其前、后或慢波之上常复合低波幅快波，然后跟随 1 至数秒的电压衰减或低波幅快波活动(见第十四章)。典型高度失律图形多见于病程早期和婴儿期，1～2 岁以后随着年龄增长，可演变为其他类型的异常图形。

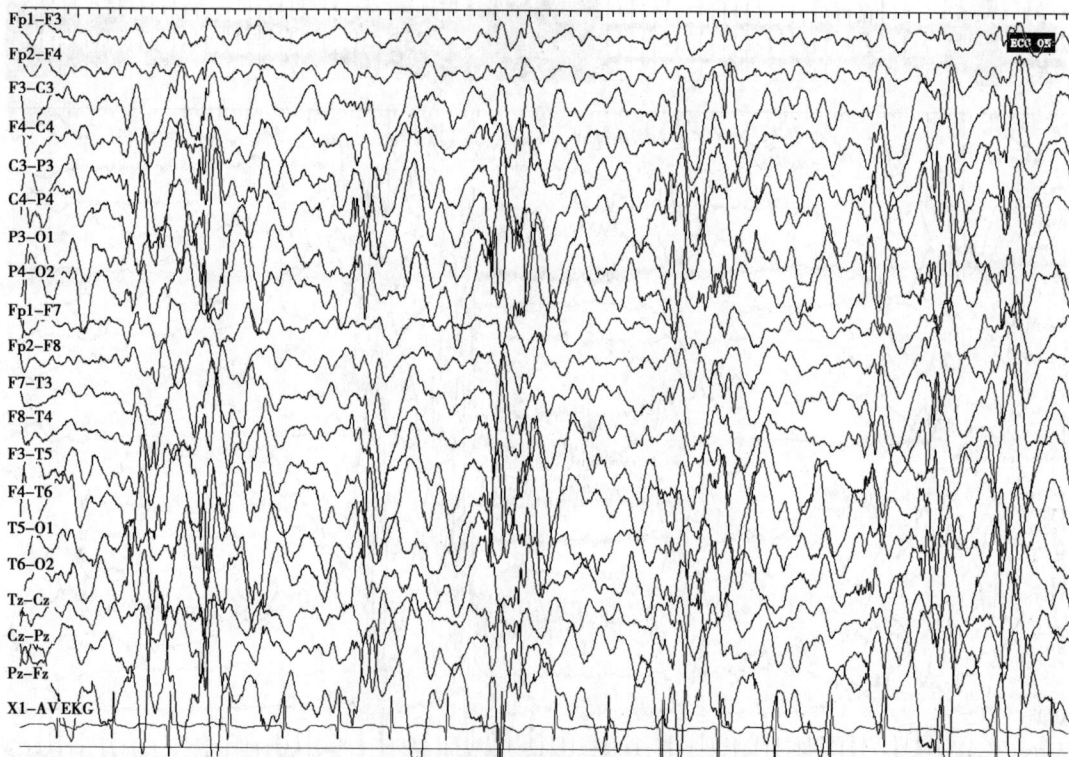

图 14-2　West 综合征
男，10 个月，发作间期的高度失律图形

五、婴儿良性肌阵挛癫痫

【临床表现】　婴儿良性肌阵挛癫痫（benign myoclonic epilepsy in infancy，BMEI）起病年龄在 6 个月至 3 岁。肌阵挛发作主要累及上肢和头部，偶可累及下肢。发作主要表现为点头，有时伴双侧肩部抖动和上肢外展上举运动，下肢屈曲，或有眼球转动。多为单次发作，少数会连续数次。单次发作时意识状态不好判断，但一般不会中断进行的活动，亦很少引起跌倒。病程中没有其他发作类型。起病后一段时间内患儿精神运动发育维持在正常水平。如发作频繁且一直未治疗，可导致精神运动发育轻度落后，或伴有行为异常。

【脑电图表现】　发作间期脑电图背景活动正常。清醒时很少有异常放电，如有，则多伴有肌阵挛发作。部分患者在中央区可有慢波活动。肌阵挛发作时为广泛性 3.5～5Hz 不规则快棘慢复合波、多棘慢复合波暴发，持续 1～3 秒，前头部明显。有时在发作之前棘慢复合波位于前头部。思睡及浅睡期棘慢复合波发放和肌阵挛发作常增多。REM 睡眠期也可见棘慢波和多棘慢波暴发，但不伴临床发作。间断闪光刺激可诱发多棘慢复合波发放及肌阵挛发作。多导图记录证实肌阵挛发作和棘慢波暴发密切相关。

六、良性家族性婴儿惊厥

【临床表现】　良性家族性婴儿惊厥（benign familial infantile convulsions，BFIC）是婴儿期起病的特发性局部性癫痫综合征，起病年龄为 3～24 个月，高峰年龄在 4～7 个月，多数在 1 岁内起病。起病前精神运动发育正常。所有患儿均有相关的家族史。发作呈良性过程，无精神运动发育异常。

发作时最常见的症状为运动明显减少或停止，凝视，反应减低，意识似有损伤，但常难以准确判断。其他症状可见头和双眼向一侧偏转、四肢肌张力增高或降低、青紫、口咽部自动症（咀嚼、吞咽、流涎、咂嘴等），头眼偏转的方向在同一患儿的不同次发作中可有改变。惊厥症状可见一侧或双侧肢体阵挛性抽动，两侧发作可同步或不同步。起病初期常有一日数次的成簇发作，数月至 1 年后发作消失。

【脑电图表现】　发作间期脑电图背景活动正常，无异常阵发性放电，少数有睡眠期的中央区小棘波散发（图 14-3）。在成簇发作中的间歇期，可见顶、枕区慢波活动或棘波发放。发作期异常电活动为局部起源，多起源于一侧顶枕区、中央区或颞区。从 10～20Hz 的低波幅棘波节律开始，波幅逐渐增高，频率逐渐减慢，并扩散到一侧半球乃至双侧半球。同一患儿各次发作的起源侧可左右变化。发作后可有短暂抑制或弥漫性慢波活动。

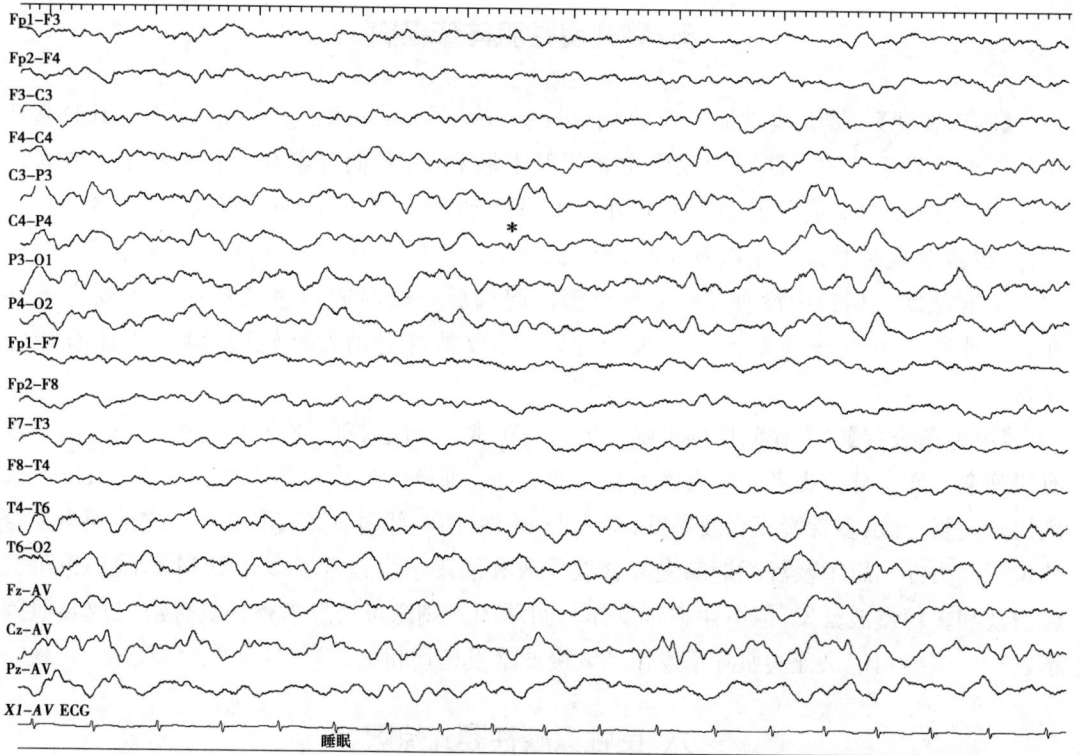

图 14-3 良性家族性婴儿惊厥

女,7个月,发作间期睡眠期中央区偶见非常低波幅的小棘波散发(* 处),

属于正常范围的婴儿脑电图

七、Dravet 综合征

【临床表现】 本症又称为婴儿严重肌阵挛癫痫(severe myoclonic epilepsy in infants, SME),临床少见。起病年龄在1岁以内,首次发作常在6~8个月之间,多伴有发热,表现为长时间的热性惊厥伴阵挛发作,常为一侧性阵挛,也可有全身强直-阵挛发作。起病1年后逐渐出现无热惊厥,表现为多种形式的发作,包括肌阵挛、阵挛、不典型失神及局部性发作等。常有肌阵挛持续状态或不典型失神持续状态。整个病程中持续存在明显的热敏感。起病早期智力正常。以后出现进行性智力倒退和锥体束征等异常神经体征。无病因可寻,部分患者有癫痫或热性惊厥家族史。治疗困难,预后不好。

【脑电图表现】 起病早期脑电图多为正常。随着病情进展,背景活动逐渐恶化,慢波活动增多,额、中央、顶区可有4~5Hz阵发性θ节律(图14-4)。一侧性发作后显示背景活动不对称。20%有光敏性反应(图14-5)。1岁以后出现全导棘慢复合波、多棘慢复合波,单发或阵发性出现,常在一侧半球更突出。也有限局性棘波、棘慢复合波,常为多灶性发放。阵发性放电清醒时很少,睡眠期明显增多。闪光刺激和思睡时特别容易诱发阵发性放电。全身性肌阵挛发作时可记录到全导棘慢复合波或多棘慢复合波暴发;散发性肌阵挛、阵挛或部分性发作时脑电图可无持续的棘慢复合波,仅为节律性慢波或与肌阵挛无关的散发棘波、棘慢波(图14-4)。

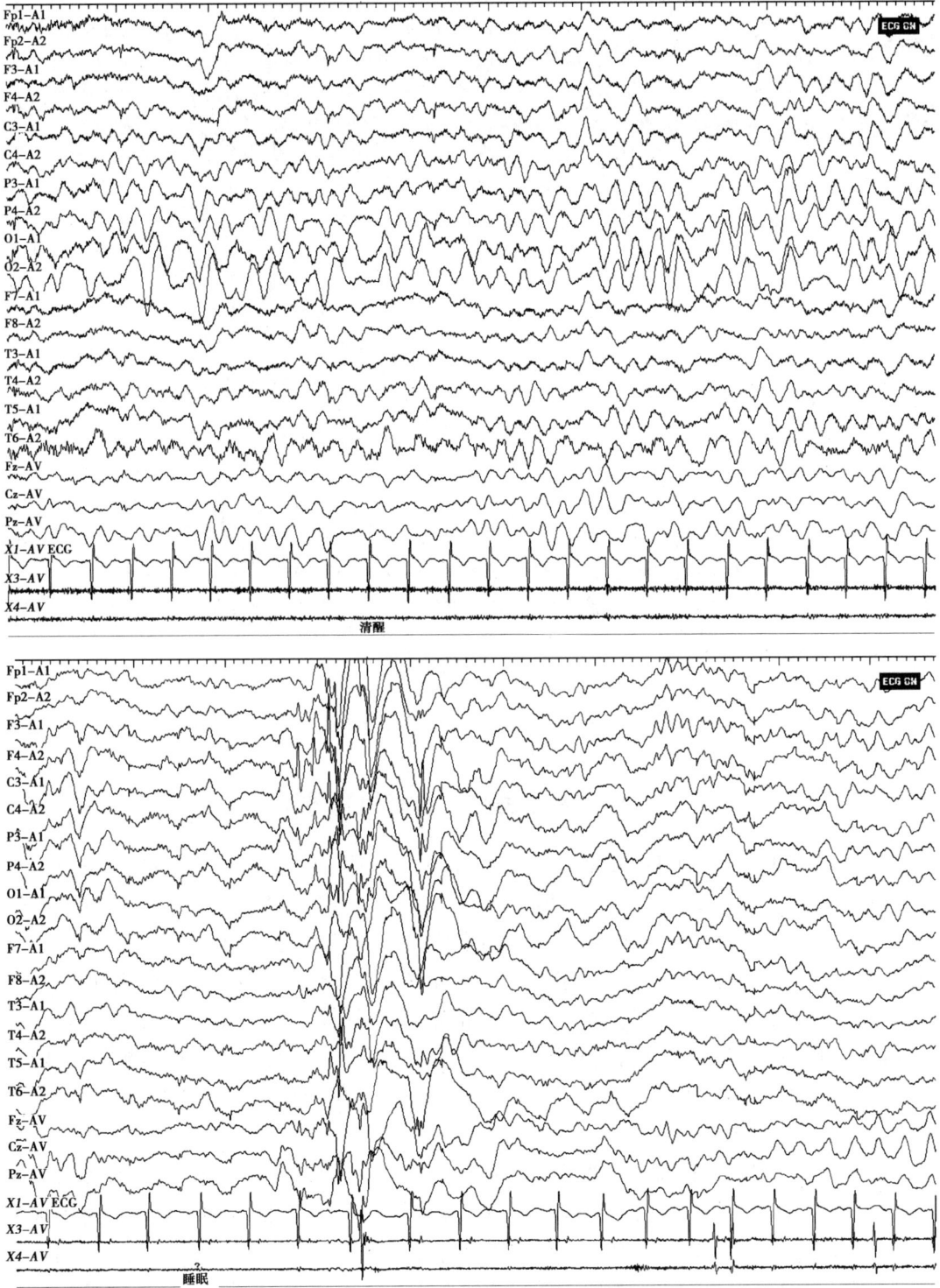

图 14-4 Dravet 综合征

男,5 岁 2 个月,上图显示背景活动较其实际年龄偏慢,
下图可见睡眠期阵发性广泛性不规则棘慢波、多棘慢波发放

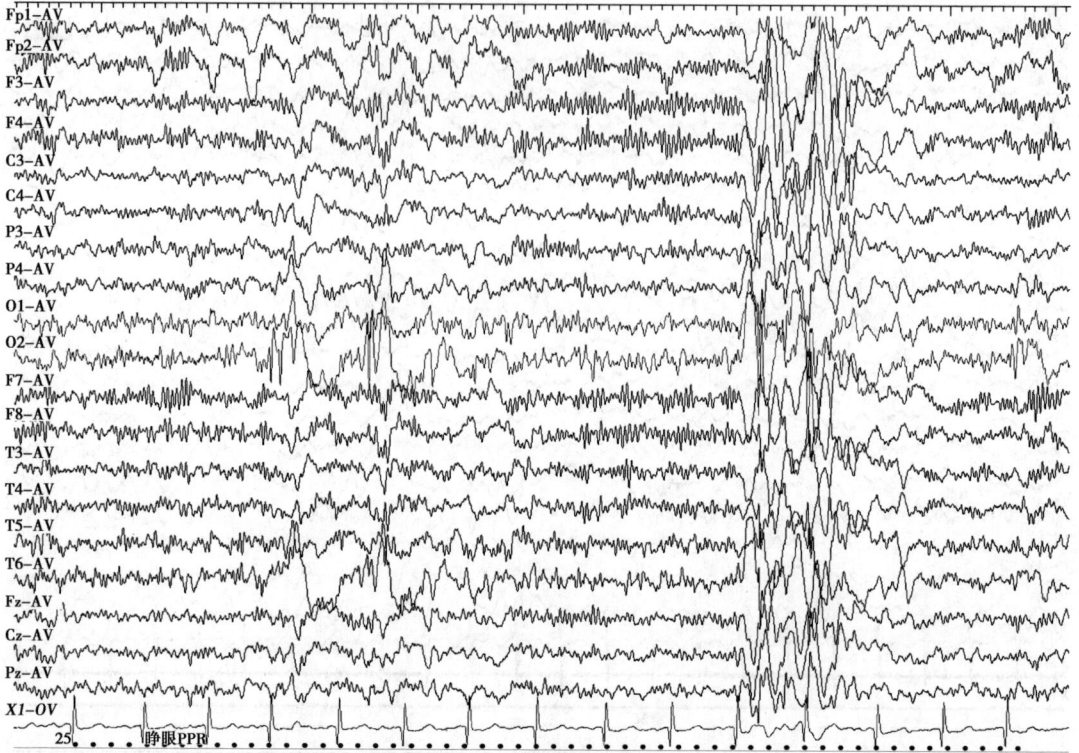

图 14-5 Dravet 综合征伴光敏感

女,8岁,图示25Hz节律性闪光刺激诱发枕区或广泛性不规则棘慢波、多棘慢波发放

八、早发型良性儿童枕叶癫痫

【临床表现】 早发型良性儿童枕叶癫痫(early onset benign childhood occipital epilepsy)又称 Panayiotopoulos 综合征。发病年龄为1～13岁,80％发生于3～6岁,高峰发病年龄为5岁。多数发作出现在夜间,自主神经症状突出,表现为恶心、呕吐、苍白、出汗、心率改变等,并可有行为异常,易激惹,眼球持续偏斜等症状。发作起始时意识一般清醒,但在发作过程中逐渐出现不同程度的意识障碍。发作持续时间较长,多为5～10分钟或数小时,表现为长时间的意识障碍,后期可出现部分性、一侧性或全身性惊厥发作。发作不频繁,一般每年1～2次,总发作次数不超过15次,三分之一的患儿一生中仅有一次发作。典型病程为1～2年。预后良好。

【脑电图表现】 发作间期脑电图背景活动正常。90％的病例可见局灶或多灶性棘波或棘慢复合波,三分之二位于一侧或双侧枕区,左右同步或不同步,常波及后颞区,亦可出现在其他部位,或有多灶性或全导放电,多与枕区放电同时存在(图14-6)。少数病例发作间期脑电图正常。发作期脑电图表现为后头部起源的θ或δ节律,夹杂以棘波活动。偶见放电起始于额区或其他脑区。

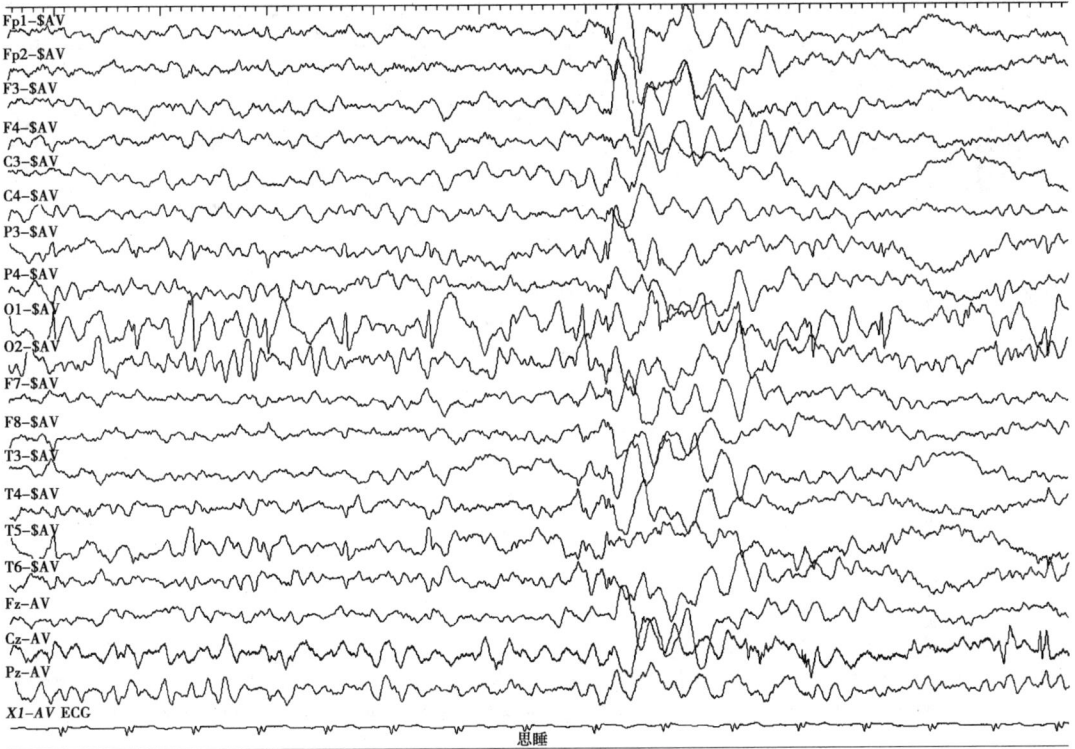

图 14-6　早发型儿童良性枕叶癫痫

女,5 岁半,发作间期左侧枕区较多棘慢波或慢波散发,少量额区或广泛性放电

九、Doose 综合征

【临床表现】　又称为癫痫伴肌阵挛站立不能发作(epilepsy with myoclonic astatic seizures,EMAS)。起病年龄在 5 岁以内。常以全面强直-阵挛发作起病,然后出现频繁的肌阵挛、失张力和肌阵挛-站立不能发作,也可有失神发作。可有非惊厥性癫痫持续状态。起病早期智力多正常,但反复长时间的持续状态可产生引起智力损伤。

【脑电图表现】　发作间期背景活动中可见顶区为主的阵发性 4~7Hz θ 活动。枕区可见 4Hz 节律,睁眼抑制。随着病程进展,背景活动进行性恶化。并出现大量各种频率的广泛性棘慢波、多棘慢波发放,常伴有跌倒或失神等发作表现(图 14-7)。恒定的限局性放电少见。

十、伴有中央颞区棘波的儿童良性癫痫

【临床表现】　伴有中央颞区棘波的儿童良性癫痫(benign childhood epilepsy with centro-temporal spikes,BECT)又称儿童良性 Rolandic 癫痫,是儿童期最常见的部分性癫痫。起病前后精神运动发育正常,神经系统和神经影像学检查正常。70%~80%的发作出现在睡眠中,表现为口面部的局部感觉运动性发作,患儿口角歪向一侧,伴该侧面部抽搐,喉中呼噜声及流涎。发作可累及同侧上肢,或以一侧手及上肢的抽搐开始,偶可累及下肢。局部性发作可发展为意识障碍或迅速扩散为全面性发作。

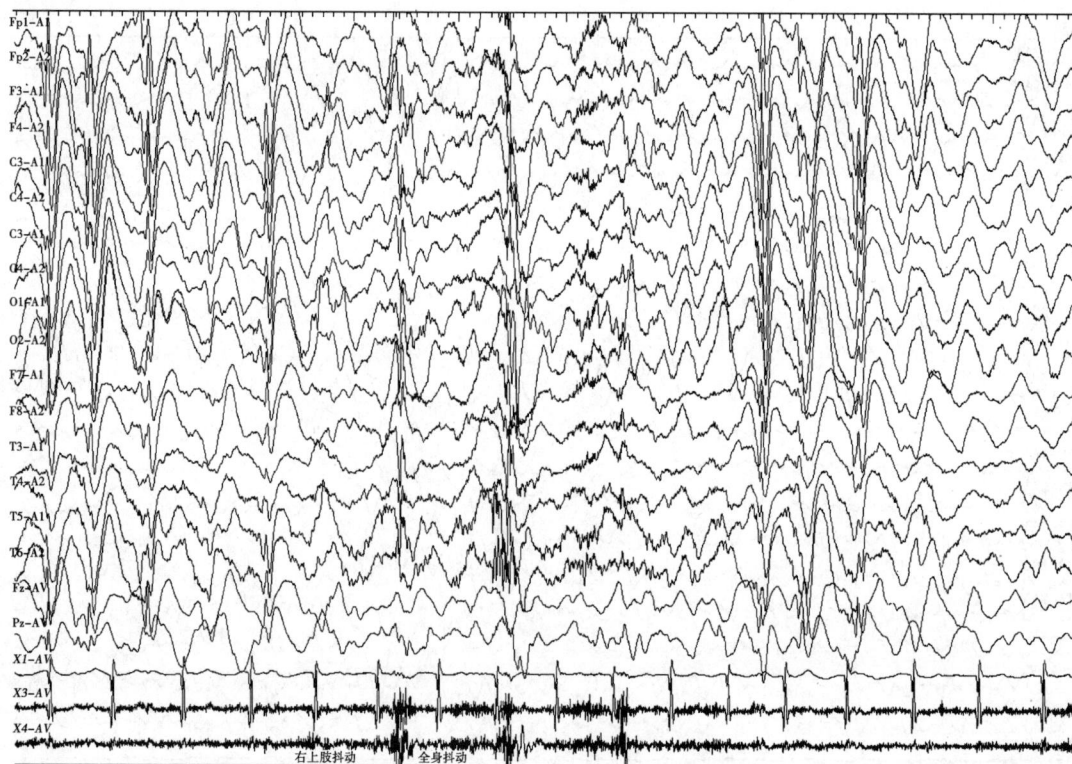

右上肢抖动　全身抖动

（1）

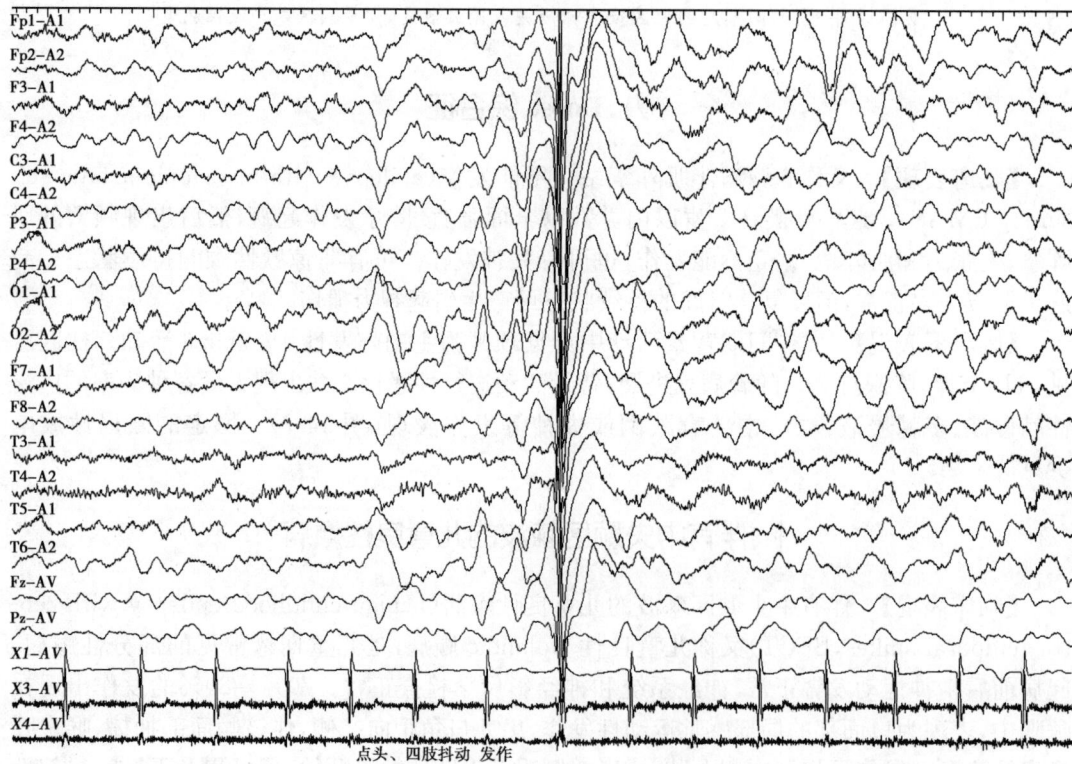

点头、四肢抖动 发作

（2）

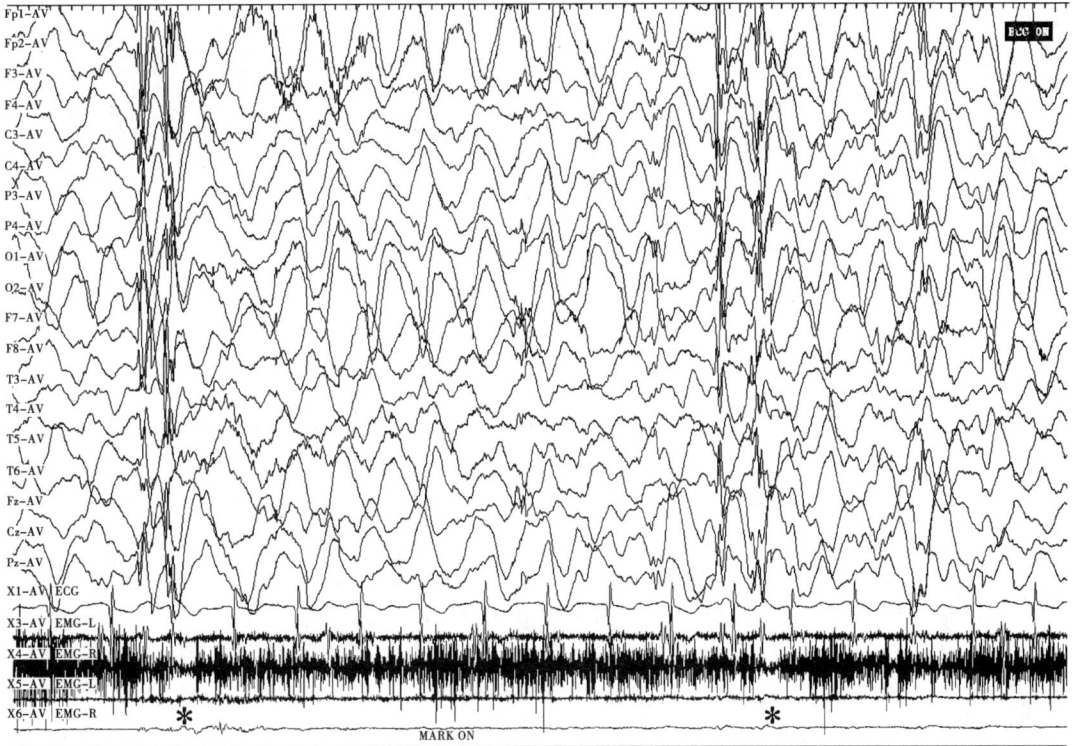

（3）

图 14-7　Doose 综合征

男，4 岁。（1）不典型失神中有连续肌阵挛抽搐；（2）孤立性肌阵挛发作（EMG
位于双侧三角肌）；（3）另一次记录，站立位时在不典型失神中间断失张力发作
（＊处，EMG 位于双侧股四头肌和三角肌）

【脑电图表现】　发作间期背景活动正常。清醒时中央、顶区和（或）中、后颞区（Ro-
landic 区）可见散在的棘波或棘慢复合波发放。入睡后棘慢复合波明显增多。放电可为
一侧性或双侧性，双侧可同步或不同步发放（图 14-8）。亦可伴有枕区或其他部位的少
量放电。

发作期由一侧中央颞区起源的低电压快活动，波幅渐高且频率渐慢（强直期），逐渐演变
为棘波和慢波交替出现（阵挛期），可扩散至同侧半球，有时进一步扩散至对侧半球。有些发
作可迅速继发双侧同步化放电，脑电图类似强直-阵挛发作的特点，以致临床难以发现最初
部分性发作的症状。BECT 患儿虽然发作间期有频繁放电，但与发作频率无关，通常发作不
频繁。

BECT 患者 Rolandic 棘波呈现出高度的年龄依赖性外显，多数患者抗癫痫药物仅能控
制临床发作，但并不能消除脑电图的放电。Rolandic 放电一般持续到青春期前后才能逐渐
消失。多数患者在 13～16 岁期间棘慢复合波数量逐渐减少，波幅逐渐降低，棘波变钝，最终
融入背景活动中不能辨认，棘波最晚可在 20 岁以后消失。

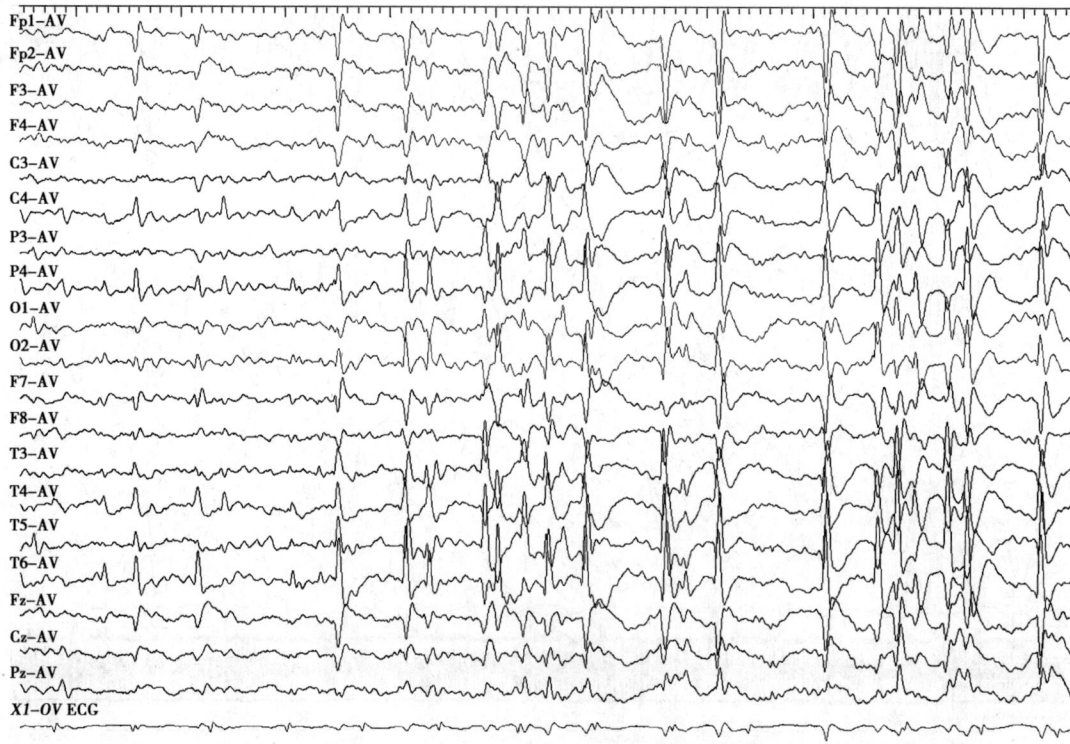

图 14-8　儿童良性癫痫伴中央颞区棘波

女,10 岁,双侧中央、顶、中后颞区棘慢波,左右不同步,右侧多见,睡眠期明显增多并泛化

十一、晚发型儿童枕叶癫痫

【临床表现】　晚发型儿童枕叶癫痫(late onset childhood occipital epilepsy)又称 Gastaut 型儿童枕叶癫痫,比早发型良性儿童枕叶癫痫少见。发病年龄为 3～16 岁,平均 8 岁。发作以视觉症状为主,多出现在日间,可表现为简单视幻觉或黑蒙,其后常出现眼部的运动性发作如眼球持续偏转、震颤或眼睑扑动。三分之一的患者在发作时或发作后有弥漫性头痛,常伴有恶心呕吐,类似偏头痛的症状。发作进一步发展时可出现半侧阵挛发作或继发全身强直-阵挛发作。一般认为晚发型儿童枕叶癫痫的预后不如 BECT 良好。

【脑电图表现】　发作间期背景活动正常。一侧或双侧枕区可见高波幅棘慢复合波发放,左右可不同步,常波及同侧后颞区及顶区。棘慢复合波呈散发或簇发,多数闭目时出现或明显增多,睁眼后抑制或减少,但在完全黑暗的环境中睁眼不抑制,表明棘慢复合波发放与失对焦有关。睡眠期异常放电常增多(图 14-9)。

发作期放电从一侧枕或后颞区开始,最初为低-中波幅的快波活动,波幅进行性增高,频率逐渐减慢至 θ 和 δ 频率,并向同侧前头部和对侧枕区扩散,但仍以枕区波幅最高,频率最快,以后出现慢波和棘波交替发放。在发展为一侧性或全身性惊厥发作时,可见一侧或双侧广泛性高波幅棘慢复合波、慢波发放,但双侧的波幅和频率常常不对称。

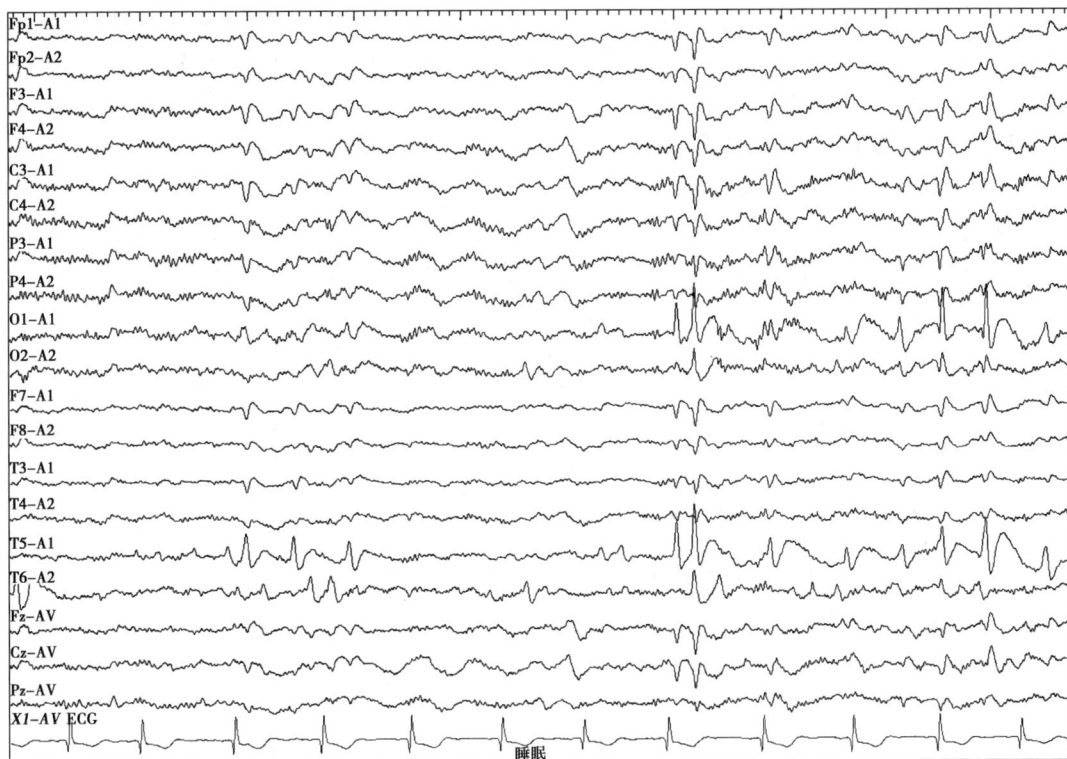

图 14-9 晚发型儿童枕叶癫痫
女,12 岁,发作间期睡眠左侧枕、后颞区多例棘慢波发放

十二、肌阵挛失神癫痫

【临床表现】 肌阵挛失神癫痫(myoclonic absence epilepsy,MAE)起病年龄 11 个月～12.5 岁,高峰年龄在 7 岁左右。男孩略多见。发作起止突然,表现为双侧节律性肌阵挛抽动,主要累及颈、肩和上肢,伴有强直成分,导致逐渐低头和肩部及上肢近端上抬。发作频繁,每日达数次至数十次,每次持续 10～60 秒。发作时意识减低或丧失。过度换气容易诱发。部分患者伴有光敏性反应。三分之二的患者可伴有少量其他类型的发作,如全身强直-阵挛发作、阵挛发作、失神发作等。失神持续状态少见。

【脑电图表现】 发作间期背景活动正常或轻度非特异性异常。可见全导棘慢复合波散发或短阵暴发出现,偶见局灶性或多灶性棘波或棘慢复合波。

发作期为双侧对称同步的 3Hz 棘慢复合波节律暴发,类似失神发作的脑电图。棘慢复合波和肌阵挛的频率密切相关。多导图记录显示棘波成分与肌阵挛引起的肌电暴发之间有 15～40ms(近端肌)或 50～70ms(远端肌)的潜伏期。多导图记录对鉴别典型失神发作和肌阵挛失神发作有极大帮助(图 14-7)。

十三、Lennox-Gastaut 综合征

【临床表现】 Lennox-Gastaut 综合征(LGS)起病年龄多在 3～5 岁,病因包括多种先天性或获得性脑病变,少数为隐源性病因。主要临床表现为多种形式的癫痫发作和智力进行

性倒退。常见发作形式包括强直发作、不典型失神、失张力发作等,也可有肌阵挛发作、强直-阵挛发作和局部性发作。其中强直发作是 LGS 最具特征性的发作形式,对 LGS 的诊断具有较高的特异性,但因多数强直发作出现在睡眠中,容易被忽视。LGS 的各种发作多数难以控制,常见癫痫持续状态。

【脑电图表现】 背景活动多有基本频率变慢,节律差,或呈弥漫性 θ 频段的慢波。异常放电可有多种形式,包括弥漫性 1.5～2.5Hz 慢棘慢复合波(有时伴有不典型失神发作)及广泛性棘波节律或快节律暴发,常出现在 NREM 睡眠期(可伴有强直发作)。亦可见局灶性、多灶性或一侧性慢波、棘波、棘慢复合波或多棘慢复合波发放,部位固定或不固定,多位于额区或颞区。通常在睡眠期放电更频繁(图 14-10)。

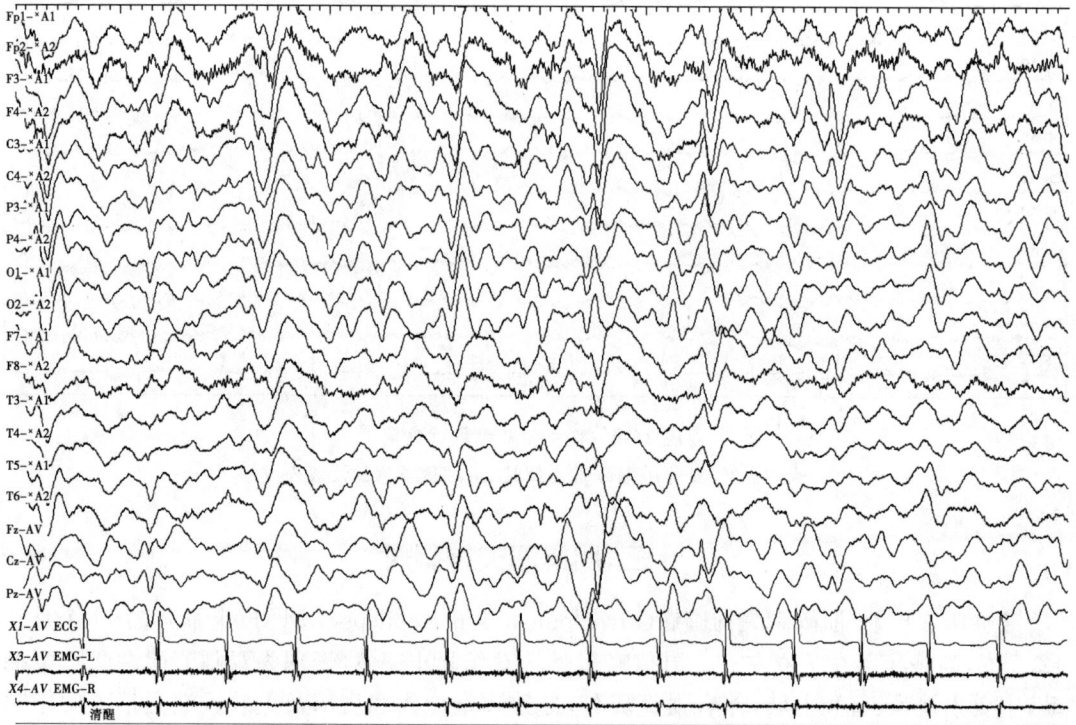

图 14-10 Lennox-Gastaut 综合征

男,11 岁,发作间期清醒期,背景弥漫性慢波,夹杂多量广泛性或局灶性尖波、尖慢波

十四、Landau-Kleffner 综合征

【临床表现】 Landau-Kleffner 综合征(LKS)又称为获得性癫痫性失语(acquired epileptic aphasia,AEA),临床主要表现为获得性失语、脑电图异常和癫痫发作,并伴有不同程度的精神行为异常。

患儿起病前发育基本正常。获得性失语的出现年龄为 3～12 岁(平均 5 岁),典型者表现为言语听觉失认(verbal auditory agnosia)。即不能理解和表达口头语言,常有孤独症样表现或多动、易激惹、烦躁、攻击性等行为异常,主要由语言交流障碍所致。病程可持续数月至数年。癫痫发作见于 70% 的患儿,发作形式包括限局性运动性发作及全身强直-阵挛发作,多在睡眠中出现。清醒时可有不典型失神、肌阵挛或失张力发作。与严重的脑电图异常相比,癫痫发作频率相对较少。临床发作及脑电图异常呈良性经过,多数患者在 15 岁以前发作消失,但常遗留语言障碍等神经心理学损伤。

【脑电图表现】 脑电图的癫痫样放电是本征实验室检查唯一的异常所见,也是诊断的必要条件之一。背景节律基本正常或轻度非特异性异常。清醒时可见中、后颞区为主的 1.5~2.5Hz 阵发性棘慢复合波发放,可波及顶和中央区,亦可见于额区。NREM 睡眠期可出现广泛或限局性的频发棘慢复合波,常呈持续性出现(睡眠期癫痫性电持续状态,ESES)(图 14-11)。ESES 现象可持续数月至数年。脑电图异常通常在青春期后消失。

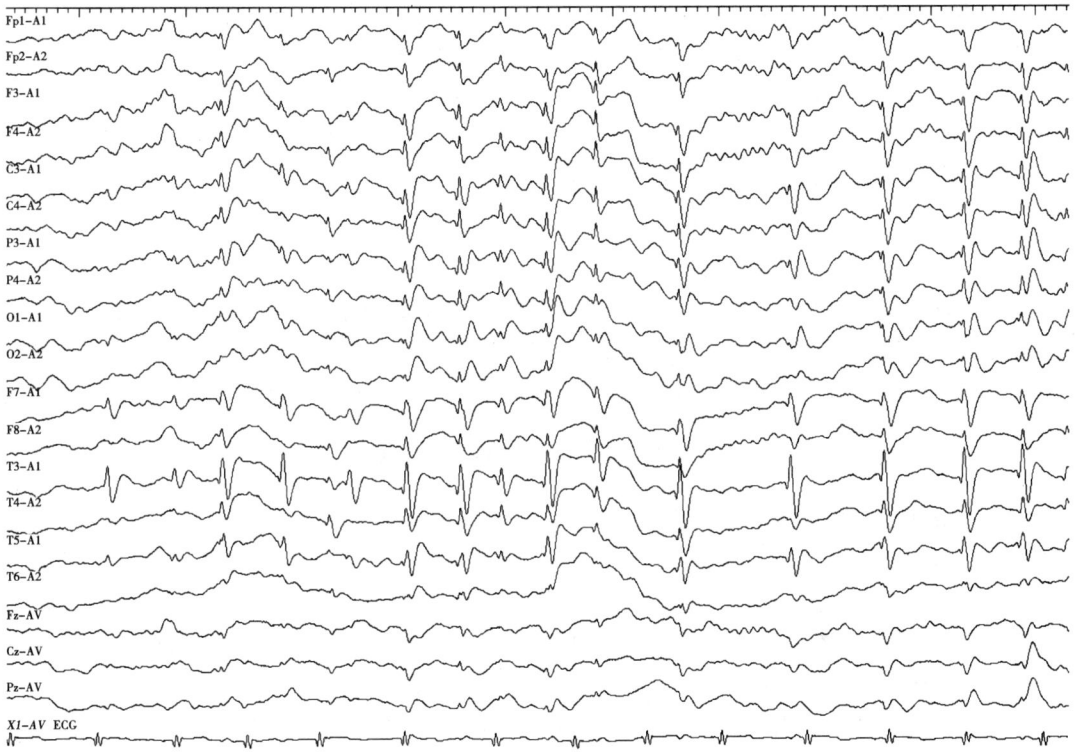

图 14-11 Landau-Kleffner 综合征
男,6 岁,发作间期睡眠期,左侧中、后颞区大量棘慢波,常扩散至对侧颞区或双侧半球,
NREM 期棘慢波指数约为 60%

十五、癫痫伴慢波睡眠期持续棘慢波

【临床特征】 癫痫伴慢波睡眠期持续棘慢波(epilepsy with continuous spike-waves during slow-wave sleep,CSWS)最突出的特征是睡眠中的电持续状态和高级皮质功能损伤。起病高峰年龄为 5~7 岁,男孩多见(63%)。脑电图以慢波睡眠期持续性棘慢波发放为特征,持续数月至数年。80% 有部分性或全身性癫痫发作,发作形式可为一侧性发作、不典型失神、失张力发作、全身强直-阵挛发作或局部性发作,但无强直发作。三分之二的患者起病前神经精神发育正常,部分患儿有脑瘫或其他静止性脑病,33% 有神经影像学方面的问题,如皮质发育不良、神经元异位等。癫痫发作一般呈良性演变过程,在青春期前后消失,但常有广泛的认知障碍、智力倒退及行为问题。

【脑电图表现】 背景活动常见非特异性异常，如基本节律偏慢，调节差。清醒期可见一侧或双侧额、中央区、Rolandic 区或额、颞区为主的限局性棘波、棘慢波。睡眠期变为广泛持续的 1.5～4Hz 棘慢复合波发放，间有少量额区或额颞区为主的局灶性异常。NREM 睡眠期放电指数达 85％～100％（图 14-12）。REM 期可见少量阵发性全导棘慢波或额区为主的限局性放电。电持续状态可持续数月至数年，多数为 1～3 年，以后逐渐消失，但可遗留局灶性放电。一般在青春期前后脑电图基本恢复正常。临床发作消失常先于脑电图的恢复。

十六、儿童失神癫痫

【临床表现】 儿童失神癫痫（childhood absence epilepsy, CAE）起病年龄为 4～8 岁，高峰年龄在 5 岁左右，女孩多见。CAE 主要表现为典型失神发作，发作频繁，每次发作起止突然，持续 8～10 秒左右，很少超过 20 秒。过度换气容易诱发。很少合并其他类型发作。经治疗后发作多在 2～6 年内消失。

【脑电图表现】 发作间期背景活动正常。半数以上患儿可见少量散发的限局性棘慢复合波，以额区最明显，也可位于中央颞区或顶枕区。可有间断一侧或双侧节律性后头部高波幅 3Hzδ 活动（OIRDA）。睡眠期较多 2.5～4Hz 不规则散发或短的片段性棘慢复合波，分布在双侧半球或仅限局在额区。发作期为双侧对称同步的 3Hz 棘慢复合波节律暴发。棘慢复合波的频率在发作开始时稍快，平均为 3.5～4.5Hz；结束前稍慢，可达 2.5～2.8Hz。波幅以前头部最高。发作后背景活动无抑制或慢波现象（图 14-13）。

十七、青少年肌阵挛癫痫

【临床表现】 青少年肌阵挛癫痫（juvenile myoclonic epilepsy, JME）平均起病年龄为 14 岁（3～20 岁）。男女发病相等，40％～50％有癫痫家族史。突出的发作形式为双侧肌阵挛发作，主要累及双侧上肢和肩部，偶可累及下肢。临床表现为不自主抖动、动作不稳、掉物等，发作多出现在觉醒后的一段时间内，入睡前精神放松和思睡时也容易出现发作。睡眠不足、疲劳、情绪紧张及闪光刺激容易诱发发作。多数患者伴有少量的全面强直-阵挛发作或失神发作，但不频繁，可出现在 JME 起病之前，但多数在肌阵挛出现之后 2～3 年。治疗反应良好，但停药后很容易复发，常需多年甚至终生服药控制。

【脑电图表现】 背景活动正常。典型肌阵挛发作时表现为广泛性 3.5～5Hz 多棘慢复合波或棘慢复合波暴发，前头部突出。发作间期也可见棘慢复合波或多棘慢复合波散发，有时双侧不对称或仅限局在额区，但通常并不固定在某一侧。有些放电和发作具合眼敏感的特点，27％～41％有光敏性，女性更常见（图 14-14）。过度换气常可激活癫痫样放电。

十八、青少年失神癫痫

【临床表现】 青少年失神癫痫（juvenile absence epilepsy, JAE）起病年龄在 7～16 岁之间，高峰年龄为 10～12 岁。主要发作形式为典型失神发作。发作频率一般比儿童失神癫痫少，发作时的意识障碍程度较轻，但每次发作的持续时间较长，约 10～25 秒，最长可达 40 秒以上。部分患者可有少量觉醒后肌阵挛发作，常因睡眠不足、酗酒、疲劳等因素诱发。偶有觉醒期全身强直-阵挛发作。

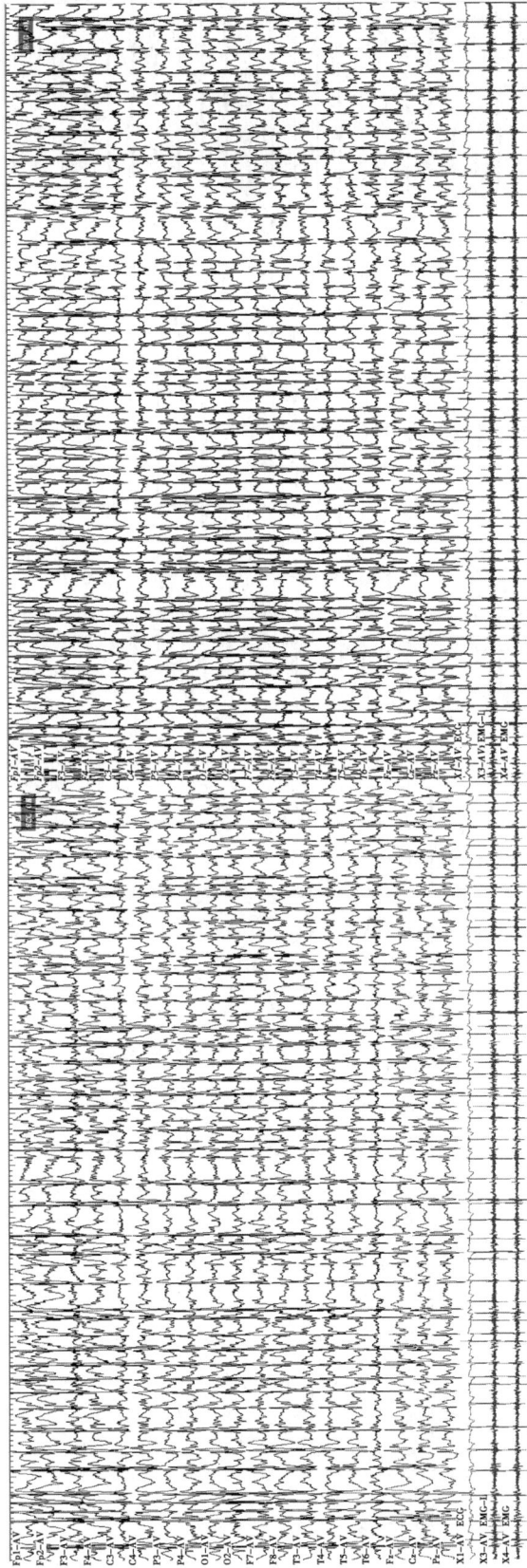

图 14-12 癫痫伴慢波睡眠期持续棘慢波 (CSWS)

男，9 岁，发作间期睡眠期，广泛性棘慢波复合波连接持续发放，
NREM 期棘慢波指数在 90% 以上，清醒期放电主要位于双侧额、中央、中颞区

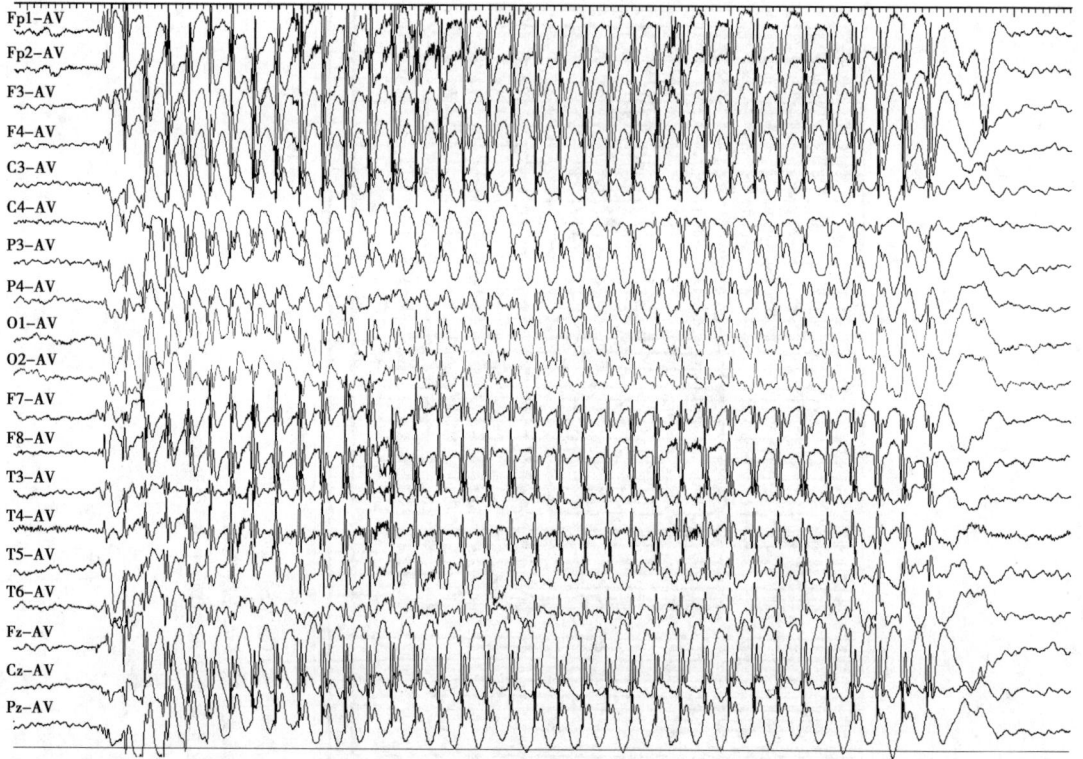

(1)

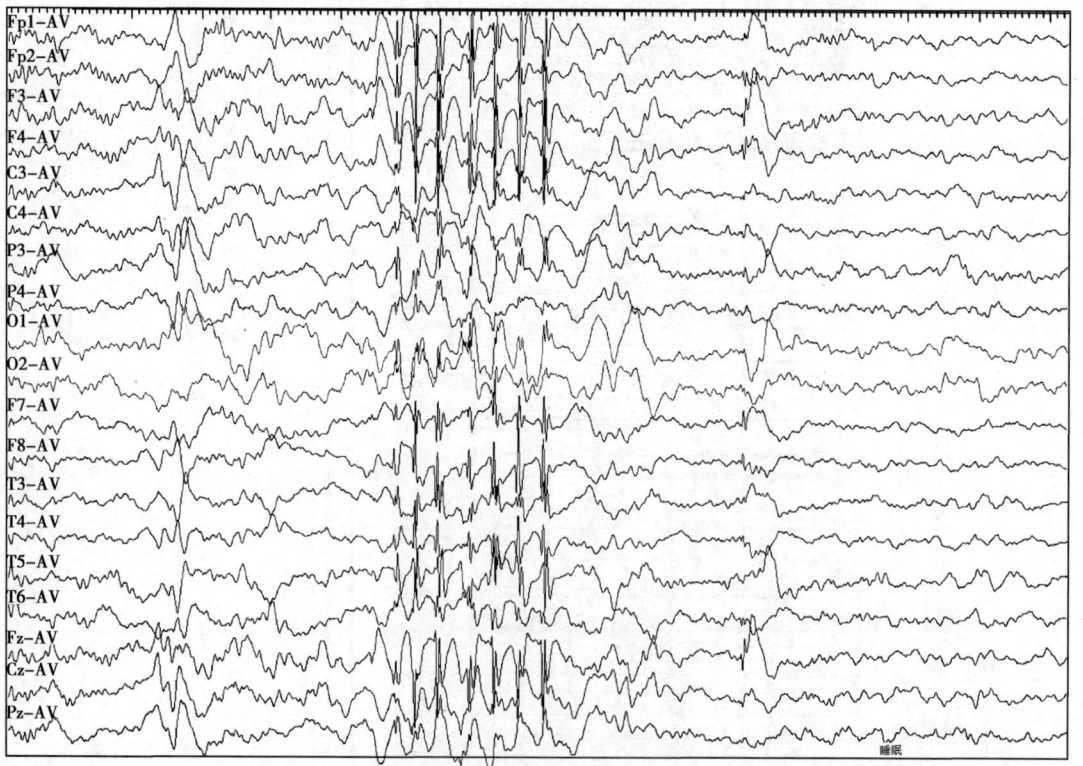

(2)

图 14-13　儿童失神癫痫

女,6 岁,(1)为失神发作期;(2)为发作间期睡眠期,可见散发或片段性棘慢波发放

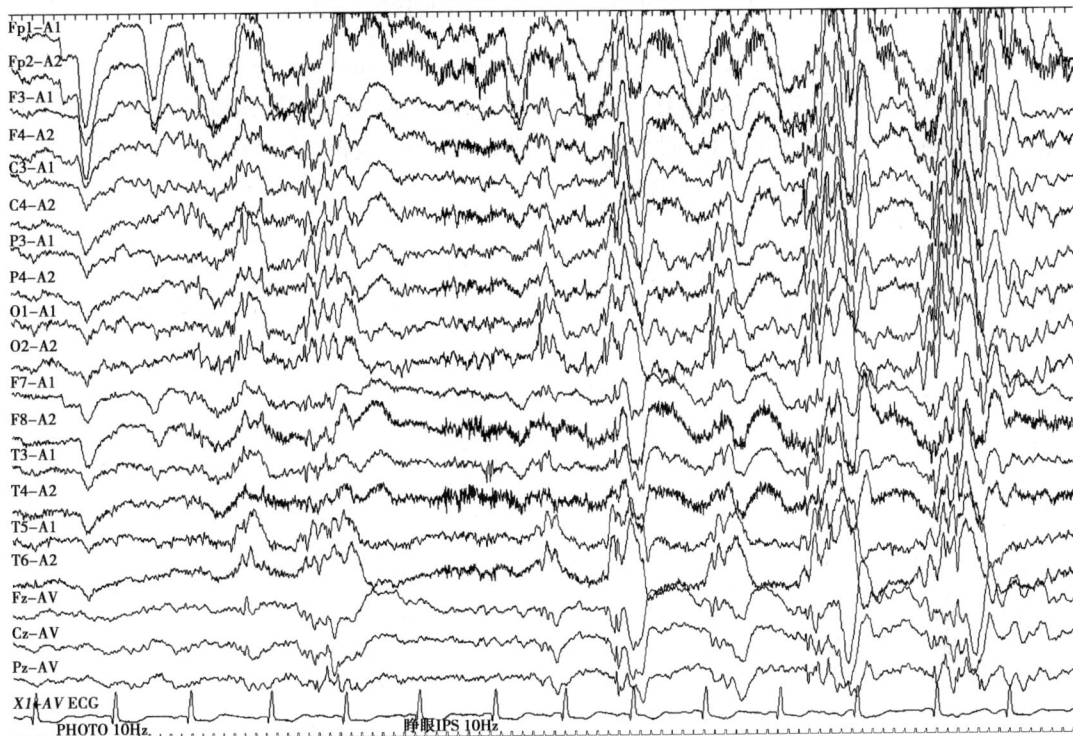

图 14-14　青少年肌阵挛癫痫

女,12 岁,图示闪光刺激诱发广泛性多棘慢波发放

【脑电图表现】　背景活动正常。典型失神发作时为双侧对称同步 3Hz 棘慢复合波节律暴发,常有多棘慢复合波。有时棘慢复合波频率可达 3.5～4Hz。清醒期常有片段性 3.5～5Hz 快棘慢复合波发放,有时伴有轻微肌阵挛发作。睡眠期放电特征与儿童失神癫痫相似。

十九、仅有全面强直-阵挛发作的癫痫

【临床表现】　青少年的特发性全身强直-阵挛发作(GTCS)如合并有失神发作和(或)肌阵挛发作,应诊断为青少年失神癫痫或青少年肌阵挛癫痫。如仅有 GTCS,则诊断为仅有全身强直-阵挛发作的癫痫(epilepsy with generalized tonic-clonic seizures only)。起病高峰年龄在 9～15 岁。发作与睡眠—觉醒的状态转换有关,常出现在睡醒后 1 小时左右的短时间内。发作表现为典型的 GTCS,有些患者的 GTCS 之前有连续的肌阵挛抽动甚至肌阵挛持续状态(肌阵挛-强直-阵挛发作);或以短暂的阵挛发作开始,然后转变为 GTCS(阵挛-强直-阵挛发作)。多数患者发作稀少,数月一次或数年一次。常由各种因素引起的睡眠不足诱发。

【脑电图表现】　背景正常或轻度非特异性异常。发作间期可见广泛性 3～5Hz 棘慢复合波或多棘慢复合波或无癫痫样电活动,偶见散发限局性棘慢复合波,主要见于额区,或部位不固定。部分患者有光敏性反应。发作期为典型的全面强直-阵挛发作图形。

二十、常染色体显性遗传夜间额叶癫痫

【临床表现】 常染色体显性遗传夜间额叶癫痫（autosomal dominant nocturnal frontal lobe epilepsy，ADNFLE）为单基因遗传的部分性癫痫，与编码乙酰胆碱受体的基因异常有关。发作表现为入睡后各种躯体过度运动性自动症，常伴有发声，可继发全身性发作。发作频繁，每次发作持续时间短暂，没有明显的发作后意识障碍或发作后头痛。发作主要起源于或累及额叶辅助运动区（SMA 发作）。

【脑电图表现】 背景活动及睡眠周期正常，但睡眠中发作频繁的患者睡眠进程常被频频打断。发作间期清醒和睡眠脑电图多数无癫痫样活动，少数可见一侧或双侧额、额-中央、额-颞或颞区有散发棘波、尖波或慢波。发作主要出现在 NREM 睡眠 II 期，开始有 1～数秒的广泛性低波幅去同步化，然后出现额、中央区为主的尖波活动、节律性棘波、节律性 θ 活动或类似觉醒样反应（图 14-15）。很多患者发作期脑电图被大量运动伪差所掩盖。

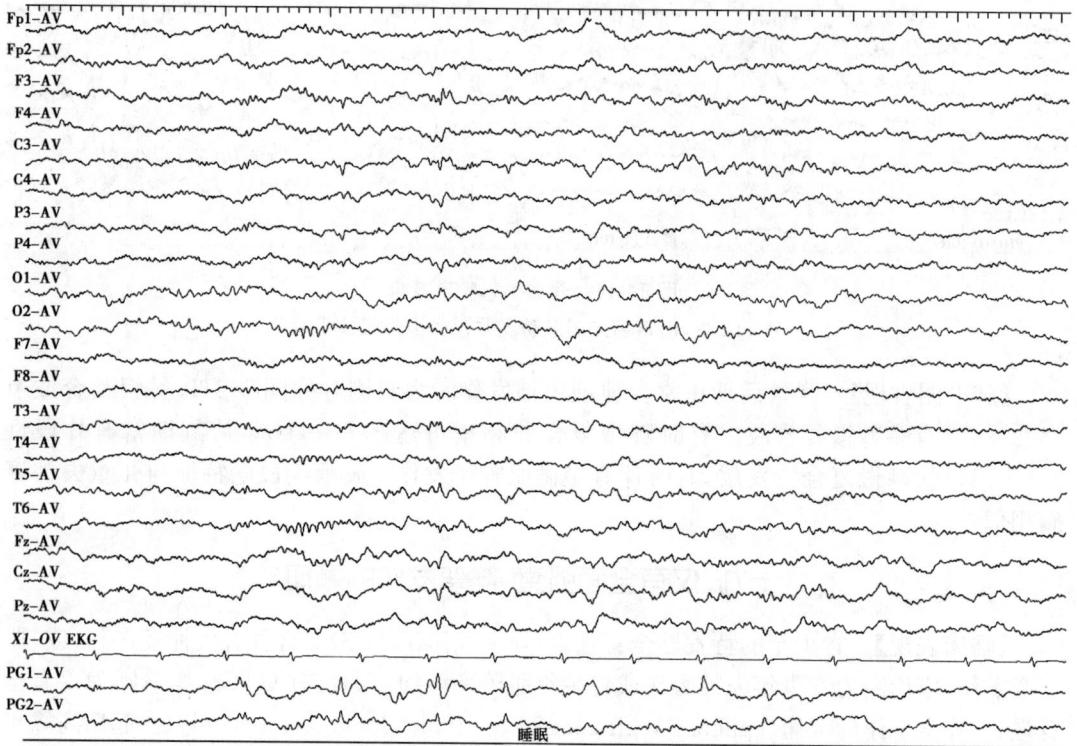

图 14-15 颞叶内侧癫痫

男，10 岁，发作间期可见左侧蝶骨电极导联频繁尖波散发

二十一、颞叶内侧癫痫

【临床表现】 颞叶内侧癫痫（medial temporal lobe epilepsy，MTLE）是成人最常见的部分性癫痫，海马硬化（hippocampal sclerosis）是颞叶癫痫最常见的病因。发作先兆可表现为腹部烧灼感或上升感、恐惧感、似曾相识感或陌生感等。进而发展为意识障碍、凝视、口部自动症（如吸吮、咂嘴、咀嚼、舔舌、吞咽等）或手的刻板自动症（如摸索、拿东西、做手势等）。

发作的扩散可导致运动性发作,包括头、眼向一侧偏斜,局部的强直、肌张力不全样运动或阵挛性运动等,并可继发全身强直-阵挛发作。发作后常有较长时间的朦胧状态。伴有海马硬化的颞叶内侧癫痫常为药物难治性癫痫。

【脑电图表现】 由于起源于海马的放电部位深在,头皮脑电图可能难以记录到,因此需要增加前颞区的表面电极(T1、T2等)或蝶骨电极。发作间期为一侧或双侧前颞区尖波、棘波或局灶性慢波活动,三分之一以上的患者可有双侧独立发放的棘波、尖波,有时伴有颞区间断慢波活动。棘波、尖波也常出现在前额区,或额、颞区同时出现异常放电。在以耳垂或乳突作为参考电极点时,由于容易受到颞区放电的活化,可能抵消颞区周围电极的放电。改用平均参考导联或双极导联可以更好的显示颞区的放电(图14-15)。

发作期放电的起源侧别与间期放电不一定都一致。发作先兆期头皮脑电图多无明显改变,或表现为发作间期的棘波、尖波消失,此时深部电极可记录到海马或杏仁核的棘波节律发放。发作早期头皮脑电图可见一侧颞区5～7Hz节律性 θ 波或尖波发放(图14-16)。随着发作的进展,异常电活动可从前颞区扩散到同侧额区乃至对侧额区,也可向同侧后颞区扩散,或扩散到对侧颞区。波形、波幅和频率可呈现出不同组合的动态变化。发作后出现弥漫性不规则中-高波幅慢波,此时患者呈意识混浊状态。

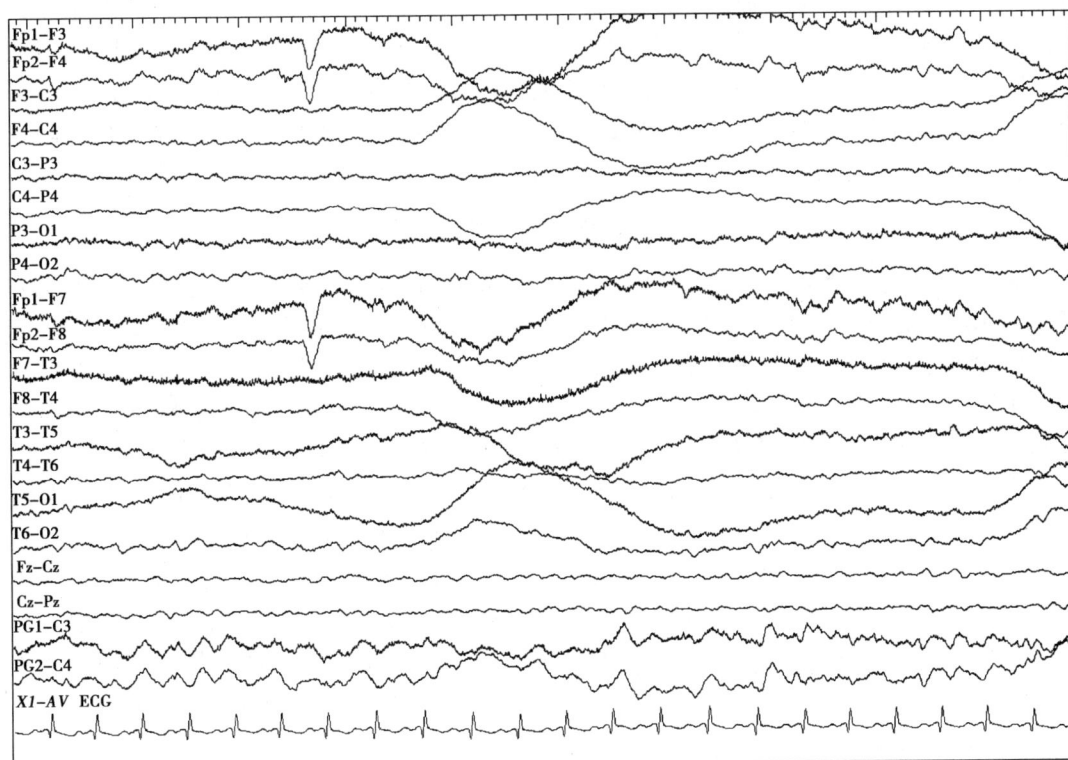

图 14-16 颞叶内侧癫痫

男,11岁,发作表现为双眼茫然,咂嘴,双手摸索,自述"视物变快,害怕,烦躁"。

发作期 EEG 为双侧蝶骨电极导联 3～5Hz 慢波节律持续发放 7min,始终没有扩散到其他导联

二十二、Rasmussen 综合征

【临床表现】 Rasmussen 综合征临床表现为难治性局部性癫痫发作、进行性偏瘫等神经缺陷和智力倒退为主要特征。目前认为可能与自身免疫性脑损伤有关。癫痫发作是最初的神经系统症状,可见多种发作形式,主要为部分运动性发作,特别容易累及一侧口角或手指,可循 Jackson 方式扩散或继发全身性发作。随着病情进展,发作逐渐频繁,持续时间延长,但始终固定在同一侧。最终发展为持续性部分性癫痫(epilepsia partialis continua,EPC)。从首次癫痫发作到出现 EPC 的时间从数月至数年不等,一般为 1～2 年,少数从一起病即表现为 EPC。病程早期常有一过性发作后偏瘫(Todd 麻痹),以后逐渐加重,最终出现持续性偏瘫等神经体征。多数患儿在发生偏瘫的同时出现缓慢的智力倒退。神经影像学早期正常,以后可见一侧半球萎缩性改变。

【脑电图表现】 脑电图背景早-中期表现为病侧为主的弥漫性慢波活动,至病程晚期出现偏瘫和一侧影像学异常时,多有双侧弥漫性异常,但常不对称。发作间期可见局灶性放电,也可为一侧或双侧半球的多灶性放电,病变一侧半球更多见,额、颞区最常受累。偶见局灶性慢波活动而无明显棘波、尖波发放(图 14-17)。

发作期可从同一侧半球的中央区、枕区或额区起源。在出现 EPC 时,可见抽搐肢体对侧半球中央、顶区不规则棘波、尖波或慢波发放。起源于 Rolandic 区的局部肌阵挛性抽动有时与脑电图的放电缺乏良好的相关性,即发作时脑电图可能没有明显的癫痫样放电,或肌肉抽动与放电不完全同步。其原因可能与放电起源的部位非常局限、电压较低或位于脑沟内,头皮电极记录不到,有时通过抽动锁定的逆向平均技术可显示和肌阵挛相关的放电。随着病情进展,发作间期或发作期放电更广泛,并可出现对侧半球独立的癫痫样异常。

二十三、进行性肌阵挛癫痫

【临床表现】 进行性肌阵挛癫痫(progressive myoclonic epilepsy,PME)包括多种少见的神经系统遗传代谢病和变性病。除肌阵挛外,PME 的其他常见临床表现包括共济失调、进行性痴呆及各种神经系统异常症状和体征。PME 的肌阵挛可为多灶性、节段性或全身性,可自发出现,亦可由外部刺激或自主运动诱发。除癫痫性肌阵挛外,亦可夹杂有小脑或锥体外系异常运动的成分。其他癫痫发作形式包括不典型失神、强直-阵挛发作或部分性发作等。

【脑电图表现】 起病后背景活动进行性恶化,基本节律逐渐变慢甚至解体,呈现出弥漫性低-高波幅快慢混合波。可出现广泛性 3～6Hz 棘慢复合波或多棘慢复合波(图 14-18)。此外常有枕区独立出现的棘波和相应的临床发作,特别是在 Lafora 病。同步肌电图记录显示,有些肌阵挛与脑电图的阵发性放电有良好的相关性,并可伴有增大的体感诱发电位,提示为皮质起源的癫痫性肌阵挛。也有些肌阵挛与脑电图阵发性电活动无明显相关性,肌阵挛抽动时缺乏脑电图改变的证据,推测为皮质下起源的肌阵挛,使用抽动锁定的逆向平均技术分析有助于鉴别诊断。患者常有光敏性反应。

少数脑电图表现可提示特殊的 PME 综合征。在涎酸病,很少或没有广泛性棘慢复合波,在肌阵挛时常在颅顶区出现 10～20Hz 低波幅正相棘波,这种颅顶区正相棘波在睡眠期更频繁但不伴肌阵挛发作。在成年型和部分晚婴型神经元蜡样质脂褐质沉积病(NCL),单次闪光刺激可在枕区和后头部诱发巨大电位,而在某些晚婴型和青少年型 NCL,光刺激可使脑电图波幅明显衰减。

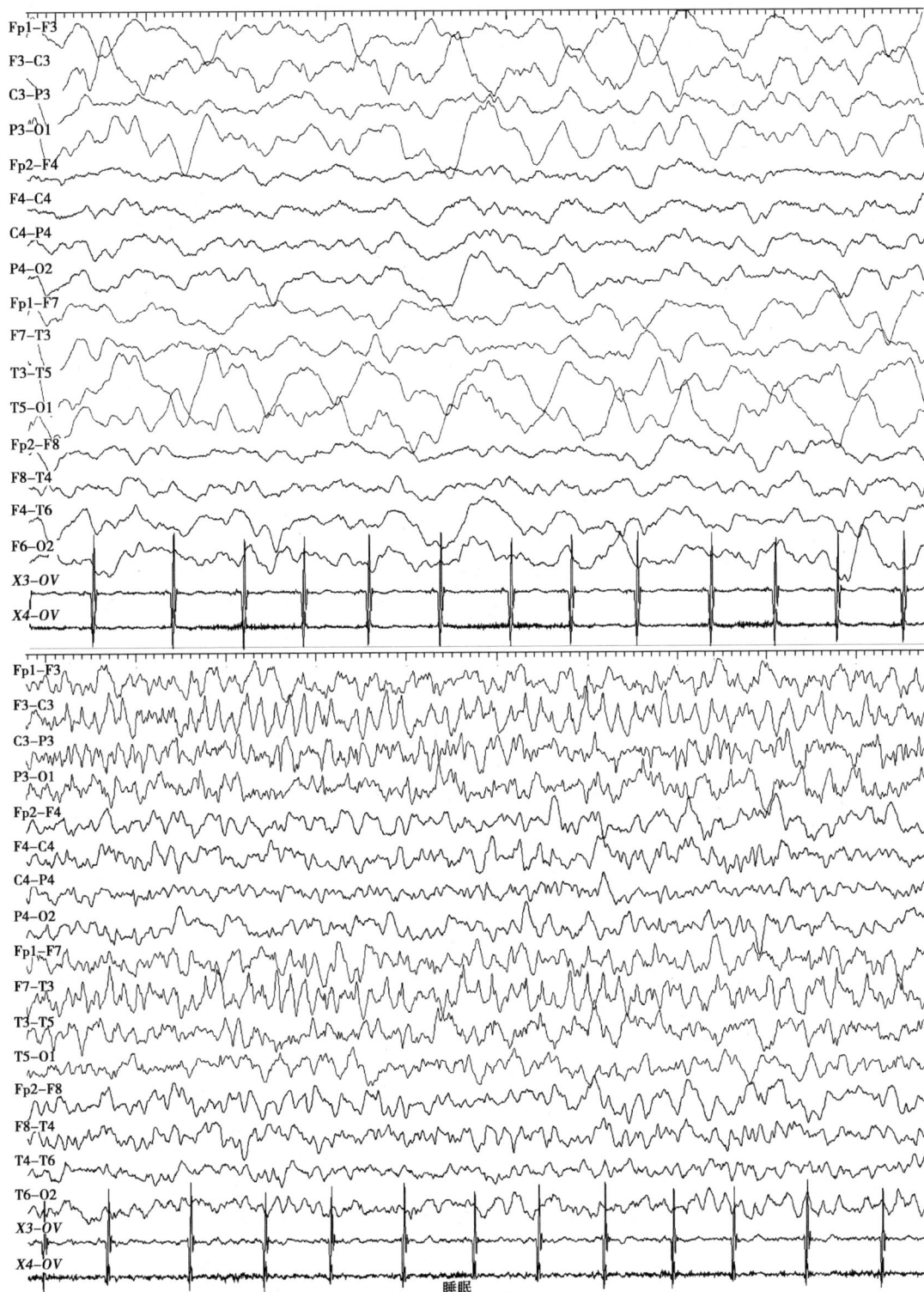

图 14-17 Rasmussen 综合征

女,4 岁,上图为发作间期,双侧半球持续不对称弥漫性慢波,左侧慢波突出。

下图可见左侧半球尖波及快波活动持续发放,临床无明显症状

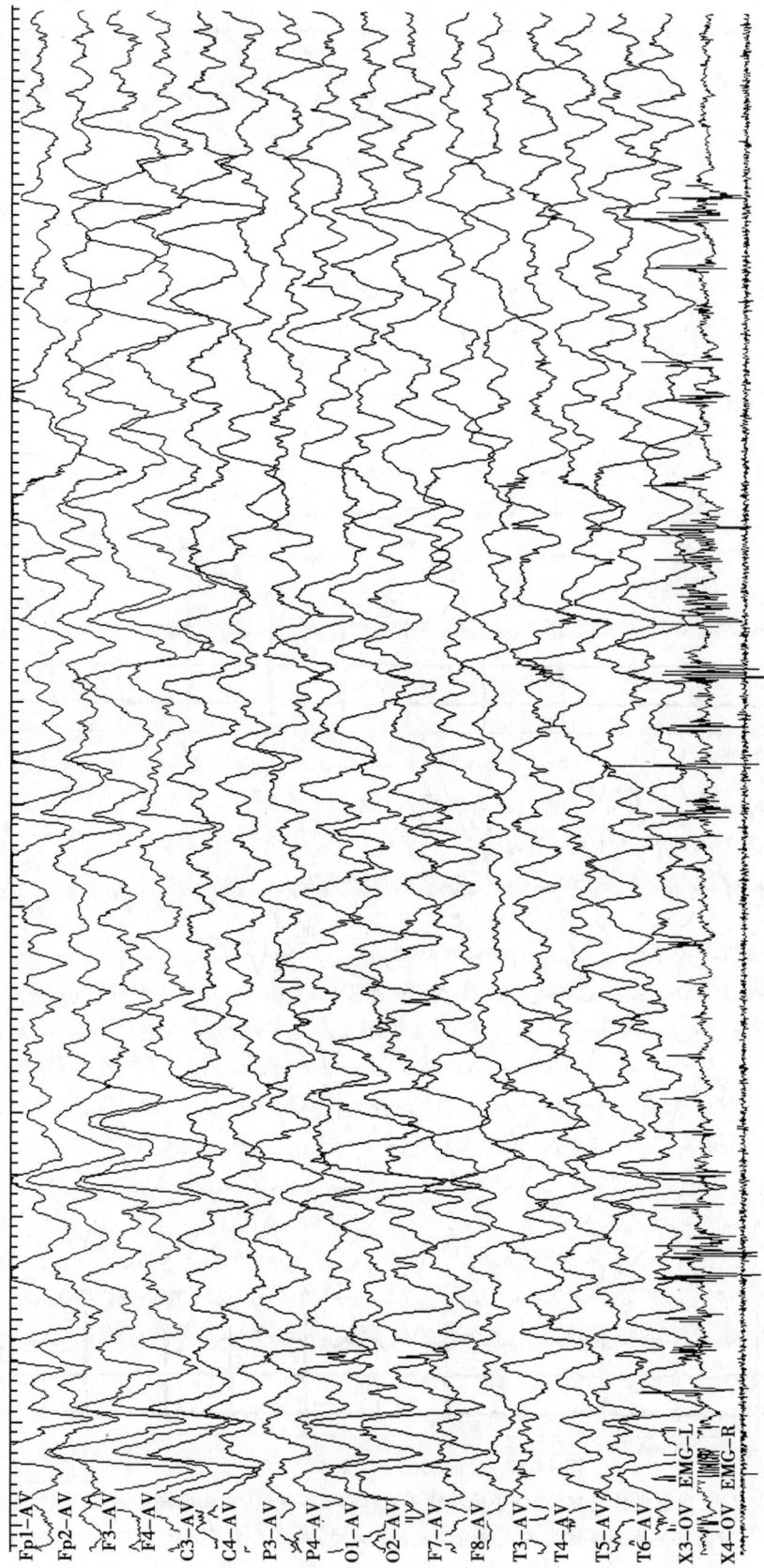

图 14-18 进行性肌阵挛癫痫

男，4 岁，神经元蜡样质脂质褐质沉积症，EEG 持续弥漫性不规则慢波则慢波夹杂少量枕区棘波，四肢、面部或躯干频发于频发多灶性肌阵挛抽动，与 EEG 放电多数不同步（EMG 位于双侧三角肌）

　　除癫痫外,对于影响脑功能的神经系统或全身性疾病,脑电图大多不能提供病因学诊断。但脑电图改变的范围和严重程度可反映中枢病变的范围和脑功能损伤的程度。有时系列的脑电图检查有助于评价病变过程和预后。

第一节　中枢神经系统病毒感染

　　病毒所致的中枢神经系统感染包括单纯疱疹病毒(herpes simplex virus,HSV)脑炎、肠道病毒感染、先天性巨细胞病毒(cytomegalovirus,CMV)感染、人类免疫缺陷病毒(human immunodeficiency virus,HIV)脑病,以及其他许多类型。中枢神经系统病毒感染的临床表现多种多样,以急性无菌性脑膜炎或脑炎最为常见。多数病例的病因诊断尚存在一定困难。脑电图多有不同程度的非特异性异常,但 HSV 脑炎可有特征性的脑电图改变。

一、病毒性脑炎与脑膜脑炎

　　【临床表现】　除 HSV 感染外,引起病毒性脑炎或脑膜脑炎的病毒以肠道病毒最为常见,其他如腺病毒、VZV、CMV、EBV、风疹病毒、麻疹病毒、轮状病毒等也有报道。基本特征是急性起病、主要临床表现包括发热、头痛、呕吐和颈项强直,脑实质受累时出现不同程度的意识障碍、行为异常、惊厥发作或局灶性神经体征等。脑脊液主要表现为白细胞增多,多以淋巴细胞为主,蛋白正常或轻-中度升高,糖和氯化物一般正常。在病程极期可有颅压增高。经过 2～4 周后病情逐渐恢复。

　　【脑电图特征】　在脑炎急性期脑电图均有不同程度的异常,多为弥漫性高波幅慢波,节律或非节律性 δ 波。当白质受累时慢波活动更突出,常出现高波幅无节律的多形性 δ 波。慢波活动的加重常伴有意识障碍,表明损伤严重(图 15-1)。部分患者有局灶性、多灶性癫痫样放电,并可合并癫痫发作。

二、单纯疱疹病毒脑炎

　　【临床表现】　单纯疱疹病毒脑炎(herpes simplex encephalitis,HSV)是由 HSV-Ⅰ型疱疹病毒引起的严重的中枢神经系统感染,可侵犯一侧或双侧半球,颞区受累更突出。病理可见脑实质坏死、出血等改变。临床过程严重,常有高热、昏迷、难以控制的惊厥发作及各种异常神经体征。可遗留癫痫、智力运动障碍等神经后遗症。

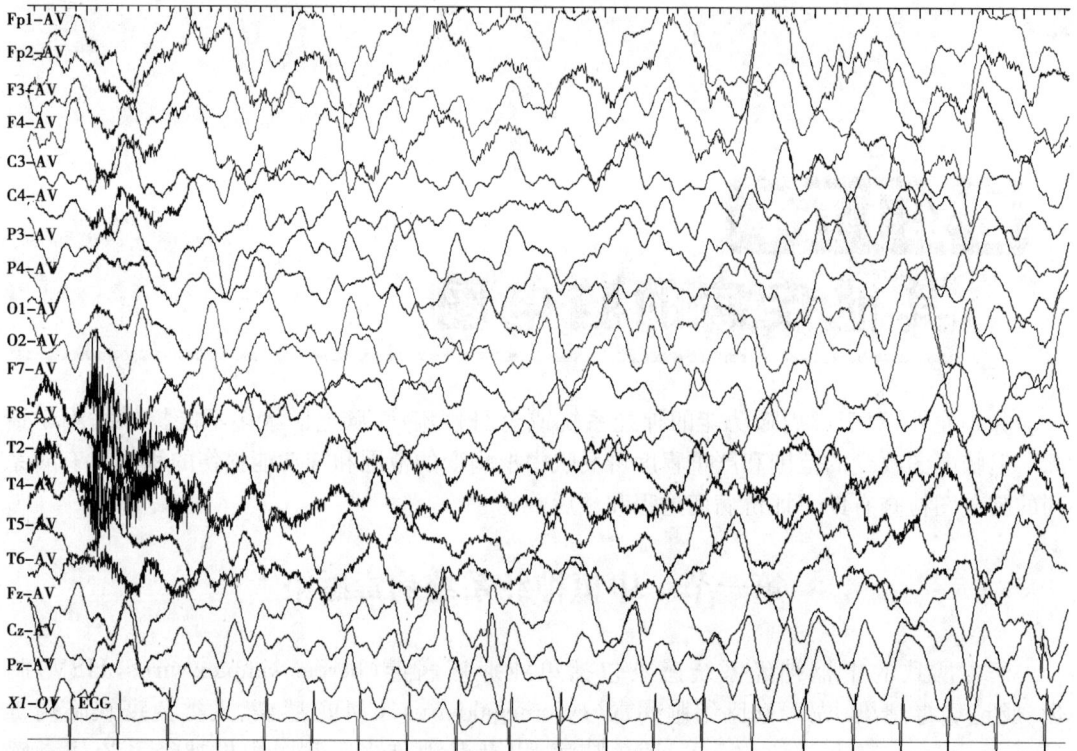

图 15-1　病毒性脑炎急性期

男,4岁半,发热4天,意识障碍2天,偶有抽搐发作。

EEG持续弥漫性高波幅δ为主慢波活动,夹杂少量中线区尖波

【脑电图特征】　HSV脑炎可见许多类型的异常,包括局灶性或弥漫性慢波、局灶性癫痫样放电、电发作图形、局灶性背景活动衰减和PLED等。病变早期可见背景活动解体,出现局灶性或一侧性多形性δ波,颞区或额-颞区更明显。以后间断出现局灶性或一侧性的复合性慢波和尖波,并很快演变为周期性复合波或PLED。其他类型的病毒性脑炎虽然常引起局灶性慢波和棘波,但很少引起周期性复合波或PLED。因此对急性发热伴快速进展的神经系统异常的患者,脑电图如出现一侧或双侧的周期性复合波,高度提示为HSV脑炎。

PLED常出现在神经系统症状出现后的第2～12天之间,偶可延至24～30天出现。脑电图特征为100～500μV的尖形慢波或多形性棘波,间隔1.5～3秒周期性出现,也可有更快或更慢的周期。PLED可为一侧性、双侧性、左右半球相互独立或两侧的复合波有固定的时间关系。双侧PLED提示有双侧病变(图15-2)。存活病例随着病情恢复,周期性复合波逐渐消失,代之以局灶性或一侧性慢波,或局部坏死囊变区为低电压。病变区域常有持续慢波活动和局灶性或多灶性癫痫样电活动。脑电图的改善常落后于临床的恢复。致死性病例脑电图逐渐恶化,电压进行性降低,发展为在低电压背景上的低波幅周期性慢波,间隔时间逐渐延长和不规则,最终发展为电静息。

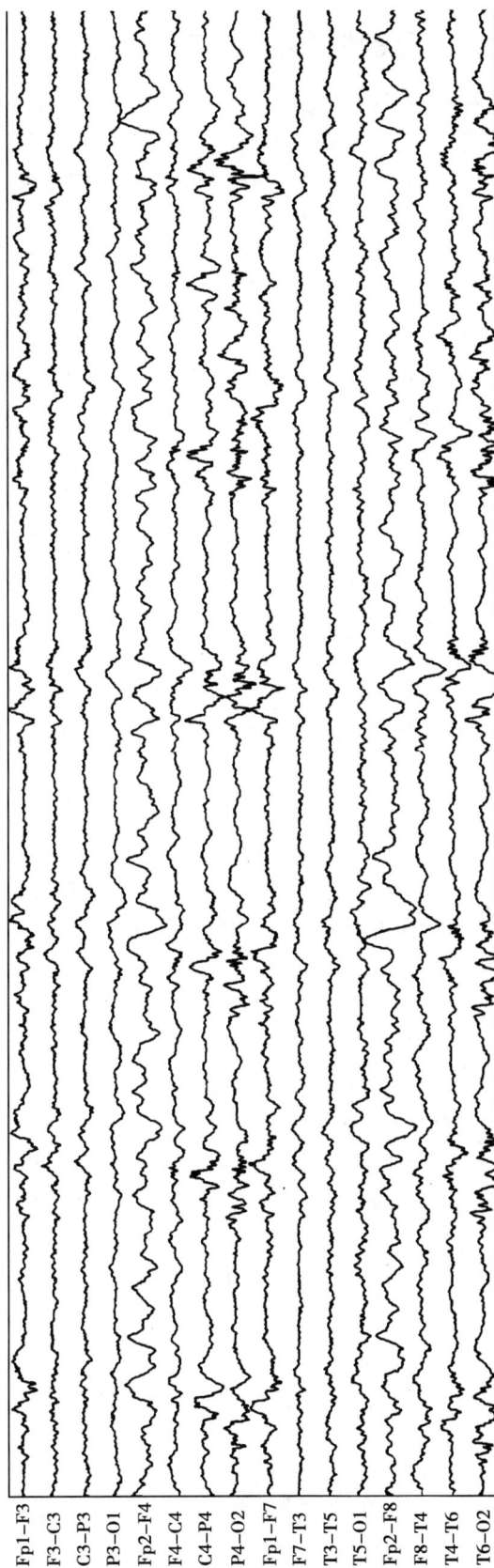

图 15-2 单纯疱疹病毒性脑炎急性期

男，3 岁，高热，昏迷，频繁惊厥发作。发病第 3 天记录，右侧半球周期性慢波复合低幅快波，后头部著

三、亚急性硬化性全脑炎

【临床表现】 亚急性硬化性全脑炎（subacute sclerosing panencephalitis，SSPE）是麻疹慢病毒引起的亚急性或慢性脑炎，病变累及双侧大脑皮质和白质，脑干也可受累。儿童及青少年期起病，临床病程分为四期：Ⅰ期为人格改变和智力倒退；Ⅱ期进行性智力倒退伴惊厥、肌阵挛和共济失调；Ⅲ期呈强直状态，反射亢进；Ⅳ期呈去皮质状态。无有效治疗。近年由于广泛开展麻疹疫苗的预防接种，发病率已明显下降。本病脑电图为特征性的周期性复合波，具有诊断意义。

【脑电图表现】 病程初期背景活动解体，弥漫性、局灶性或一侧性慢波活动增多，可有不对称。以后发展为多形性δ波，间断出现额区为主的单一节律慢波活动，可见各种波形的局灶性或广泛性癫痫样放电。随着病情进展，正常睡眠周期消失，表现为低波幅快波伴或不伴睡眠纺锤，与高波幅慢波交替出现。后期纺锤波、顶尖波、K-综合波等睡眠波形均消失。

周期性复合波可出现在病程的任何阶段，多见于中期（Ⅱ～Ⅲ期），典型为300～1500μV的高波幅多形性慢波、尖慢复合波持续0.5～2秒，间隔4～15秒周期性发放，偶见间隔1～5分钟的长周期。最初周期性复合波的间隔不规律，以后逐渐变得规律。随着病情进展，间隔可有改变。周期性复合波之后偶有一过性电压下降。早期外界刺激偶可诱发复合波发放。一旦周期性建立，则不再受外界刺激的影响。药物对周期性复合波也没有明显影响。周期性复合波可伴有肌阵挛抽动，偶可伴瞬间运动抑制。睡眠中肌阵挛消失而周期性复合波依然持续。安定类药物可消除肌阵挛抽动，但不改变周期性波。晚期背景活动逐渐衰减，周期性放电消失。

四、克—雅病

【临床表现】 克—雅病（Creutzfeldt-Jakob disease，CJD）又称可传播性海绵样脑病（transmissible spongiform encephalopathies，TSE），是一种与朊蛋白（prion）相关的致死性疾病，主要在中年以上发病。临床特征为亚急性进行性痴呆、运动障碍和肌阵挛。

【脑电图特征】 脑电图特征性的周期性图形具有诊断意义。CJD病变最初的脑电图改变为背景活动解体，进行性慢波活动增多，多为广泛性慢波异常，但也有限局性或一侧性慢波。随着病情进展，出现双相或三相性慢波，开始为散发间断出现，可不对称或在某一局部突出，以后逐渐变为双侧广泛同步的周期性三相波或尖波、时限在200～400ms，以0.5～1秒的间隔重复出现。多数患者在起病后12周左右发展为这种具有特征性的周期性图形。周期性波时常伴有肌阵挛，但二者并不完全同步，表明肌阵挛兼有皮质和皮质下起源。在睡眠期和病程晚期肌阵挛减少或消失，而周期性波持续存在。随着病情加重，周期的间隔变长，尖波的波幅降低，发展为在电静息背景上的间断尖波或慢波暴发，并最终变为持续的电静息。虽然没有证据表明脑电图检查会传播朊病毒，但为安全起见，对接触过患者的电极等物品应进行严格消毒或销毁。

第二节 各种病因的发育性或获得性脑损伤

一、先天性脑畸形

【临床表现】 先天性脑畸形指在胚胎发育过程中，由于感染、中毒、缺氧缺血、染色体异常、药物、中毒等有害因素导致脑结构发育异常,包括脑结构的分化异常和神经元移行障碍等。由于胚胎神经系统发育主要在妊娠的最初 5 个月内,特别是前 3 个月,因此胚胎早期更容易受到有害因素的影响。

先天性脑畸形常依靠 MRI 等影像学方法诊断,可见胼胝体发育不良、神经元移行障碍(如无脑回－巨脑回、厚脑回、多微小脑回等)、先天性双侧外侧裂周围综合征、灰质异位、脑裂畸形(schizencephaly)及脑穿通畸形、半侧巨脑症等。先天性脑畸形临床常合并颅面部多发畸形、发育迟缓、智力低下、运动障碍或癫痫发作等多种神经问题。畸形的皮质结构形成异常突触连接和网络重新组构,可引起局部或广泛性皮质兴奋性增高,形成癫痫病灶并改变脑的发育。

【脑电图特征】 根据发育异常的不同部位和性质,脑电图可表现为多种异常。如胼胝体发育不良时脑电图可表现为不同程度的不对称和不同步,合并其他畸形如 Acardi 综合征时可出现高度失律和婴儿痉挛发作。神经元移行障碍时背景多表现为广泛性中-高波幅的 α 和 β 频带的异常快波节律,分布广泛,与年龄不相适应,混合散在的 δ 波和少量棘波;并可有局灶性慢波活动。多数有癫痫样异常放电,如局灶性、多灶性、一侧性或广泛性棘波、尖波,大量或持续发放,伴各种类型的癫痫发作。先天性双侧外侧裂周围综合征的脑电图可见一侧或双侧颞区棘波、棘慢复合波发放,以中颞区为主,左右可不同步。临床多伴有 Rolandic 区发作。灰质异位时脑电图可见局灶性、一侧性或广泛性癫痫样放电,取决于灰质异位的部位。半侧巨脑畸形时患侧半球可表现为基本节律消失,一侧半球为主的癫痫样放电,在额、颞、中央区更突出(图 15-3)。

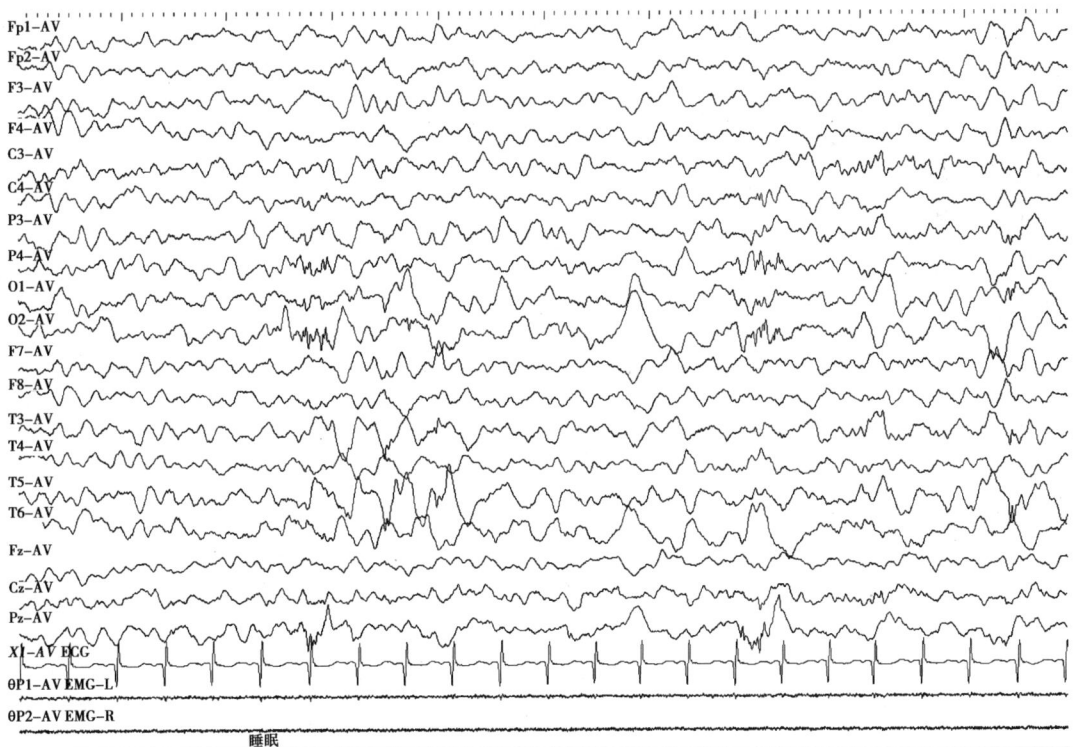

图 15-3 先天性脑发育畸形

男,4 个月,发育落后。MRI 显示胼胝体发育不良,透明隔缺如

二、脑 性 瘫 痪

【临床表现】 脑性瘫痪(cerebral palsy)是由出生前到出生后一个月内各种原因所致的非进展性的脑损伤,导致中枢性运动障碍及姿势异常。脑瘫小儿可合并智力低下、癫痫、行为异常、感知觉障碍等神经问题。根据损伤部位和运动障碍的特点,脑瘫又分为痉挛型、手足徐动型、强直型、共济失调型、震颤型、肌张力低下型和混合型等,其中痉挛型脑瘫最常见。

【脑电图特征】 痉挛型脑瘫患儿脑电图可正常,也可见各种异常表现。异常脑电图可见弥漫性、限局性或不对称的慢波活动。清醒脑电图常有过多的慢波和快波活动。部分患者生理性睡眠图形如顶尖波、睡眠纺锤及 K-综合波消失,有时睡眠中可有广泛性电压抑制。少数患儿可见极度睡眠纺锤。部分患者可有各种形式的癫痫样放电,局灶性放电更常见,特别是在 Rolandic 区,临床伴或不伴癫痫发作。

三、孤 独 症

【临床表现】 孤独症(autism)多在婴幼儿期起病,男孩多见。主要表现为社会交流障碍、语言障碍和刻板行为。70％伴有不同程度的智力低下。23％～38％有癫痫发作。癫痫发作类型 65％为部分性发作,此外可有全身强直-阵挛发作、肌阵挛发作、婴儿痉挛或热性惊厥。癫痫发作的两个高峰年龄段分别在幼儿期和青少年期。

【脑电图特征】 单纯孤独症儿童脑电图可在正常范围,或有背景活动弥漫性非特异性异常,包括背景节律轻度-中度失调,或有异常的非药物性快波活动。睡眠脑电图显示伴有癫痫的孤独症儿童 59％有癫痫样放电,而没有癫痫发作的孤独症儿童癫痫样放电率为 8％。癫痫样放电 80％以上为限局性棘波、尖波发放,半数出现在中央、中颞区(Rolandic 区)(图15-4),亦可见于额区、枕区或多灶性棘波发放。少数表现为广泛性放电或高度失律。

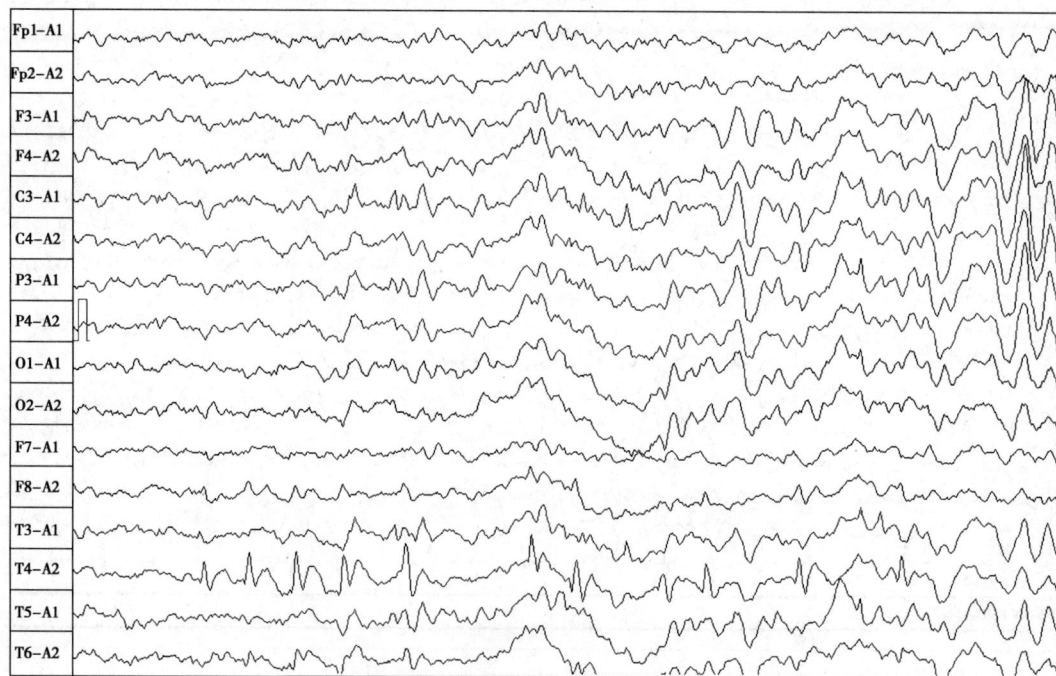

图 15-4　孤独症

女,3 岁 9 个月,无癫痫发作。睡眠期 EEG 右侧中颞区多量棘波发放

四、Rett 综合征

【临床表现】 Rett 综合征(Rett syndrome)是一种先天遗传性疾病,患者多数为女孩。6～18 个月起病,病变主要影响中枢神经系统,呈进行性智力下降,孤独症样行为,手的刻板动作和失用及共济失调等。75%～80%有癫痫发作,包括全身强直-阵挛发作、精神运动性发作和部分运动性发作等。

【脑电图表现】 所有患儿脑电图均有异常改变并呈逐渐进展的恶化。起病早期背景活动在正常范围,以后背景节律解体,慢波增多。颅顶及邻近区域可出现 4～6Hz 的 θ 节律发放。常见癫痫样放电,开始棘波主要位于中央、中颞区(Rolandic 区),呈散发性,可左右不同步,或在中央区、颞区和枕区之间游走,睡眠期增多,类似儿童良性 Rolandic 癫痫,临床伴或不伴癫痫发作。以后逐渐出现其他癫痫样波形,包括多灶性放电或广泛性阵发性放电(图15-5)。更后期出现假周期性 δ 波发放,偶有广泛性周期性棘波活动。随着年龄增长和病程进展,癫痫样放电趋于消失。至运动功能完全丧失阶段,脑电图主要为弥漫性慢波。睡眠期可见间断高波幅放电之后有电压降低。

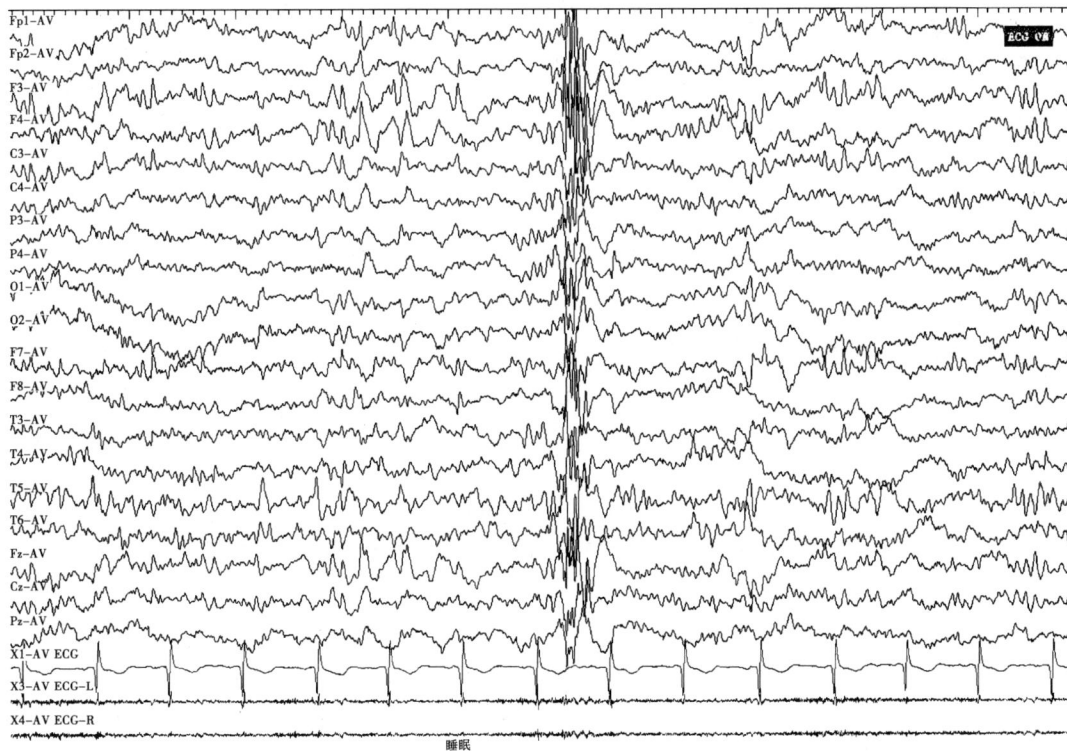

图 15-5 Rett 综合征

女,9 岁,Rett 综合征,合并癫痫发作。EEG 大量广泛性和左侧额、颞区为主的棘波发放

五、Angelman 综合征

【临床表现】 为常染色体隐性遗传,致病基因位于 15 号染色体。临床表现为严重智力低下、共济失调、癫痫发作、颅面部畸形等,多数患者语言始终没有发育。患者常有愉快微笑

或暴发性大笑,因而又称为快乐木偶综合征(happy puppet syndrome)。

【脑电图特征】 Angelman 综合征的脑电图显示特异性的改变,对诊断和鉴别诊断具有特殊作用。典型的脑电图改变为各种频率的慢波活动长程或持续发放,主要为额区 2～3Hz,200～500μV 的 δ 活动或三相 δ 波;以及后头部为主的 4～6Hz,200μV 以上节律性 θ 活动(图 15-6)。棘慢复合波多位于枕区,也可为广泛性棘慢复合波发放,闭目时更容易诱发。常有睡眠期的电持续状态。上述脑电图特点类似于非惊厥性癫痫持续状态,但脑电图放电与肌肉抽搐及暴发性大笑之间无明确关系。

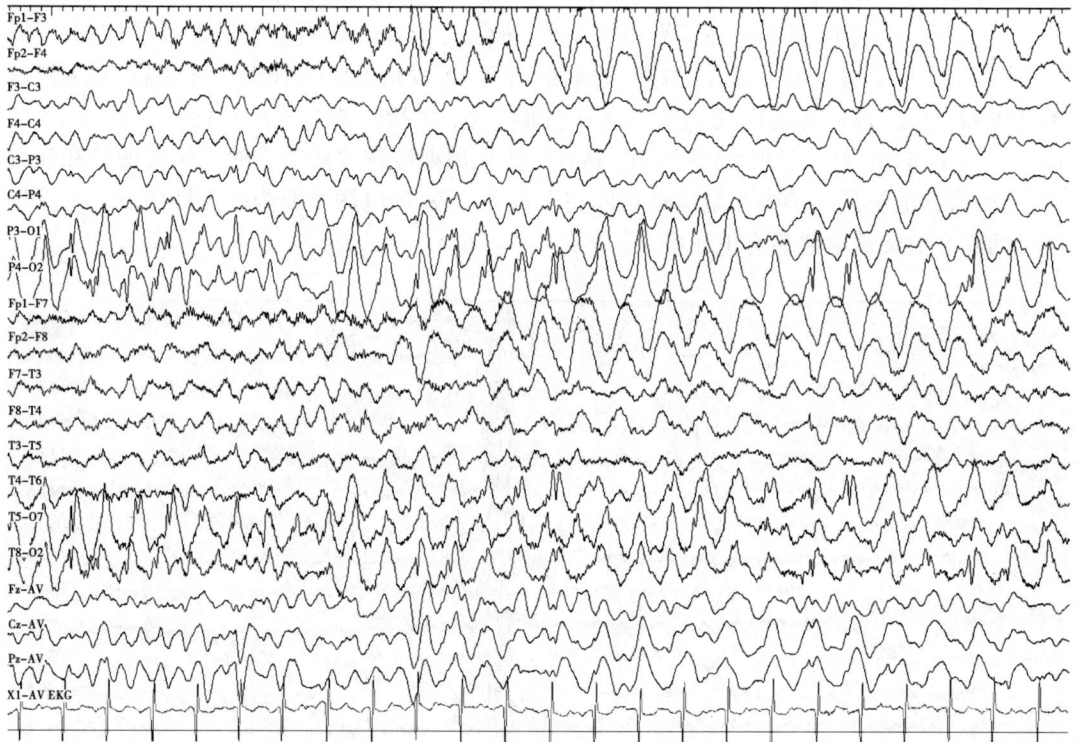

图 15-6 Angelman 综合征

女,1 岁 4 个月,无明确癫痫发作。EEG 可见额区高波幅 δ 节律和枕区棘慢波节律长程发放

六、脆性 X 综合征

【临床表现】 脆性 X 综合征(fragile X syndrome)为 X 连锁遗传,主要见于男性,女性患者患病较轻。临床表现为中—重度智力低下,颅面畸形(长脸,大耳),行为异常,男性青春期后可见大睾丸。常有癫痫发作,癫痫的起病和消失具有较高的年龄依赖性,起病年龄在 2～9 岁,平均 5 岁左右,末次发作年龄在 2～47 岁,平均 12 岁左右。癫痫发作类型 90% 为部分性发作,半数患者发作稀少,容易控制。

【脑电图特征】 脑电图可见背景非特异性慢波异常及阵发性癫痫样放电。放电多数位于中央区或颞区,思睡期及睡眠期数量增多。部分患者仅有临床下放电而不伴临床发作。成年后异常放电趋于消失。

七、Aicardi 综合征

【临床表现】 为 X 连锁遗传（Xp^{22}），仅见于女孩，有脉络膜视网膜异常，胼胝体发育不良，神经元移行异常等多种畸形。临床表现为严重智力低下，癫痫发作多在出生后 6 个月内出现，以婴儿痉挛发作为主。

【脑电图特征】 脑电图为一侧或双侧不同步的暴发-抑制样图形，然后转化为多灶性癫痫样放电或高度失律，双侧半球间可完全不对称和不同步，醒-睡各期均有明显异常放电（图 15-7）。

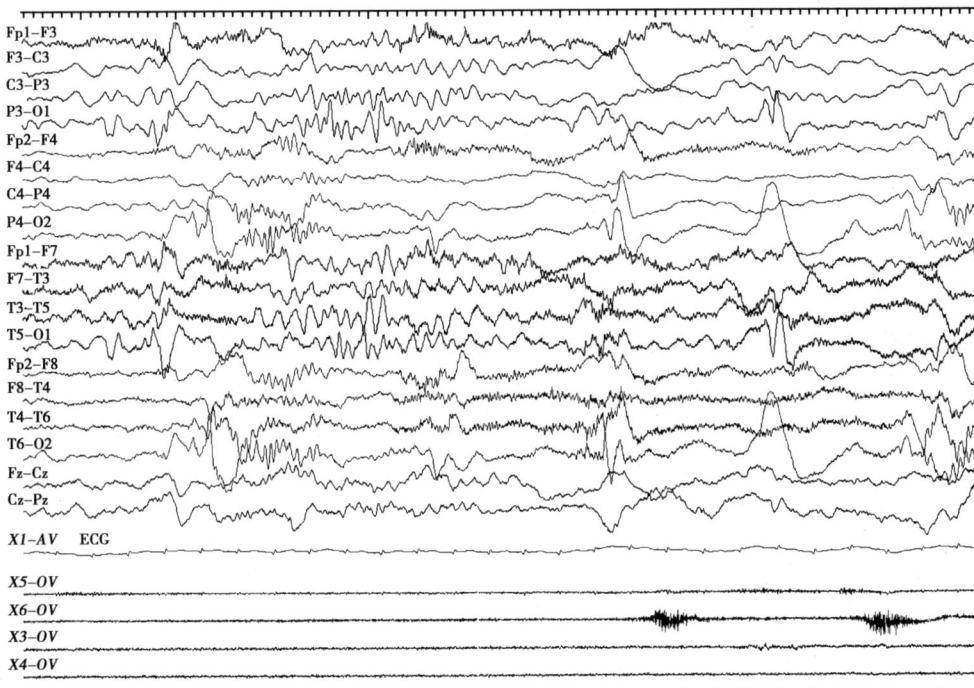

图 15-7 Aicardi 综合征

女，4 个月，发育落后，不对称痉挛发作。MRI 显示脑发育不良，胼胝体缺如。
间期 EEG 显示双侧半球分离性的各种异常放电

八、吡哆醇依赖症

【临床表现】 为常隐遗传性疾病。临床表现为出生早期难以控制的惊厥发作，常在生后数小时至数天内起病，少数可晚至生后数月起病。可有各种类型的发作，包括强直发作、局灶或多灶性阵挛发作、一侧性发作或肌阵挛发作等，肌阵挛发作可为自发性或由刺激诱发出现。常有惊厥持续状态，少数有婴儿痉挛发作。各种抗癫痫药物均不能控制发作，静脉注射维生素 B_6 后发作可在数分钟内消失。停用维生素 B_6 数天后惊厥复发。患儿常有精神运动发育落后，如未能及时诊断治疗，多数在数月内死于惊厥持续状态。

【脑电图特征】 脑电图可见各种阵发性异常表现，多为广泛性高波幅 δ 暴发伴间断棘慢波和周期性不对称电压衰减，也可见局灶性或多灶性棘波、多棘波发放，暴发-抑制，广泛性棘慢波发放，暴发性高波幅慢波等。少数可表现为高度失律。可有光敏性反应和光阵发性反应。静脉注射大剂量维生素 B_6（100～200mg/次）后，临床发作多在数分钟内消失。脑电图的恢复或改善常晚于临床症状的改善,一般首先转变为暴发-抑制图形,然后变为持续的高波幅慢波或单一的高波幅 δ 活动发放。数分钟至数小时后最终恢复为背景图形,常有非特异性背景异常。停用维生素 B_6 后随着临床惊厥复发,脑电图再次出现各种癫痫样放电。本病需终身口服维生素 B_6 治疗。

第三节 急性脑血管意外

急性脑血管意外(acute cerebrovascular accident,CVA)又称脑中风(apoplexy)或卒中(stroke),包括缺血性(脑梗死)和出血性(脑出血)病变。随着头颅 CT、MRI 及脑血管造影等神经影像学检测技术的快速发展,对脑血管病的诊断和定位水平有了很大提高。脑电图对脑血管病的定位明显不如影像学检查,同时缺乏病因学方面的特异性。但脑电图对皮质缺血和脑功能障碍非常敏感,可在起病早期发现局灶性或广泛性脑功能异常。因此对脑血管病变引起的急性和慢性脑功能障碍仍然能提供有价值的信息,特别是在急性脑卒中的超早期。同时系列脑电图检查可反映脑卒中病程中脑功能改变的动态变化。

【脑电图表现】 梗死区的脑组织已经坏死,不产生生物电活动;其周边的缺血带神经元功能不正常,可产生各种异常电活动,因此从梗死灶中心到周围正常脑组织之间的脑电图波形理论上依次表现为平坦波、低平慢波、不规则中-高波幅慢波、θ 波与慢的 α 波。受累血管供血的区域决定了脑损伤的部位和相应的临床表现。脑电图可反映脑损伤的部位和程度,梗死范围越大,部位越表浅,脑电图异常越明显。但大面积脑梗死可引起继发性广泛脑水肿和颅内压增高,导致弥漫性的脑电图异常掩盖局灶性异常(图 15-8)。深部血管损伤距离皮质较远,头皮脑电图可能发现不了异常改变。而对脑干和小脑的血管病变,脑电图仅能发现大脑半球继发性症状引起的改变。

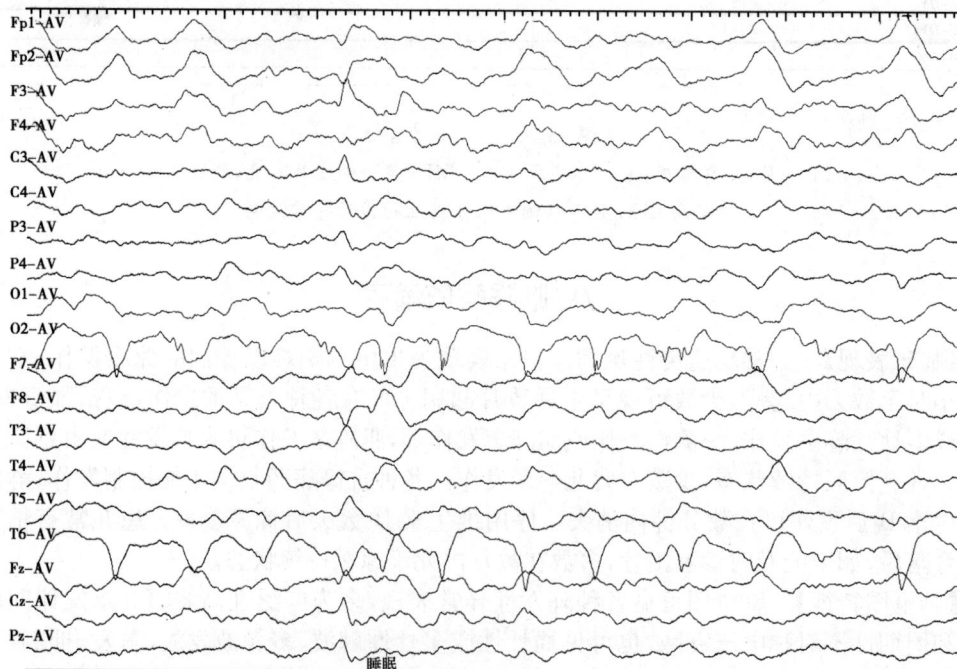

图 15-8 脑血管病变

女,7岁,右侧枕区脑梗死伴癫痫发作。间期 EEG 显示右侧枕、后颞区持续高波幅慢波及宽大正相尖波

内囊部位出血时由于皮质功能损伤相对较轻,脑电图改变并不能完全反映临床情况。受累半球可出现中等波幅的 δ 活动,混合较多的 θ 活动,最多位于额、颞区。有时慢波呈节律性甚至正弦样波间断发放。对侧半球轻度至中度受累。患者陷入昏迷后,慢波变得更弥漫。当出血破入一侧脑室时,由于继发动脉血管痉挛、血压快速下降和脑水肿等并发症,脑电图异常成为双侧性并变得更严重。基底节或半卵圆中心出血可引起同侧半球多形性 δ 活动,在血肿中心区域可见局灶性电压降低和快波活动衰减。大范围出血可引起中线移位并压迫中脑结构,产生双侧慢波和同侧 IRDA。

第四节 Alzheimer 病

【临床表现】 Alzheimer 病主要发生在老年人,表现为记忆障碍、认知障碍和精神障碍等多种高级皮质认知功能损伤,而全身其他方面状况相对良好。临床隐匿起病,呈进行性加重。

【脑电图表现】 Alzheimer 病的脑电图异常率为 87%,以弥漫性背景活动异常为主。病程早期临床症状较轻时脑电图正常,或仅表现为枕区 α 节律减慢(8~9Hz),调节不良,或有 α 泛化现象。以后后头部节律进一步减慢,弥漫性低-中波幅的 θ 活动占优势。随着认知损伤的加重,弥漫性不规则 δ 活动增多,可有广泛性慢波活动暴发,以额、颞区突出。一般病程超过 2.5 年才出现脑波频率的明显改变。局灶性异常不是本病的脑电图特征,但和正常老年人脑电图类似,也可见到局灶性颞区慢波活动,左侧颞区更多见。

Alzheimer 病癫痫样放电的出现率很低,少数患者肢体远端的多灶性肌阵挛抽动伴有脑电图的癫痫样活动,二者间的关系不完全一致,但经抽动锁定的逆向平均技术证实为皮质起源的局灶性负性肌阵挛。在严重病例可见三相波发放,常出现在弥漫性 δ 活动等重度异常背景上。三相波在前头部或后头部最明显,临床有严重痴呆症状。亦可有广泛性周期性波,类似克-雅病的表现,但常不如 CJD 的周期性复合波规律而持续。

中-晚期 Alzheimer 病脑电图大多数表现为中度-重度异常,与认知损伤程度之间有较好的相关性。如脑电图完全正常的痴呆患者一般可排除 Alzheimer 病。此点对鉴别 Alzheimer 痴呆和假性痴呆有一定帮助,后者清醒脑电图多为正常或轻度异常。

第五节 缺氧性和代谢性脑病

一、缺氧性脑病

(一)短暂缺氧发作

【临床表现】 短暂缺氧发作(transient anoxic seizures)又称晕厥发作(syncopal attacks),是由于脑血流突然减低和(或)血液含氧量突然下降引起的突然、短暂而可逆的临床事件。造成晕厥的原因很多,多数为心源性晕厥或血管迷走神经性晕厥。晕厥发作时临床常表现有面色青紫或苍白,突然意识丧失伴短暂肌张力丧失、强直痉挛,严重时可出现抽搐。发作过程可持续 10 秒~1 分钟。在研究和诊断晕厥发作时,应进行同步心电图记录,以确定心电图和脑电图改变之间的因果关系。

【脑电图表现】 短暂缺氧发作的脑电图典型变化过程为"慢-平-慢",依次为:①进行性频率减慢伴波幅增高,节律通常不规则(慢);②缺氧继续时脑电信号突然消失,变为等电位(平),一般在心脏停跳后 10~15 秒脑电图出现平坦电位;③恢复供氧后突然恢复高波幅不规则慢波活动(慢);④频率逐渐增加,波幅逐渐减低,最终恢复基础背景活动。

(二)缺氧性脑病

【临床表现】 长时间的脑缺氧缺血可导致不可逆的脑损伤。根据缺氧持续时间和脑损伤的程度,临床可表现为昏迷或各种神经功能损伤。

【脑电图表现】 和急性缺氧发作相似,当脑循环骤停时,最初 3~6 秒无明显临床或脑电图变化;7~13 秒时出现慢波活动,波幅增加,频率减慢,进而出现平坦电位。电静息首先出现在大脑皮质,而脑干仍可有高波幅的电活动。如脑循环中断时间超过 5 分钟,则出现不可逆的脑损伤。以后脑电图活动虽然可以恢复,但多表现为不同程度的异常。

根据对心肺复苏后患者的观察,可将脑电图改变分为 5 级:Ⅰ级以 α 活动为主,伴或不伴散发 θ 活动;Ⅱ级以 θ 活动为主,伴少量 α 活动和间断弥漫性 δ 活动;Ⅲ级为弥漫性持续性慢波活动,伴少量快波活动,脑电图的自发性变化和对刺激的反应性存在;Ⅳ级为低波幅无反应的弥漫性持续 δ 活动;Ⅴ级为低电压、暴发-抑制或电静息。临床观察表明Ⅰ级可恢复,预后良好,而Ⅳ~Ⅴ级常伴有持久的植物状态或死亡。Ⅱ~Ⅲ级的预后不确定。但心肺停止后最初一个小时内的电静息仍有可能恢复。因此脑电图监测应持续 5~6 个小时甚至更长时间才能判断预后。系列脑电图检查如显示进行性恶化或好转对判断预后更有价值。

除上述非特异性脑电图异常外,在心肺复苏后昏迷患者如出现下列脑电图波形常提示预后不好:①广泛性周期性尖波或棘波,间隔 0.5~2 秒,类似三相波,偶可与 CJD 的图形相似。临床可表现为双侧性、多灶性或全身性肌阵挛,也可仅为电持续状态而无明显的临床发作。②双侧半球不同步的 PLED。③α 昏迷图形。

缺氧后肌阵挛(Lance-Adams 综合征)表现为运动性或意向性肌阵挛,常伴有其他神经体征,包括小脑共济失调、步态异常、姿势跌落和全身性癫痫发作。肌阵挛起源于皮质,常伴有脑电图的癫痫样放电,但有时目测分析不能发现,可通过抽动锁定的逆向平均技术(jerk-locked back-averaging)显示和抽动有锁时关系的棘波。

二、低 血 糖

【临床表现】 葡萄糖是脑内唯一的能量来源,但脑内没有糖原储备。当血糖水平降低时,神经元的正常活动不能维持,可出现意识障碍、昏迷甚至癫痫发作。实验研究发现在低血糖时,皮质电活动先于深部结构消失。长时间或反复低血糖发作可造成不可逆的脑损伤,遗留精神障碍、认知障碍、反复癫痫发作等问题。低血糖发作时均有明显的脑电图改变,但血糖水平、意识水平和脑电图改变不一定平行。和血糖的绝对值相比,血糖水平下降的速度对意识障碍和脑电图异常的影响更突出。

【脑电图表现】 当血糖水平迅速下降时,脑电图出现明显的慢波活动,严重时表现为暴发-抑制甚至短暂的电静息。可有惊厥发作,伴不同程度的癫痫样电活动。在进食或静脉注射葡萄糖后脑电图可很快恢复正常。

因胰岛细胞瘤或胰岛细胞功能亢进引起的反复低血糖发作脑电图有不同程度的 α 波减少,频率减慢至 8~9Hz,θ 和 δ 频段的慢波活动增多,并可出现散发或阵发性棘波、棘慢复合波活动。低血糖引起反复癫痫发作在临床上并不少见。在昏迷和(或)惊厥发作的患者,可出现癫痫发作期的脑电图异常,常为从颞区起源的精神运动性发作,可继发全身强直-阵挛发作。

三、肝 性 脑 病

【临床表现】 肝性脑病（hepatic encephalopathy）是因肝功能失代偿，引起血氨增高等一系列代谢异常，导致中枢神经系统功能异常。临床上患者出现各种神经精神症状，意识状态从迷乱、淡漠、半昏迷直至昏迷。肝性脑病（hepatic coma）患者临床出现癫痫发作的情况较尿毒症少得多。

【脑电图表现】 脑电图异常程度与肝功能的代偿程度有关。代偿期多为轻度-中度异常，早期表现为 α 频率减慢，常从 9～10Hz 减慢至 6～8Hz。随着病情进展，θ 频段的慢波不同程度增多，可混有少量 δ 波。至肝性脑病时均表现为重度异常，出现弥漫性中-高波幅 δ 频段为主的慢波，额区占优势；后头部可混有 4～5Hz 的 θ 波。脑电图慢波异常程度与血氨水平相平行。

25% 的肝性脑病脑电图显示有三相波，以前头部明显，散发或连续出现，一般出现在弥漫性 θ 频段慢波背景上。三相波多出现在肝性脑病的中期，患者多处于嗜睡或浅昏迷状态。系列脑电图监测对肝性脑病治疗和预后的评价非常有价值。背景频率和三相波的变化趋势可敏感地反映临床病程的走向。随着病情的进展，三相波以后被更慢的 δ 频段慢波取代，患者昏迷程度加重，预后不好。

四、肾 性 脑 病

【临床表现】 肾功能衰竭又称尿毒症（uremia）。因尿素氮、肌苷等毒性代谢产物在体内的堆积而导致各种中枢神经系统损伤，可出现脑水肿、白质脱髓鞘及弥漫或多灶性神经细胞变性等改变，称为肾性脑病（renal encephalopathy）。肾性脑病在急性肾功能衰竭比慢性肾功能衰竭更常见，患者可出现激惹、迷乱、震颤、肌阵挛以至昏迷，并可出现惊厥发作。

【脑电图表现】 轻度肾性脑病时脑电图可见背景活动频率减慢和间断节律性慢波活动。严重时出现持续弥漫性慢波活动，其间夹杂棘波或尖波成分，也可出现多位相尖波或三相波。

约 1/3 的急性肾衰竭患者发生癫痫发作，可由高血压、水电解质失衡、钙磷代谢异常等因素所致。常为全身性肌阵挛或多灶性肌阵挛发作，伴双侧棘慢复合波、多棘慢复合波暴发。也可为全身强直-阵挛发作。偶见局灶性发作。过度换气时慢波活动可显著增加。节律性闪光刺激常引起光阵发性反应和光肌阵挛反应。

慢性肾衰竭时的脑电图异常一般不如急性肾功能衰竭时严重。但病情可出现周期性恶化伴癫痫发作和脑电图弥漫性 δ 和 θ 慢波活动，8%～9% 的患者有广泛性棘慢复合波暴发，或伴有光敏性反应。睡眠脑电图记录可见思睡期顶尖波活动增强，高波幅 12～13Hz 节律长程暴发，睡眠纺锤缺如，REM 睡眠期眼动增加，觉醒反应时高波幅慢波长时间暴发等现象。脑电图改变与血尿素氮水平的波动有关。

第六节　颅 内 肿 瘤

【临床表现】 颅内肿瘤根据生长部位、组织学类型等情况而表现为各种不同的神经系统症状和体征。此处不详述。

【脑电图表现】　一般来说,颅内肿瘤的脑电图改变与肿瘤的组织学类型无直接关系。但不同类型的肿瘤容易侵犯的部位、生长速度和浸润方式不同,这些特征有时可在脑电图上有所反映。颅内肿瘤分为原发瘤和转移瘤。原发瘤中以胶质瘤最常见,多呈扩张浸润式生长,根据肿瘤细胞间变的程度可将胶质瘤分为 4 级:Ⅰ~Ⅱ级生长缓慢,包括少突胶质细胞瘤和纤维状星形细胞瘤等;Ⅲ~Ⅳ级胶质瘤为生长快速的星形细胞瘤(多形成胶质细胞瘤)。脑膜瘤多为良性,生长缓慢,多数位于幕上。颅内转移瘤常为多发性分布。

通常良性肿瘤及生长缓慢的肿瘤如少突胶质细胞瘤、纤维型星形细胞瘤Ⅰ级脑电图异常比较局限,慢波多在 θ 频段范围内;而生长迅速的Ⅲ~Ⅳ级胶质瘤或多发转移瘤常见更广泛弥漫的 δ 频段慢波活动间断或持续出现,这些异常除和肿瘤本身的损伤有关外,也与肿瘤引起的周围结构的压迫、梗阻性脑积水、颅内压增高等继发性病理生理过程有关。颅内肿瘤时脑电图的异常率主要取决于肿瘤的部位,大脑半球肿瘤时脑电图异常可达 95%,而深部中线、底部和幕下肿瘤至少 25% 脑电图正常。脑电图异常可为肿瘤定侧提供信息,但由于受继发性病变的影响,难以精确定位(图 15-9)。

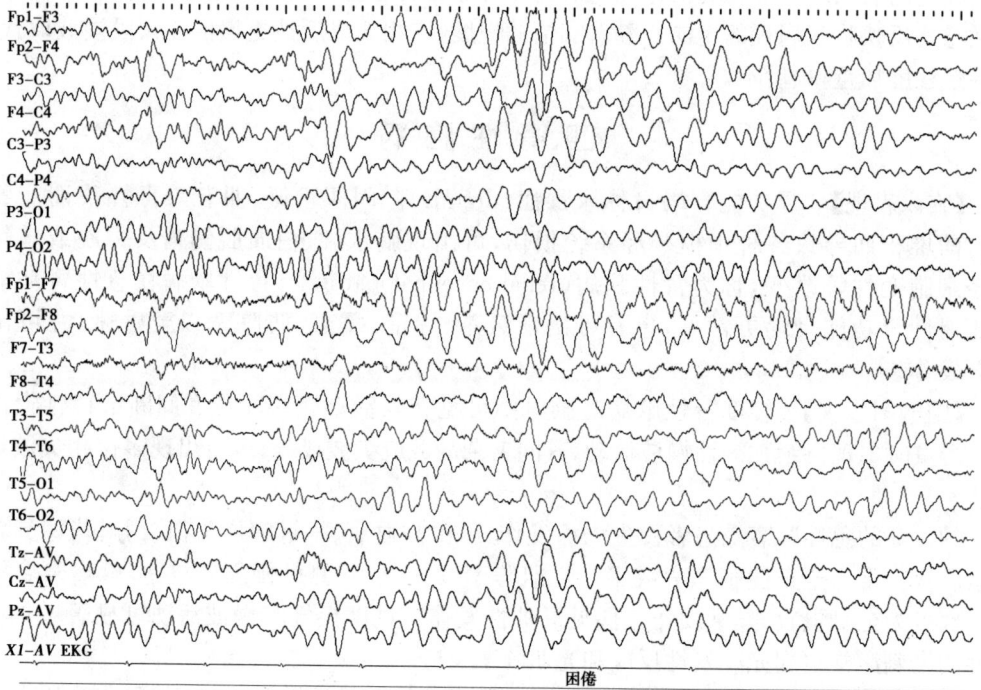

图 15-9　幕下肿瘤

女,10 岁,小脑蚓部髓母细胞瘤,梗阻性脑积水。EEG 显示双侧前头部间断慢波活动

胶质瘤和转移瘤常引起下列异常:①局灶性多形性 δ 活动(focal polymorphic delta activity),慢波活动常位于肿瘤一侧,波形不规则且持续存在。②间断节律性 δ 活动(IRDA)或单一节律的正弦形 δ 活动(monorhythmic sinusoidal delta activity, MSDA)。③肿瘤区域局灶性活动丧失,虽然比局灶性 δ 活动少见,但如存在,可提示肿瘤的部位,而 δ 活动常由肿瘤周边带引起。④后头部肿瘤常有 α 节律紊乱。在少数情况下,大脑半球肿瘤可引起局部 α 或 β 活动增强。⑤少数患者可出现周期性一侧性癫痫样放电(PLED),在 Reyes & Jameson (1979)报道的 282 例典型 PLED 患者中,颅内肿瘤占 18%。⑥局灶性棘波、尖波发放,多伴

随有局部慢波性异常。

一些临床研究发现,胶质瘤脑电图的阳性率高于转移瘤,异常范围比转移瘤更广泛和明显。低度肿瘤慢波范围比较局限,定位符合率高;而高度恶性肿瘤常呈弥漫性异常,定位信息不明显。多发性转移瘤常表现为多灶性或弥漫性慢波异常。

与大脑半球脑实质内的肿瘤相比,旁矢状区脑膜瘤的脑电图改变在早期不太明显,通常仅产生局部 β 活动衰减和局灶性棘波、尖波。在出现周围组织压迫之前,局灶性多形性 δ 活动一般不突出。

胚胎发育不良的神经上皮瘤主要位于皮质,也可累及白质,多数肿瘤位于颞叶,少数位于扣带回。患者常有癫痫发作,平均发作起始年龄在 9 岁左右(从生后 1 周至 30 岁)。均有脑电图异常,多数为局灶性慢波活动,并可见发作间期棘波发放,放电部位可与肿瘤一致或远离病变部位。CT 可正常或见钙化灶,诊断主要依靠 MRI。

癫痫发作是颅内肿瘤常见的症状之一,见于 20%～50% 的颅内肿瘤患者,有时可为肿瘤早期唯一的症状。在 60 岁以后起病的癫痫发作患者中,18% 是由各种颅内肿瘤引起的。癫痫发作的频率和类型取决于肿瘤生长的部位、生长速度和组织学类型。生长缓慢的肿瘤比生长迅速的肿瘤更容易出现癫痫发作症状。额叶肿瘤和位于外侧裂附近的肿瘤常合并相应类型的癫痫发作。脑电图的癫痫样放电多位于肿瘤附近,但有时也可出现在远隔部位甚至对侧半球。发作间期癫痫样波形可为典型的棘波或棘慢复合波,也常见波形畸变的多形性或尖形 θ、δ 波。有些患者仅有脑电图放电而无明显临床发作,或虽有典型的临床发作,但发作间期脑电图无明显放电。

第七节 昏迷的脑电图

一、昏迷的概念

意识(consciousness)是个体对自身和外界环境所具有的感知能力。昏迷(coma)是指患者的意识完全丧失,既不能被唤醒,也不能对外界刺激作出行为反应。正常意识的维持有赖于大脑皮质、皮质下和脑干网状结构的正常功能。脑干觉醒(brainstem arousalbility)取决于脑干上部的功能,不需要大脑皮质的参与,因而可以出现在没有意识的患者,其特征是周期性的睁眼、眨眼和眼球运动。慢性植物状态就是一种没有意识但存在脑干觉醒的状态。大脑的意识(cerebral conciousness)则是在脑干觉醒的基础上,由大脑皮质周期性地感知自身和环境的变化。在缺少脑干觉醒时大脑皮质不可能出现意识。即使是在 REM 睡眠期,梦中被歪曲的意识也伴有眼球运动,而眼球运动是上部脑干活动的表现之一。大脑的反应能力(cerebral responsivity)表现为对自身和外部环境有目的的运动性反应,需要意识、心理愿望及运动系统共同参与,缺一不可。正常反应能力的丧失可见于以下情况:①意识损伤,如急性昏迷状态或慢性痴呆状态;②缺乏心理愿望而不能作出正常反应,如由精神因素引起的缄默状态即属于功能性的无反应状态;③运动功能丧失,由中枢或外周病变引起广泛性麻痹,虽然患者意识未丧失,但无法作出反应,如闭锁状态。昏迷的严格定义为意识丧失且没有脑干觉醒功能;一般的定义仅为意识丧失,包括了仍有脑干觉醒功能的慢性植物状态,也称"醒状昏迷"。

二、昏迷的脑电图表现

急性缺氧、脑血管病、颅脑外伤、脑肿瘤、颅内炎症、中毒及代谢性疾病等多种病因均可引起昏迷。除病史外,神经影像学对确定昏迷的病因、病变部位及性质有重要诊断价值。而脑电图可反映昏迷的深度及脑功能损伤程度,并对判断预后有一定价值。在昏迷患者脑电图可记录到下列图形:

(一)持续非节律性 δ 活动

持续非节律性 δ 活动(persisted norhythmic delta activity,PNDA)是各种病因所致昏迷的最常见的脑电图形,但缺少病因特异性。损伤部位主要在大脑皮质和皮质下白质。在昏迷早期 α 节律逐渐消失,出现间断的 θ 频带活动,类似正常的思睡期图形。以后出现弥漫性非节律性的 δ 活动,为 1～3Hz 的高-极高波幅不规则 δ 活动持续发放。早期在外界刺激时可出现波幅衰减。随着昏迷的加深,各种刺激不再引起脑电活动的改变(图 15-10)。PNDA常见于急性病变的活动期,慢性稳定性病变时少见。

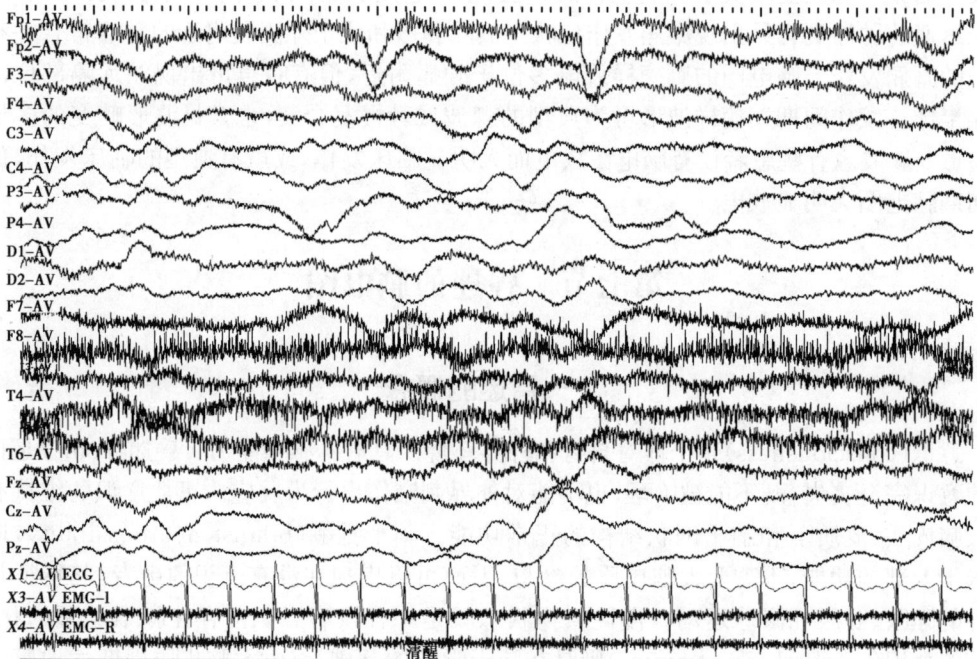

图 15-10 昏迷状态

男,13 岁,病毒性脑炎,急性头痛、抽搐,然后陷入昏迷状态,肌张力偏高
EEG 持续弥漫性低-高波幅不规则 δ 波,颞区夹杂大量肌电活动

(二)间断节律性 δ 活动

间断节律性 δ 活动(intermitted rhythmic delta activity,IRDA)见于昏迷早期,为间断出现的中-高波幅 2～3Hz 节律性 δ 活动,双侧同步但可不对称,睁眼时慢波节律可被阻滞(图 15-11)。成人的电压最高部位在额区,即额区间断节律性 δ 节律(FIRDA);儿童则多为枕区间断性 δ 节律(OIRDA)。

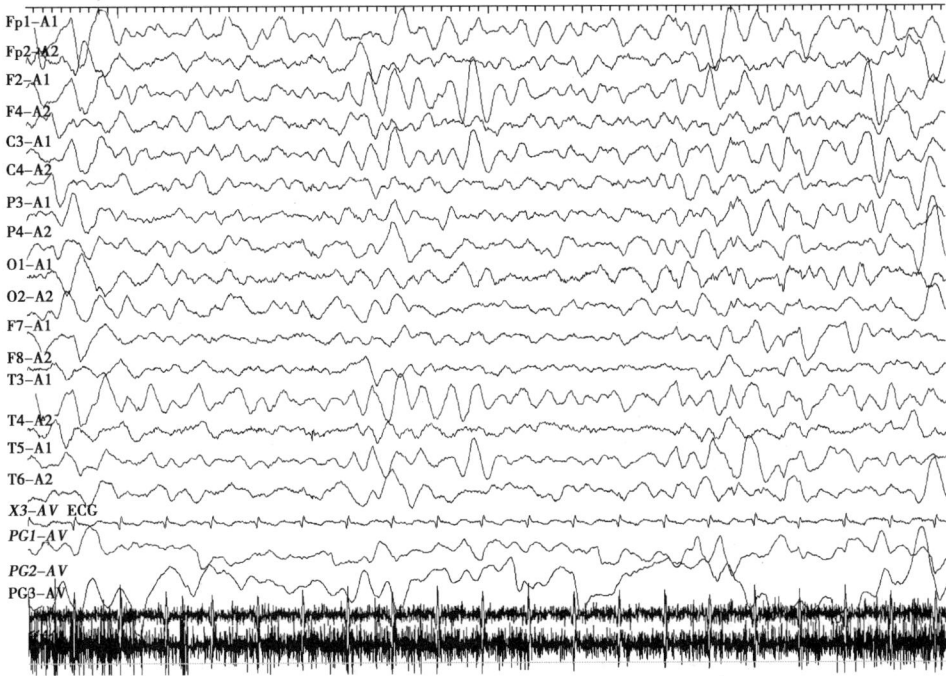

图 15-11 昏迷状态

女,4 岁,意识障碍待查。EEG 为间断不对称高波幅节律性慢波活动

(三)阵发性高波幅 δ 活动

见于各种颅内病变,特别是头部外伤昏迷的患者。表现为阵发性、广泛性 $1\sim2Hz$ 双侧高波幅 δ 活动长时间发放,多数无节律,自发或由外界刺激诱发出现,类似于比较持续的 K-综合波,可持续数秒至数分钟。此时患者常有肌肉运动、躁动等试图交流的表现。当对昏迷患者给予唤醒刺激时,这种阵发性的大慢波活动可能给人以昏迷程度加深的错误印象,但实际上可能是一种觉醒反应,这一反应的存在提示预后相对较好。

(四)交替图形

当昏迷患者出现潮式呼吸时,脑电图常表现为低电压的不规则活动与高波幅广泛性 δ 慢波周期性交替图形(alternating pattern)。其中高波幅慢波期对应于过度通气和心率加快。而在低波幅期对患者给予刺激时,可引起阵发性高波幅慢波,可能是一种觉醒程度增加的表现。对刺激有反应性常伴有较好的预后。

(五)暴发-抑制图形

见于某些深昏迷患者。在暴发段,高波幅 δ 和 θ 慢波中可夹杂数量不等的棘波、尖波,持续 $1\sim3$ 秒,可双侧广泛同步出现,也可局限在某一侧半球。2 次暴发之间为低波幅的 δ 和 θ 频段慢波或平坦图形,持续 $2\sim10$ 秒或更长。暴发波群多为类周期性重复出现。有些昏迷患者在暴发期可见肌阵挛性抽搐,但与脑电暴发不一定完全同步,或出现自发性咀嚼运动,类似自动症发作;而在抑制期可见全身强直姿势,可能为去皮质状态的表现,不一定是癫痫性事件。随着临床病情的恶化,抑制期持续的时间越来越长,暴发的时间则越来越短,且波幅减低,波形简单,最后可发展为持续的电静息状态伴有偶尔的暴发。而在临床恢复过程中,抑制间隔逐渐缩短,暴发段延长,并逐渐重新出现生理性脑波活动。

昏迷伴暴发-抑制图形常见于急性缺氧后昏迷、中枢抑制性药物中毒、深低温状态及深度麻醉状态。急性缺氧后昏迷出现暴发-抑制图形预后不良。而药物中毒伴有暴发-抑制图形多数为可逆性。

(六)癫痫样活动

某些昏迷患者可出现间断癫痫样发放，包括局灶性或多灶性棘波、尖波，或双侧半球棘波、多棘波或尖波间断出现在平坦或低电压背景上，伴或不伴癫痫发作。常见于脑挫裂伤、颅内血肿、全身代谢紊乱、尿毒症及缺氧性昏迷时，可伴有局部性或全身性发作。

假周期性广泛性癫痫样放电(pseudoperiodic generalized epileptiform discharges, PGED)由双侧同步棘波、多棘波或尖波构成，以0.5～1Hz的周期重复出现在低电压背景上，常伴有双侧肌阵挛抽动，与假周期性放电同步或不同步。病因常为急性严重缺氧性脑损伤或克—雅病，也可见于代谢性或中毒性脑病。

在病因不明确的昏迷患者，如整个记录中持续出现广泛性癫痫样放电，应高度怀疑昏迷本身为非惊厥性癫痫持续状态，临床常伴有失神和(或)频繁肌阵挛发作。在鉴别困难时，可静脉注射抗癫痫药物，给药后如在癫痫样放电明显减少或消失的同时，患者意识状况有显著改善，则支持癫痫持续状态的诊断。一侧性持续性癫痫样活动的患者一般不导致意识完全丧失，但可伴有失语或其他方面的问题使患者无法作出反应。

周期性一侧性癫痫样放电(PLED)多见于脑卒中急性期，亦可见于中毒、代谢紊乱、脑肿瘤等情况，多为急性一过性改变，1～2天后演变为其他类型的异常。50%的PLED患者没有意识障碍，如出现昏迷或神志改变，应注意有无非惊厥性癫痫持续状态。但也有人认为PLED的昏迷主要是由脑血管病变所致，而非癫痫性事件，因为静脉注射抗癫痫药物不能改善患者的临床和脑电图情况。

(七)三相波

在肝性脑病、肾性脑病、缺氧后昏迷、中毒及代谢紊乱等情况下均可记录到三相波，在少数情况下，硬膜下血肿、脑干梗死、Alzheimer病、非特异性痴呆及脑内恶性肿瘤也可出现三相波。对肝性脑病患者的观察发现，多数患者在出现三相波时临床表现为嗜睡或昏迷；随着病情进展，脑电图逐渐演变为无节律δ活动，最终表现为广泛性抑制。但也有报道各种病因导致三相波的患者意识障碍程度轻重不等，甚至可存在正常反应。代谢性病变和严重缺氧昏迷患者出现三相波时预后不好，死亡率高。其他情况下出现三相波的预后主要取决于病因。

(八)纺锤型昏迷

如患者在昏迷状态下脑电图以纺锤图形为主，称为纺锤型昏迷(spindle coma)，表现为中央-顶区为主的12～14Hz纺锤形节律，常伴有顶尖波出现，对刺激无反应。如昏迷由局灶性病变所致，病变侧纺锤活动常有明显减弱。纺锤活动常出现在弥漫性高波幅慢波背景上。如对患者给予刺激时纺锤活动暂时消失，或出现K-综合波和阵发性高波幅慢波，表明脑电觉醒度增加。无论损伤的部位和性质如何，昏迷患者出现纺锤波、顶尖波等睡眠图形提示大脑半球保留一定的功能，如各种睡眠图形恢复对外界刺激的反应性，则表明病情有所恢复。

(九)α昏迷

α昏迷(alpha coma)指在昏迷状态下，整个记录中持续出现广泛分布的α频带的节律性活动，前头部占优势，常混杂θ和δ波，对刺激无反应，无光驱动现象。α昏迷，预后与病因及脑损伤程度有关。缺氧后的α昏迷多数预后不好，而中毒引起的α昏迷有些是可逆的。但仅从脑电图上不能区别药物中毒昏迷是否合并脑缺氧的情况,因而需结合临床判断预后。

(十)低电压和电静息

低电压(low voltage)为持续低于 $20\mu V$ 的 δ 和 θ 活动(图 15-12),对感觉刺激无反应,提示大脑皮质广泛严重损伤,预后不良,常为脑电静息的前奏,或临床处于慢性植物状态。异常低电压图形应与某些健康人的低电压背景脑电图区别,后者为不超过 $20\mu V$ 的弥漫性 β、θ 和少量 δ 活动,可有少量 α 节律,脑电图可随某些物理刺激、过度换气或药物影响而改变。

在各种原因所致的深度昏迷、去大脑皮质状态及脑死亡时,脑电图表现为完全平坦的等电位图形。如在电极间距大于 10cm 时持续不能记录到超过 $2\mu V$ 的电活动,应视为电静息状态。确定电静息时应注意与仪器背景噪声、来自患者的心电和呼吸干扰以及 ICU 病房内其他仪器产生的伪差鉴别。在去皮质状态时也可见到眼球或眼睑运动的伪差。

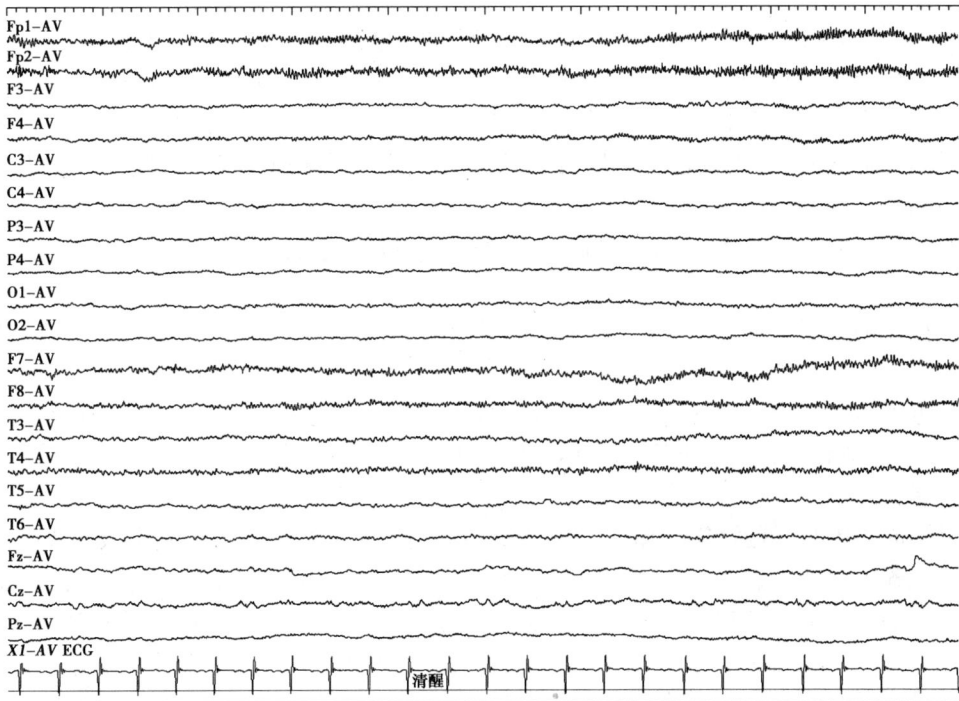

图 15-12　持续低电压

女,7 个月,遗传代谢病,反复酸中毒昏迷,EEG 持续低电压

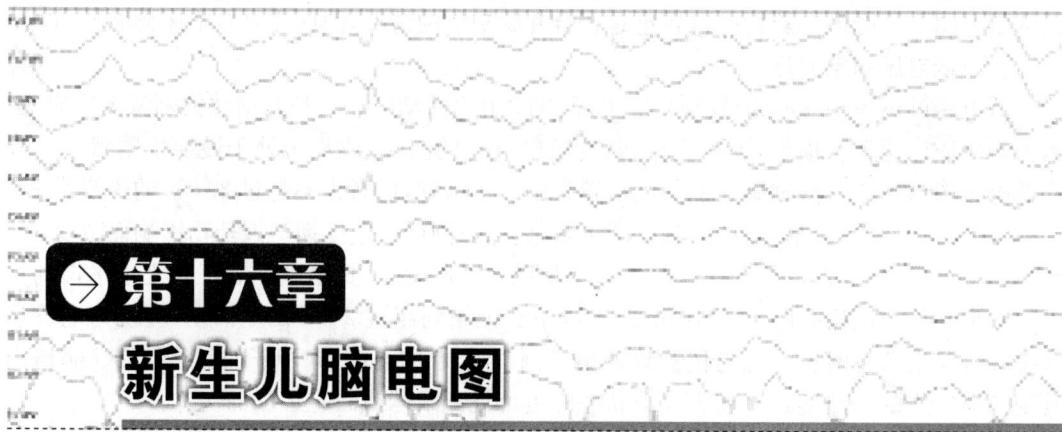

新生儿脑电图主要用于诊断新生儿惊厥、评价新生儿大脑半球的基本功能状态和发育成熟水平和判断新生儿脑损伤的预后,具有敏感、可靠、无创、可动态随访复查的优点。但新生儿是一个非常特殊的时期,这一阶段的脑电图表现和评判标准与儿童及成人完全不同。对 NICU 的危重病儿需在病程早期或急性期进行床旁脑电图监测,以获得更有价值的脑电图资料。

第一节　新生儿脑电图的记录方法

新生儿脑电图记录的基本方法与常规脑电图相同,但应注意新生儿的特点。首先应了解并记录患儿的一般临床资料,包括胎龄(GA)、检查当天的出生后日龄并计算出受孕龄(CA)、出生体重、Apgar 评分、有关的实验室检查结果(血气、血电解质、血糖、血胆红素、头颅 B 超、神经影像学检查结果等)、是否应用镇静剂、抗惊厥药、肌松剂等,以作为评价脑电图时的参考。

新生儿头围小,可适当减少记录电极的数目,可使用 16 导或 9 导记录电极,9 导脑电记录电极包括 Fp1、Fp2、C3、Cz、C4、T3、T4、O1、O2,其中 Cz 用于记录中央区的正相尖波(有时早产儿的正相尖波仅出现在 Cz)。安放电极时应尽量避开颅骨未闭合部位(如前、后囟门)、头皮水肿、头皮血肿或头皮破损区,但要注意左右两侧的对称性。新生儿脑电图记录的参数可进行适当调整:波幅较低时灵敏度可调至 7mm/cm;为更宏观地观察非连续图形或交替图形的周期性特点,可将纸速减慢至 15mm/s;低频滤波可调到 0.5Hz,以减少因呼吸、出汗等原因引起的缓慢基线波动。新生儿脑电图记录中常出现广泛而持续的心电活动伪差,多数是通过活化参考电极所致,改用双极导联记录或显示可去除大多数心电伪差。为了判断新生儿的觉醒—睡眠状态,最好包括心电、肌电、眼动、呼吸、血氧饱和度等多种生理信号,但一般不需要像多导睡眠记录那样复杂。

全面观察新生儿在清醒和睡眠状态下的脑电图特征,记录时间不应少于 30 分钟,并应至少包括一个完整的清醒—活动睡眠—安静睡眠期。新生儿脑电图不能使用镇静剂诱导睡眠。记录中不推荐使用节律性闪光刺激。可在记录结束前睡眠状态下给予适当声、光和躯体感觉刺激,以观察脑电图对刺激的反应性,这对昏迷患儿和在脑电图缺乏变化性时特别重要。脑电图检查时技术人员应在床旁随时观察并实时标记患儿的体位变化、肢体运动、面部运动、睁闭眼、可疑发作等事件。也可采用录像脑电图监测。由于有些记录不得不在暖箱内或 NICU 病房内进行,患儿身旁可能有输液泵、监护仪、呼吸机等多种医疗电器,脑电图信号的记录常常受到很大干扰。技术人员应随时判断、标记和尽量排除各种外源性干扰。

第二节 新生儿脑电图的特征

对新生儿脑电图的评价主要包括睡眠周期、背景活动、不成熟波形和阵发节律性活动。

一、睡眠周期和结构

CA30 周之前出生的早产儿没有明确的觉醒－睡眠周期。早产儿自 32 周开始出现睡眠周期，37 周后可明确区分睡眠周期。新生儿睡眠分为活动睡眠（active sleep，AS）、安静睡眠（quiet sleep，QS）和不确定睡眠（indeterminate sleep，IS）（表 16-1）。新生儿睡眠周期的特点为：

1. 睡眠时间长而觉醒时间短。早产儿不论白天或夜间，多数时间处于睡眠中，但睡眠阶段易变，每个睡眠周期较短。随着发育成熟，到足月儿以后每个睡眠周期约为 3～4 小时。婴儿期则逐渐适应日夜光线明暗的变化，建立起夜间长睡，白天短睡的生物周期。

2. 新生儿期入睡首先进入 AS 期，相当于 REM 期；大约在 3 个月以后逐渐转变为首先进入 NREM 期。

3. 新生儿 AS 期占睡眠总时间的 50％以上，随着年龄发育，REM 睡眠比例逐渐下降，至儿童期 REM 睡眠仅占 20％左右。

4. 新生儿觉醒与 AS 期脑电图相似，需依靠行为观察并综合其他生理记录鉴别这两种状态；早产儿的 AS 期和 QS 期均为非连续图形，单纯从脑电图上很难区别，主要依靠其他生理指标鉴别。

5. 早产儿的睡眠周期与多导图记录的生理参数的一致性较差。快速眼动只有在 AS 期发育为连续性图形时才出现，因此在 CA29 周以前很少有快速眼动。在 30 周以后的早产儿 AS 期的快速眼动出现较少且强度较弱，而且在 QS 期也可出现快速眼动。随着 CA 的增加，快速眼动在 AS 期逐渐增多，而在 QS 期逐渐减少消失。此外，早产儿不仅在 AS 期，而且在 QS 期也可出现呼吸和心律的不稳定。直到 CA36 周以后，睡眠各期脑电图和多导图的指标才比较一致。

表 16-1 新生儿清醒—睡眠分期(CA35 周以后)

睡眠分期	行为	脑电图	EOG	EMG	ECG 和呼吸
清醒	睁眼，有肢动、凝视、追视、哭泣等运动	持续低－中波幅混合波	间断或持续眼球运动	持续不规则肌电活动	快而不规则
活动睡眠（AS期）	闭眼安静，时有体动、皱眉、吸吮等动作	持续低－中波幅混合波	间断眼球运动	肌电活动减弱或消失	快而不规则
安静睡眠（QS期）	闭眼，安静，无体动	交替图形或持续高波幅慢波	无眼球运动	有持续低波幅肌电活动	慢而规则
不确定睡眠	脑电图和多导图不一致，介于 AS 和 QS 之间，睡眠状态不易确定				

217

二、背 景 活 动

对新生儿的背景活动应结合记录时的状态和睡眠周期来分析。同时应注意患儿的各种病理状态(如发热、电解质紊乱、血气异常、低血糖等)和药物(苯巴比妥、安定类等)对脑电图背景的影响。背景活动通常从以下几个方面进行分析:

(一)连续性(continuous)

脑电活动在记录过程中始终保持一定的波幅而无明显波动称为连续性,波幅随记录时间而呈周期性变化称为非连续性(discontinuous)。非连续性脑电图包括交替图形和非连续图形。

1. 非连续图形(tráce discontinuous,TD) 在有些文献中被描述为暴发-抑制(burst-suppression)。二者的特征很相似,但在早产儿,非连续图形主要强调脑发育的不成熟性,并不一定是病理性情况,而暴发-抑制通常是一种非常严重的脑电图异常。

非连续图形是一种非常不成熟的图形,见于 CA28 周以下的非常早产儿,表现为在低于 $10\sim20~\mu V$ 的低平背景上,间断出现中-高波幅的暴发性波群。两次暴发之间的低平段持续 $10\sim20$ 秒左右;暴发段由不规则慢波和(或)棘波、尖波构成,持续 $1\sim3$ 秒不等,左右半球的暴发可同步或不完全同步(图 16-1)。暴发间隔时间越长,预后越不好。

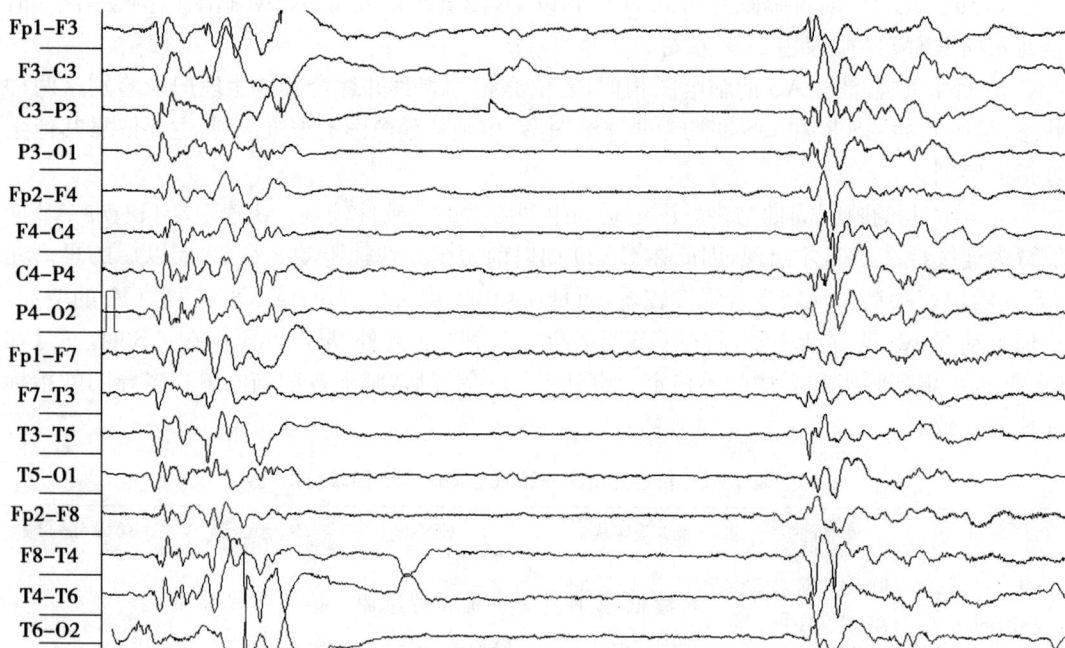

图 16-1 不连续图形
CA31 周早产男婴,EEG 类似暴发-抑制图形

非连续图形消失的时间顺序先后为清醒期、AS 期和 QS 期。如 CA34 周后仍表现为非连续图形,特别是在清醒状态出现非连续图形是一种严重的背景活动异常,其意义与暴发-抑制相同,见于严重的弥漫性脑损伤。

2. 交替图形(tráce alternant,TA) 随着 CA 的增长,非连续图形在 CA34 周左右逐渐转变为交替性图形。TA 图形也是一种不成熟的背景活动,分为高波幅段和低波幅段。其中高波幅段从非连续图形的暴发段演变而来，为高波幅的不规则δ波和θ波，也可有尖波或棘波，持续 2～5 秒；低波幅段从抑制段演变而来，为低-中波幅不规则混合波，持续 4～10 秒，两期交替出现。TA 图形正常与否取决于新生儿的 CA 和状态，一般 CA36 周后的清醒和活动睡眠期及 44 周后的安静睡眠期不应再出现 TA 图形（图 16-2）。

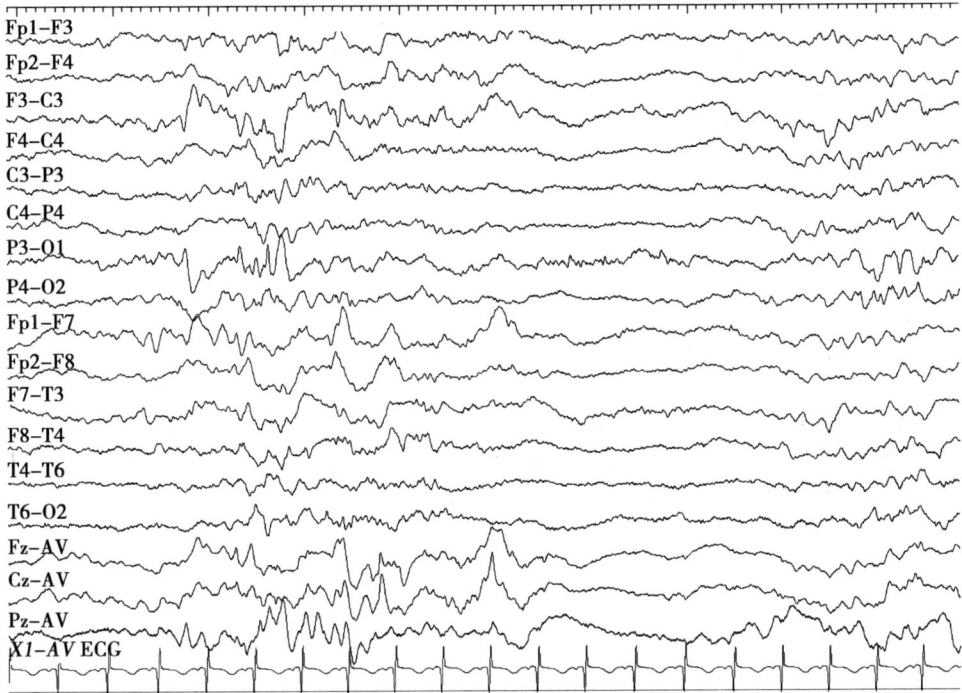

图 16-2 新生儿交替图形（TA）

女，CA＝36＋4W，新生儿轻度窒息，睡眠期记录

3. 连续性图形（continuous） 在 CA35 周左右，清醒期和 AS 期为持续低-中波幅混合波，以 α 和 θ 频带为主（图 16-3）。随着发育成熟，在 CA40～44 周左右，QS 期高波幅段逐渐延长，一过性尖波减少；低波幅段逐渐缩短，波幅逐渐增高，最终演变为持续性中-高波幅混合波，包括 θ、δ 和少量 α 波。但在 QS 期波幅的高低并不恒定，仍可有一定的起伏变化（图 16-4）。

（二）对称性和同步性（symmetry and synchrony）

正常新生儿起自两侧半球相应部位的脑波在波幅和波形上应大致对称，如双侧波幅差持续超过 2∶1 应视为异常。

新生儿双侧半球背景活动的同步性反映了脑波发育的成熟性。同步性指 TD 或 TA 图形双侧基本同步出现。如双侧半球高波幅段在出现时间上相差超过 1.5～2 秒则视为不同步。CA31～32 周时，QS 期的暴发 70% 双侧同步，CA33～34 周时增加到 80%，CA35～36 周时为 85%，CA37 周后 100% 同步出现。

（三）变化性（lability）

正常时背景脑电活动应随新生儿的状态而变化，正常足月儿清醒和 AS 期为低-中波幅的连续性波。QS 期为 TA 图形或中-高波幅连续性波。CA36 周以下的早产儿 AS 期也可为 TA 图形。如在各种状态下脑电图特征恒定不变则为缺乏变化性，为非特异性异常现象。

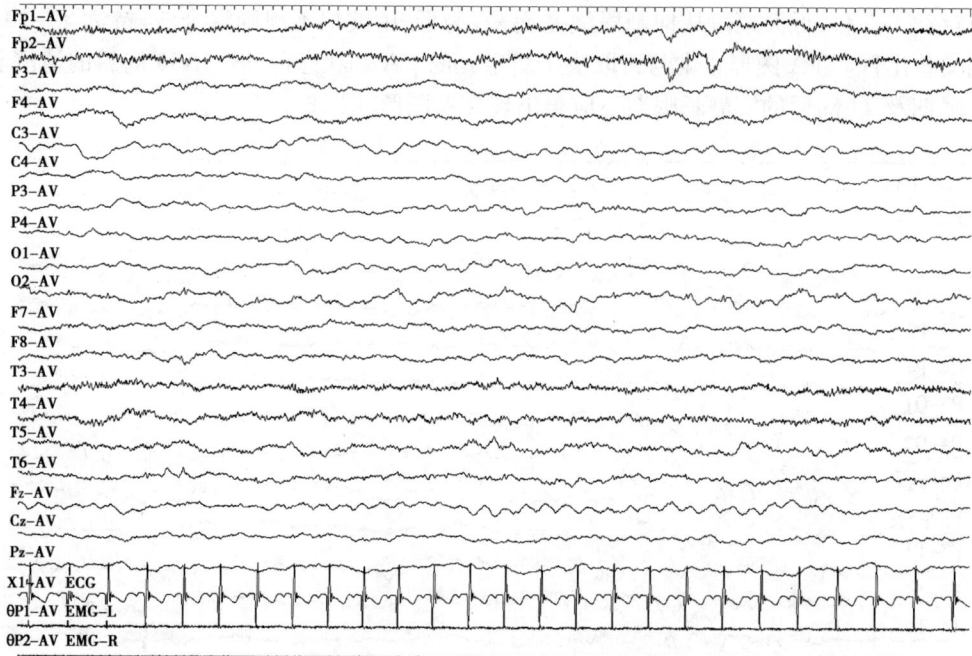

图 16-3　新生儿连续图形

女,CA=36W+4d,新生儿轻度窒息,清醒期记录

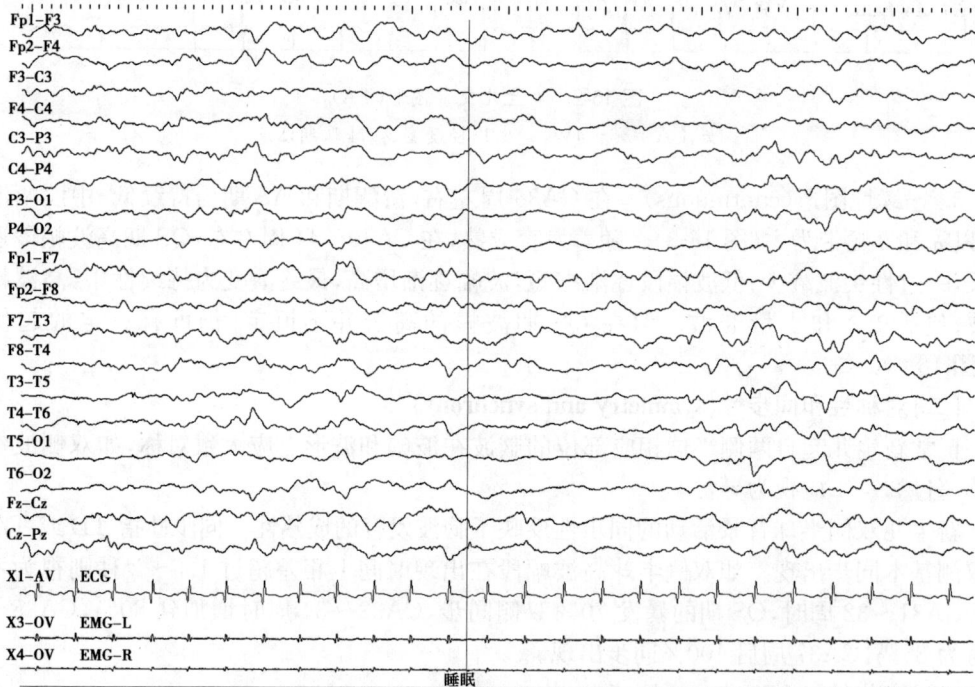

图 16-4　新生儿连续图形

女,CA=39W+4d,QS期记录,已发育为连续图形,但仍有 TA 的痕迹

（四）反应性（reactivity）

指外界声、光或躯体感觉刺激引起脑电图的非特异性改变，可表现为弥漫性的电压降低或高波幅活动增多。正常在 CA32～33 周的早产儿即可引出，一般 CA37 周的新生儿在各种状态下均应对刺激产生非特异性反应。反应性缺如常见于严重脑损伤昏迷患者或应用大剂量镇静剂时，常伴有背景活动异常和缺乏变化性。

三、新生儿不成熟波形

有些新生儿的阵发性活动主要与成熟度有关，并不是癫痫性放电。新生儿尖波的宽度可以超过 100ms，有时可达 200～300ms，可为负相或正相。这些尖波的临床意义常与儿童及成人有很大不同。一般将新生儿期散发出现的和发育有关的棘波或尖波称为一过性尖波（sharp transients）。新生儿的棘波、尖波也可能是病理性的，出现在惊厥或脑病的患儿。不成熟的一过性尖波与病理性尖波或棘波在波形上没有明确的区分标准。鉴别时需要综合考虑 CA 周数、出现的状态（清醒、AS 期或 QS 期）、出现的部位、出现方式和数量（散发、频发、周期性发放、节律性暴发等）、棘波、尖波的极性（正相或负相）等多种因素。一般来说，不论早产儿或足月儿，如棘波、尖波持续固定在某一部位反复频繁出现、长时间节律性暴发或周期性发放时均应考虑是病理性的（早产儿枕、颞区的节律性慢波活动除外）。此外，在新生儿期，正常情况下任何波形或频率的脑波不应长时间节律性发放。

1. 单一节律枕区 δ 活动（monorhythmic occipital delta activity）　为枕区 0.5～1Hz 的高波幅单一节律性的正相波，多为双侧对称同步出现，可持续 2～60 秒。最早出现在 CA23～24 周早产儿，至 CA31～33 周时最多见，CA35 周后明显减少。如在 CA35 周后仍持续存在为不成熟的表现。这种后头部突出的节律性活动是枕区 δ 刷的构成基础。在严重急性脑病时这种枕区节律可持续不消失。

2. 节律性枕区 θ 活动（rhythmic occipital theta activity）　表现为枕区 4Hz 正弦样的节律性 θ 活动短阵暴发，可持续 2～10 秒，有时可扩散到颞区。常混合或复合在同时出现的枕区单一节律 δ 活动上。最早出现在 CA23～24 周早产儿，清醒和睡眠期均可见到。CA30 周左右达到高峰，CA33 周后逐渐减少。以后可逐渐向前游走到颞区。

3. 颞区节律性 θ 活动（rhythmic temporal theta activity）　为颞区短阵的 θ 节律暴发，波形类似于枕区 θ 节律，出现高峰为 CA31～33 周。可与枕区节律同步出现或单独出现在颞区，多为双侧性。偶见呈现较尖的波形，类似短暂发作期放电，但波形和频率没有演变过程。

4. 中央、颞区 δ 活动（centrotemporal delta activity）　为间断出现的 0.5～2Hz 的 δ 活动，正相成分突出，在 C3/C4 和 T3/T4 最明显。可为单一节律性发放或半节律性发放。这种 δ 活动是中央区和颞区 δ 刷的基础，高峰出现在 CA30 周，CA33 周后减少。

5. δ刷（delta brush）　也称为纺锤型 δ 暴发（spindle delta bursts）或不成熟的涟波（ripples of prematurity），但其并不是纺锤波的前身。δ 刷是早产儿脑电图不成熟的重要标志。其波形特征为在 0.3～1Hz，50～250μV 的 δ 波上，复合 10～20Hz，10～20 μV 快波节律，中央、枕区和颞区多见，前头部相对少见。最早见于 CA24～26 周；在 CA31～33 周最常见，主要出现 AS 期；34 周后主要出现在 QS 期（图 16-5）；在 35～38 周先后从清醒、AS 期及 QS 期消失，但仍可见于足月小样儿。正常 CA44 周后在任何状态下均不再有δ刷，如出现，则提示为不成熟脑电图。

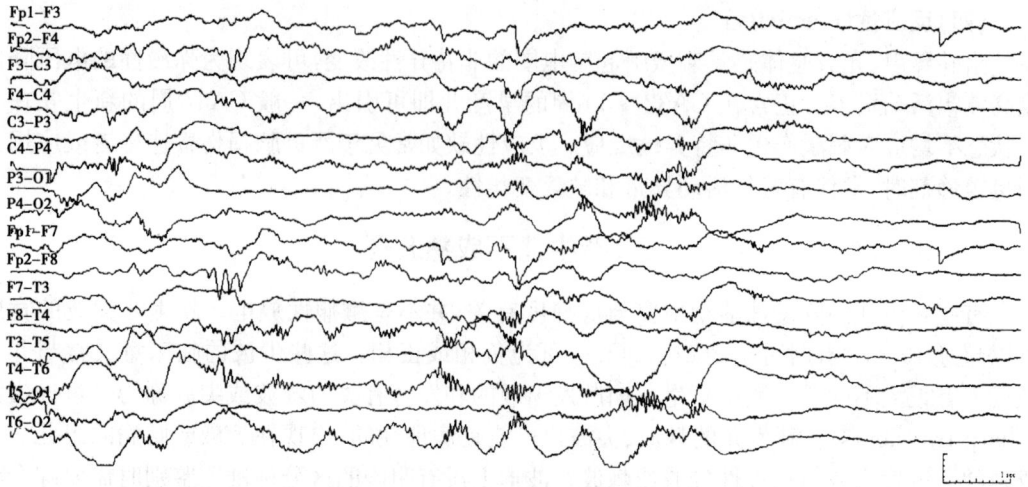

图 16-5 新生儿 δ 刷(CA=33W)

6. 前头部非节律性慢波(slow anterior dysrhythmia) 系额区为主的 2～4Hz,50～150
μV 多形性或单一波形的阵发性 δ 活动,双侧基本对称同步,持续数秒,可出现在任何状态,
常见于 AS 和 QS 的转换期。与额区一过性尖波意义相同,多数为正常发育期图形。但出现
过多应考虑为非特异性异常。波形、波幅或数量的明显不对称也属于异常(图 16-6)。

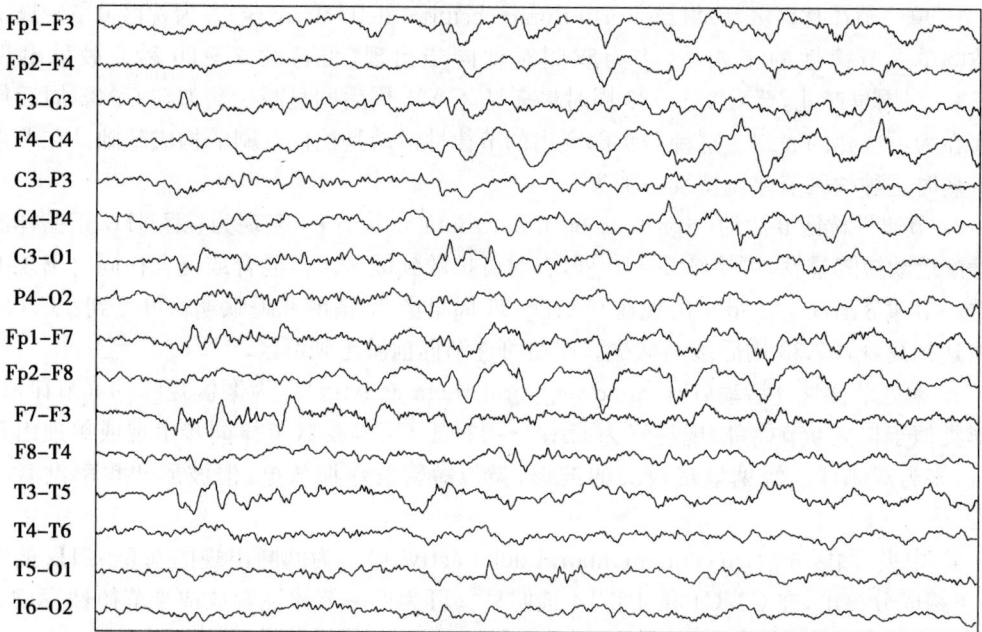

图 16-6 前头部非节律性慢波(CA=38W)

7. 额区一过性尖波(frontal sharp transient) 为高波幅(>150 μV)宽大的负正双相一
过性尖波,最大位于额区,从 CA34～35 周直至足月出生后 4 周内均可见到,双侧同步或不
同步,也可仅见于一侧,可单独出现,也可混合在前头部非节律性慢波之中(图 16-7)。额区
一过性尖波在从 AS 向 QS 转变期间最多见,在从 QS 期觉醒后再进入 AS 期时很少见。早
产儿的波形常常尖而高,随成熟性增加,波幅降低,波形也逐渐变得圆钝,不再具有尖波特
征。额区一过性尖波属于正常年龄相关性的生理性波形,与新生儿发作无关,也不提示发作

阈值较低。足月儿在清醒期和 AS 期出现过多的额区一过性尖波属于非特异性的成熟延迟。波形明显畸变、明显不对称或一侧恒定消失也属于异常。

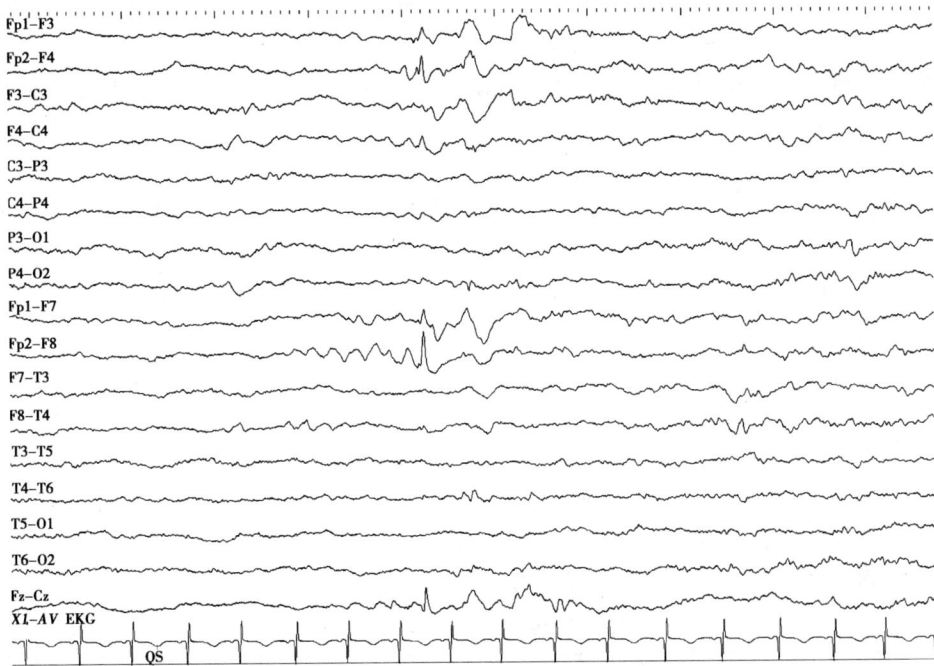

图 16-7 额区一过性尖波(CA=35W)

8. 颞区和中央区一过性负相尖波(temporal and central negative sharp transients)主要指在持续低波幅混合波状态下(即清醒期和 AS 期)出现在颞区或中央区的散发低-高波幅负相尖波。而在 QS 期出现的尖波常难以定量和定性。一过性尖波在早产儿多见,其数量随着 CA 的成熟而逐渐减少(图 16-8)。

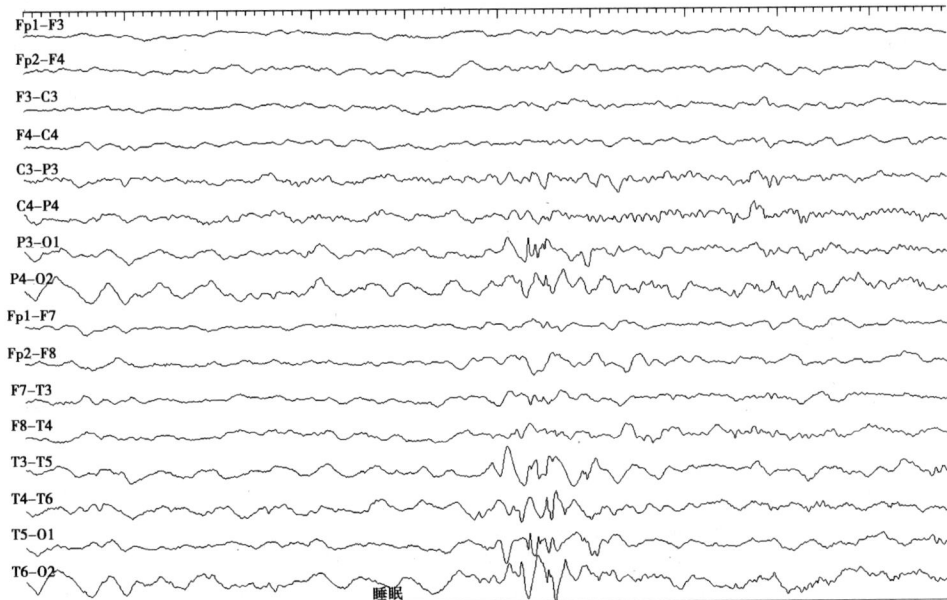

图 16-8 颞区一过性负相尖波(CA=33W)

足月儿一过性尖波增多（>1 次/分钟）可见于各种病理情况,属于非特异性异常,但多数与临床发作或电发作无关。在有癫痫发作患儿,尖波数量更多,常为棘波,多固定在一个部位或一侧半球,常呈连续发放,并常伴有背景活动异常。但这种区别并不是绝对的,也不能作为新生儿发作的诊断依据。

此外,正常早产儿颞区还可出现 5~6Hz 尖形 θ 节律短阵发放,有文献称为锯齿状波（temporal sawtooth）。

9. Rolandic 区正相尖波（Rolandic positive sharp） 或称中央区正相尖波,为波形 100~250ms（不超过 400~500ms）,波幅 50~150μV 的正相尖波,或负-正双相,正相为主的尖波,出现在一侧或双侧中央区或中线区（Cz 为主）,可单发或短阵连续发放。可见于正常早产儿,但 CA32 周以后应消失。异常 Rolandic 区正相尖波是脑实质损伤,特别是深部白质损伤的标志,常与早产儿脑室内出血有关,也可见于脑室周围白质软化、脑梗死、脑积水、氨基酸病或 HIE 等情况,但与癫痫发作无关。早产儿出现频繁 Rolandic 区正相尖波者（>2 次/分钟）常遗留运动发育落后。

10. 颞区正相尖波（temporal positive sharp） 颞区正相尖波最大位于中颞区,可见于正常早产儿。一般在生后第 2 周迅速减少。在病理情况下颞区正相尖波常常更频繁,波形更高更宽,是不成熟脑对损伤的一种非特异性反应。

表 16-2 小结新生儿脑电图的主要发育过程。

表 16-2 新生儿脑电图的发育过程

CA(周)	<28	28~31	32~34	35~37	38~42	>42
睡眠分期						
区分清醒-睡眠	不能区分	不能区分	行为观察	行为观察	行为观察	脑电图＋多导图
区分 AS-QS	不能区分	多导图	多导图	脑电图或多导图	脑电图或多导图	脑电图或多导图
背景活动						
AS 期	非连续	非连续	交替	连续	连续	连续
QS 期	TD	TD	TD+TA	TA	TA+连续	连续
一过性波						
δ 刷	+/-	++	++	+	+/-	-
额区一过性尖波	+/-	++	++	++	+	+/-
颞区尖波	+/-	++	++	++	+	+/-
Rolandic 区正相尖波	+/-	++	++	+	-	-
枕区 δ 波	+	++	+	+	-	-

+有;++较多;-无

第三节 异常新生儿脑电图

新生儿的异常脑电图包括背景活动异常和阵发性异常,前者反映基本脑功能状态及弥漫性或局灶性脑损伤程度;后者反映阵发性脑功能障碍,与临床新生儿惊厥发作密切相关。各种新生儿异常脑电图多数没有病因特异性。此外在 NICU,新生儿的病情多比较复杂,常合并多种病理过程,很多病情、医疗和环境因素可能会影响脑电图改变,如代谢紊乱引起的脑电图弥漫性异常可能掩盖颅内出血引起的局灶性异常,苯巴比妥等抗惊厥药物可能增强背景的抑制程度,呼吸机等仪器可能干扰脑电图记录等。因此对新生儿脑电图的结果应结合临床和全面的实验室资料作出评价和解释,不能仅根据脑电图所见作出临床诊断。病程早期脑电图监测并进行系列复查更有助于判断病情和预后。

一、背景活动异常

新生儿脑电图的背景活动是判断预后的最好指标,在很多情况下,背景活动的预后意义比诊断意义更重要。特别是多次复查脑电图比单次脑电图记录能为临床医生提供神经发育预后方面更可靠的证据。但单次脑电图如能记录到某些严重异常特征时,也具有重要的预后意义。新生儿背景活动异常主要有下列表现:

1. 电静息(electric silent) 又称等电位记录(isoelectric recording)或无脑电活动(electrocerebral inactivity)。在电极间距大于 5cm 时,使用最大增益,电压持续低于 5 μV 或呈等电位线,对刺激亦无反应,持续 60 分钟以上可判断为电静息。在电静息背景上偶可见孤立的高电位暴发或短暂的低波幅波动。新生儿电静息见于各种病因所致的广泛而严重的脑损伤,亦可见于惊厥发作后,深低温状态、应用大剂量巴比妥类或安定类药物时。

2. 低电压(low amplitude) 在长时间的记录中,各种状态下电压持续偏低,清醒时在 5～15μV,睡眠期不超过 10～25 μV。但多数持续低电压时没有状态区别,波幅持续在 5～30 μV 之间。可在低电压背景上夹杂低波幅的 θ 活动、低波幅的低频放电或周期性波或合并有各种发作期图形。一过性低电压见于发作后状态、低温、巴比妥或安定类中毒、代谢紊乱等情况。多次复查脑电图持续低电压超过一周预后不好,常提示有严重脑损伤。低电压应与新生儿睡眠周期中的低波幅不规则活动段区别,该段占整个睡眠周期的 10%～15%,足够的记录时间有助于鉴别。

3. 过度不连续(excessive discontinuity) 表现为与 CA 不符的持续不连续图形,暴发时间小于 3 秒,暴发间隔不等,多在 20 秒以上。在持续的不连续背景上可复合其他异常,如额区或颞区尖波、额区突出的慢波活动等。过度不连续图形可见于明显的脑病情况,预后不好,死亡率高,存活者多有严重后遗症。暴发的间隔时间越长,神经后遗症越明显。

4. 暴发-抑制(burst suppression) 在低电压或等电位的背景上出现周期性的暴发。两次暴发直接的低电压持续时间常超过 10 秒,也可短至 2～3 秒。暴发成分包括高波幅的不规则慢波、尖波等,持续 0.5～10 秒不等,早产儿持续 20 秒以上。暴发-抑制应与早产儿的 TD 和正常新生儿的 TA 图形鉴别。主要区别点为暴发-抑制图形与患儿 CA 不符,其低平段更长且电压更低或呈等电位,出现在各种状态而非仅见于 QS 期,对刺激无反应。暴发-抑制见于各种病因的严重脑损伤,预后不好,死亡率在 60% 以上,存活者多有严重神经后遗症。短抑制期的暴发-抑制也可见于代谢或中毒性脑病。暴发-抑制也可见于婴儿早期癫痫性脑病(大田原综合征)(图 16-9)。少数情况下暴发-抑制仅出现在一侧半球,多伴有一侧脑发育异常、胼胝体缺如、Aicardi 综合征等先天畸形。

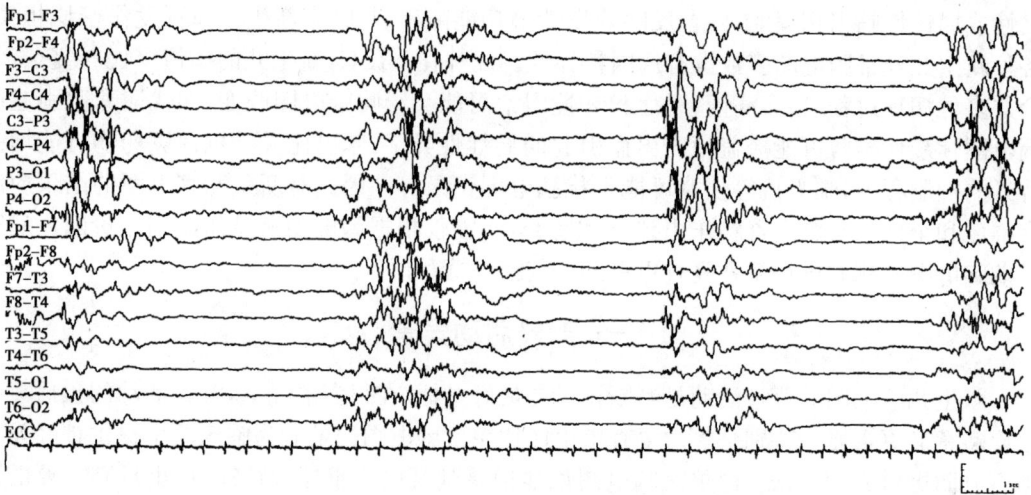

图 16-9　暴发-抑制

男，CA＝41W＋6d，大田原综合征

5. 半球间不对称（interhemispheric asymmetry）　两侧半球之间的电压在各种状态下恒定不对称，波幅差超过 50%，或伴有频率的明显不对称为重度异常。局灶性不对称或波幅差小于 50% 为轻度异常。判断不对称时应首先排除因头皮血肿、头皮水肿或电极位置不对称、出汗、局部接触不良等技术因素造成的假性不对称。在无法排除技术原因时，应进行复查随访。一过性或轻度的不对称一般无病理意义，常见于正常新生儿睡眠进入 QS 期的最初几分钟，颞区明显。持续明显的半球间不对称常提示抑制的一侧有脑结构性异常，可同时伴有慢波或阵发性异常。局部性发作后受累部位的一过性抑制也可导致不对称图形。

6. 半球间不同步（interhemispheric asynchrony）　新生儿半球间不同步为波形相似的暴发在时间上相差超过 1.5 秒。足月儿明显的半球间不同步是异常现象，见于胼胝体损伤、胼胝体发育不良、白质损伤、脑室周围－脑室内出血和其他病因的一侧半球病变等（图 16-10）。

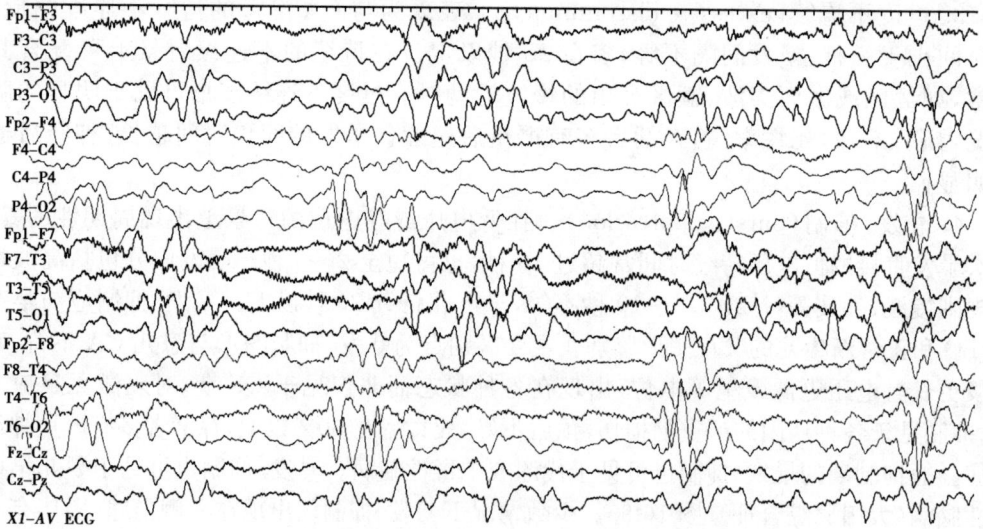

图 16-10　双侧半球不对称、不同步异常电活动（Aicardi 综合征）

女，足月出生后 25 天，强直痉挛发作，MRI 显示脑发育不良，胼胝体缺如

7. 弥漫性慢波背景(diffusely slow background) 清醒及睡眠期均为持续 $20\sim100\,\mu V$ 的弥漫性δ波,或以 θ 频段为主的单一频率背景活动,对刺激无反应,可双侧同步或两半球各自独立出现,有时在中央区或颞区突出。早产儿与 CA 相适应的不成熟图形如 δ 刷、θ 暴发减少或消失。弥漫性慢波在出生后持续存在 2 周以上表明预后不好。

8. 局部电衰减(focal attenuation) 电压降低仅见于一个或相邻的数个电极记录部位,而不涉及整个半球。常伴有局部或一侧脑病变,少数没有局部结构性病变,仅为局灶性功能异常。相反也有些一侧或局部性脑损伤如皮质或白质的坏死或出血,在脑电图上没有局部电压衰减的改变。

9. 睡眠周期消失或紊乱(absent or disrupted sleep cycling) 正常情况下足月出生的新生儿可明确区分 AS 期和 QS 期。正常睡眠周期的消失或紊乱是一种严重的脑电图异常。患儿常伴有上述某一种脑电图异常。系列记录比单次记录对这种类型异常的预后更有帮助。代谢中毒、低温和其他环境因素也可中断睡眠周期。某些药物如苯巴比妥能够改变或消除睡眠状态的转换。

10. 发育成熟性异常(abnormalities of maturational development) 在准确计算新生儿 CA 的前提下,脑电图显示的成熟水平落后于实际 CA 两周以上为异常。成熟不良图形多数是一过性的轻度异常,容易受到很多因素的影响。各种中枢神经系统病变如缺氧缺血性脑损伤、颅内出血、中枢神经系统感染、惊厥、胆红素脑病都可影响脑电图的成熟性;神经系统以外的病变,如新生儿呼吸窘迫综合征、新生儿感染性疾病、代谢紊乱等也会对脑电成熟性产生一过性影响。随着脑部或全身性病变的恢复,脑电图可在数周内发育到正常水平。一过性成熟不良一般无预后意义,但持续成熟不良甚至倒退的脑电图改变预后不好,常遗留有神经发育方面的问题。

二、阵发性异常

新生儿的阵发性异常,特别是节律性的异常电活动多数与惊厥发作有关。但正相尖波主要反映深部白质的病变,与癫痫发作无明显关系。在很多情况下,对新生儿脑电图上散发的癫痫样波形很难确定其临床意义,有些棘波、尖波和暴发性图形可见于正常新生儿或仅仅是发育不成熟的表现。临床应结合患儿的 CA、精神状态、棘波、尖波出现的部位、频率等特征来区别生理性和病理性的阵发性活动。表 16-3 列举了一些鉴别要点,但并不能涵盖所有的情况。

表 16-3 新生儿生理性和病理性阵发性活动的主要鉴别点

生理性	病理性
未成熟的阵发性活动	异常阵发性活动
节律性枕区 δ 活动	单一节律发放
枕区 θ 暴发	阵发性特殊波形
颞区 θ 暴发	局灶性周期性放电
颞区正相尖波暴发	一侧性周期性放电
额区一过性尖波	
棘波和尖波	棘波和尖波

续表

生理性	病理性
散发,多灶,非重复出现	反复出现,部位恒定;或多灶发放
少量或偶发	相对频发
主要出现在 QS 期	QS 期和 AS 期均可出现
主要出现在 TA 或 TD 的暴发段	暴发段和低平段均可出现
	Rolandic 区或中线区正相尖波

1. 频繁反复出现的棘波或尖波　一些作者认为棘波、尖波数量每小时超过 5 次为异常,但早产儿生理性的棘波、尖波也可达到或超过这个标准。应同时考虑棘波、尖波出现的时间和部位。病理性的棘波、尖波可为多灶性,也可为局灶性。恒定在某一部位反复出现的棘波、尖波,在排除额区或颞区一过性尖波后,应认为是异常放电(图 16-11)。但过多的多灶性棘波、尖波究竟与惊厥发作有关,还是一种过度不成熟的表现,有时仅从脑电图上很难区分,应结合临床情况全面分析判断。

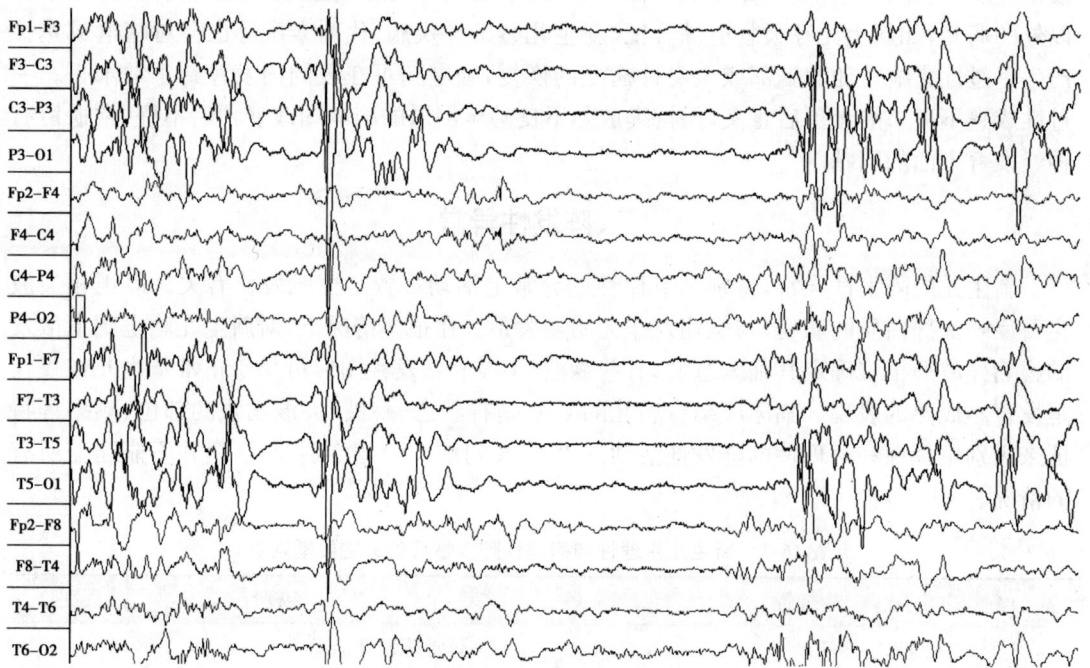

图 16-11　癫痫样放电

男,CA＝39W,反复惊厥发作,EEG 左侧半球频发棘波、尖波及快波活动

2. 阵发性的特殊波形　新生儿的癫痫样放电不一定都表现为棘波、尖波特征。由于不成熟脑的同步化程度低,可出现 1～3Hz,或波宽 200～1000ms 的极慢频率的发放,波形可为类正弦形波、尖形 δ 或 θ 波、尖端带有切迹的不规则波形或如同船帆样的三角形等;波幅在 100～300μV 之间不等,常呈节律性连续发放,或以相似的间隔反复周期性出现,

部位固定或游走,发作期放电的波形和频率随时间过程而呈现一定的演变过程,伴或不伴临床发作。

3. 阵发性单一节律发放　一般来说,除早产儿枕区可出现节律性 δ 发放外,任何波形和任何频率的脑波长时间持续节律性发放在新生儿都是异常现象。单一节律发放多为局灶性,可为 α 样节律、θ 节律、δ 节律或尖波节律,波幅在 $50\sim200\mu V$ 不等,在长时间发放过程中频率和波幅常有演变。临床伴或不伴发作症状(图 16-12)。

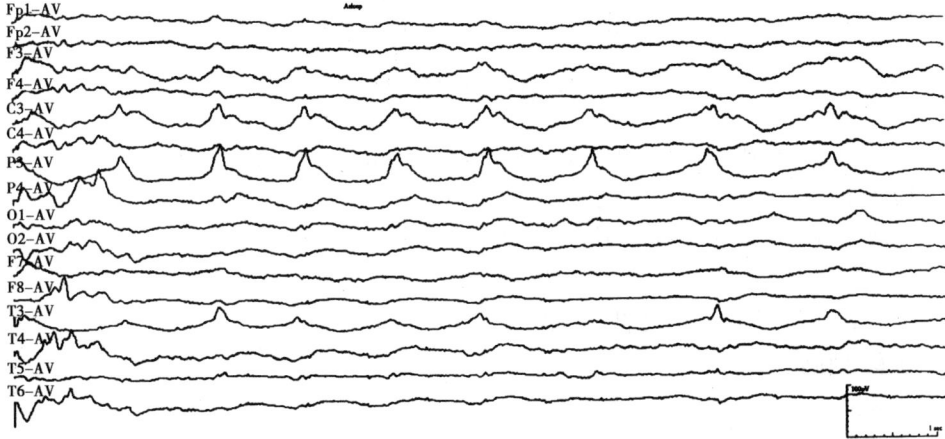

图 16-12　局部宽大尖波节律阵发
女,CA=34W+5d,出生窒息,颅内出血,惊厥发作

4. 周期性放电　为刻板的阵发性复合波,以相似的间隔重复出现,持续 1～数分钟,或占整个记录时间的 20%。周期性放电可广泛性、一侧性或局灶性出现。新生儿周期性放电是一种严重的脑电图异常现象,多数伴有严重脑损伤,预后不好。

5. 低电压背景上的低频放电　在持续广泛性低电压的背景上,可见波幅很低(50 μV 左右)的尖波或慢波,以很低的频率(每 0.5～2 秒 1 次)反复出现,有时尖波的基底较宽(200～500ms),波形常有切迹,如同双重波,可出现在某一局部脑区,持续数十秒至数分钟不等。患儿常处于昏迷状态。见于严重窒息、缺氧缺血性脑损伤、单纯疱疹性脑炎、先天性代谢异常等严重脑损伤,预后不好。

第四节　异常新生儿脑电图的判断标准

新生儿脑电图异常的分度与长期预后有良好的相关性。此处提出的判断标准综合了多家研究的结果,供临床参考。

一、轻 度 异 常

1. 背景活动成熟轻度延迟,即与实际 CA 相比,TA 或 TD 图形轻度不连续。

2. 与 CA 相适应的波形或节律轻度缺乏(如枕区 δ 活动、枕区或颞区 θ 活动或 δ 刷轻度减少)。

3. 局灶性电衰减。

4. 在正常或轻度异常背景上的少量局灶性或多灶性放电。

二、中 度 异 常

1. 与实际 CA 相比,背景活动中度不连续(暴发间隔时间在 CA30 周以下早产儿 30 秒以上,或在 CA30 周以上超过 20 秒,但均不超过 60 秒)。

2. 与 CA 相适应的波形或节律缺乏。

3. 半球间持续不对称和(或)不同步,不超过整个记录的 50%。

4. 持续普遍性电压降低,在所有状态下背景活动低于 25 μV。

5. 单一节律发放或其他形式的电发作,不伴重度背景异常。

三、重 度 异 常

1. 与实际 CA 相比,背景活动明显不连续(暴发间隔时间超过 60 秒)。

2. 局灶性或一侧性周期性放电。

3. 半球间过度不同步和(或)不对称,占整个记录的 50% 以上。

4. 频繁出现 Rolandic 区或中线区正相尖波,>2 次/分钟。

5. 严重低电压(在所有状态低于 5 μV)。

6. 暴发-抑制。

7. 等电位。

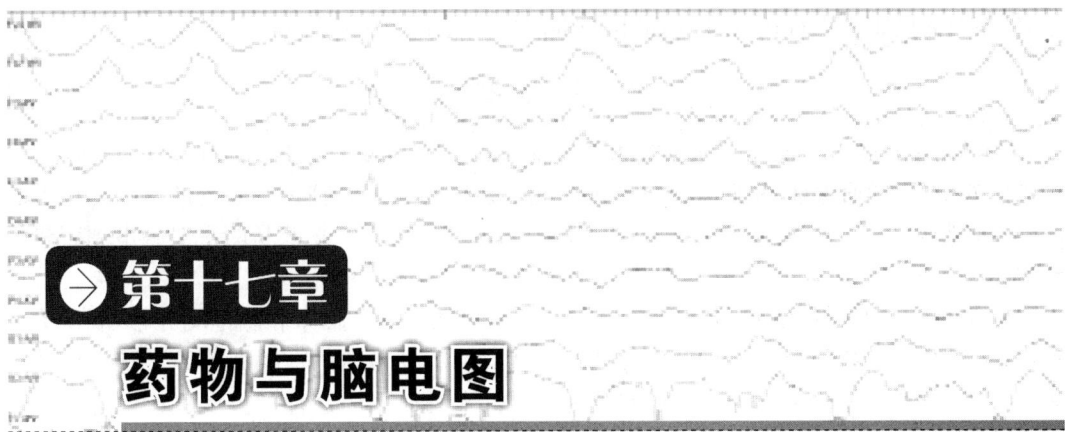

很多药物,特别是作用于中枢神经系统的药物,可通过多种环节和机制对脑电图产生影响,包括:①改变背景频率及其空间分布;②增加(或减少)快波或慢波的数量;③引起阵发性活动或特殊的波形;④抑制阵发性活动;⑤改变警觉水平、睡眠周期和(或)睡眠结构。

第一节　抗癫痫药物对脑电图的影响

抗癫痫药物主要通过改变细胞膜离子通道的性质或改变突触的功能而发挥抗癫痫作用。表 17-1 列举常用抗癫痫药物对脑电图快波、慢波和癫痫样放电的影响,但同一种药物在不同个体可有差异。

表 17-1　抗癫痫药物对脑电图的影响

抗癫痫药物	θ 和 δ	β	α	发作间期癫痫样放电
苯二氮䓬类	—	↑↑	↓	↓↓
丙戊酸	—	—/↑	↑	↓
苯妥英钠	↑↑	↑	↓	—/↑
苯巴比妥	↑	↑	↓	—/↑
卡马西平	↑	↑	↓	—/↑
氨己烯酸	—	↓	↓	↓/↑
托吡酯	↑	—	↓	—
拉莫三嗪	↓	—	↑	↓
加巴喷丁	↑	—	↓	↓

—无作用或不明显;↑增加;↑↑明显增加;↓减少;↓↓明显减少

在分析药物对脑电图的影响时,应注意以下几点:①抗癫痫药物的抗惊厥作用及其对脑电图的影响在动物试验与人类的反应可能不一致甚至相反;②在健康志愿者和癫痫患者引起的脑电图改变不完全相同;③短期静脉用药与长期口服用药的药代动力学变化不同,对脑电图的影响也不尽相同;④同一种抗癫痫药对不同发作类型或不同年龄患者的脑电图影响可能不一致,如卡马西平对少数儿童部分性癫痫类型可能会加重脑电图异常或增加发作频率,但在成人则很少出现;⑤治疗剂量和中毒剂量时可引起完全不同的脑电图改变。

一、卡 马 西 平

卡马西平(carbamazepine)通过阻断细胞膜 Na^+ 通道而发挥抗癫痫作用,同时还可降低细胞膜对 Ca^{2+} 的通透性,从而降低神经元兴奋性。卡马西平对脑边缘系统的癫痫样放电有选择性抑制作用,并可阻断异常放电的传播,提高惊厥阈值。口服卡马西平对脑电图背景活动的影响主要表现为 α 活动减少,慢波活动和 β 频段以上的快波活动轻度增多。

对某些类型的儿童癫痫,治疗剂量的卡马西平可诱发加重临床和脑电图异常,表现为发作频率增加或出现新的发作形式,并有脑电图背景活动变慢,棘波、尖波等异常阵发性活动增加和扩散,甚至伴有认知功能障碍和行为异常。卡马西平的这种加重反应特别容易发生在某些儿童全面性癫痫发作(失神、肌阵挛、失张力发作)和混合型癫痫发作,尤其是伴有智力低下的癫痫儿童和特发性全面性癫痫综合征。在少数情况下,卡马西平也可能加重某些部分性发作,如 Landau-Kleffner 综合征、伴有中央颞区棘波的儿童良性癫痫等,可使发作频率增加,出现负性肌阵挛、不典型失神等新的发作形式,脑电图放电增多,甚至出现睡眠中电持续状态(ESES)。有时尽管发作频率减少但脑电图可见恶化。卡马西平很少加重成人的癫痫发作或加重脑电图异常。

卡马西平中毒时脑电图表现为弥漫性慢波异常,临床伴有共济失调、眼震、嗜睡、精神障碍等症状。视觉症状常为中毒早期的表现。

二、苯 妥 英 钠

苯妥英钠(phenytoin)能抑制单突触传递的强直后电位增强,降低细胞膜对 Na^+ 和 Ca^{2+} 的通透性,从而稳定细胞膜,降低兴奋性。

多数患者在服用苯妥英钠后的脑电图目测分析没有明显改变,但个体差异较大,有些表现为背景 θ 和 δ 频带慢波轻度增加,快波无明显增加。苯妥英钠血浓度达到一定水平后,其清除率逐渐转为非线性动力学消除,此时剂量的少量增加可使血浓度急剧增高,并可产生中毒症状。当血药浓度超过 32μmol/L 时,脑电图的快波功率增加。达到中毒水平时,或血浓度在治疗范围内的慢性苯妥英钠脑病时,脑电图可出现明显的弥漫性 θ、δ 活动及阵发性慢波异常。但由于癫痫患者的脑电图改变受到各种因素的影响,因此慢波化程度与苯妥英钠血浓度及临床中毒症状之间并无严格的对应关系。

苯妥英钠可加重肌阵挛、失神、强直等癫痫发作类型,伴有相应的脑电图异常放电增多。

三、巴 比 妥 类

苯巴比妥(phenobarbital)对背景活动的影响主要为快波明显增加,α 活动减少。单次口服苯巴比妥 1 小时后可引起 18～30Hz 的快活动,波幅在 20～50μV,最大位于额区,用药后5～7 小时最明显。脑电图与血药浓度变化趋势一致。大剂量苯巴比妥时 δ 和 α 活动均增多。成年人苯巴比妥血浓度超过 50～60μg/ml 时可引起昏迷和脑电图的电静息,但多为可逆性改变。

四、苯二氮䓬类

苯二氮䓬类药物(地西泮、硝西泮、氯硝西泮等)可用于镇静催眠、抗癫痫或抗焦虑治疗。

该类药物均可引起广泛性 β 活动增加,波幅呈纺锤样波动,以双侧前头部为著(图 17-1);α 活动减少。苯二氮䓬类对 β 活动的激活作用在最后一次服药后可持续 2 周。

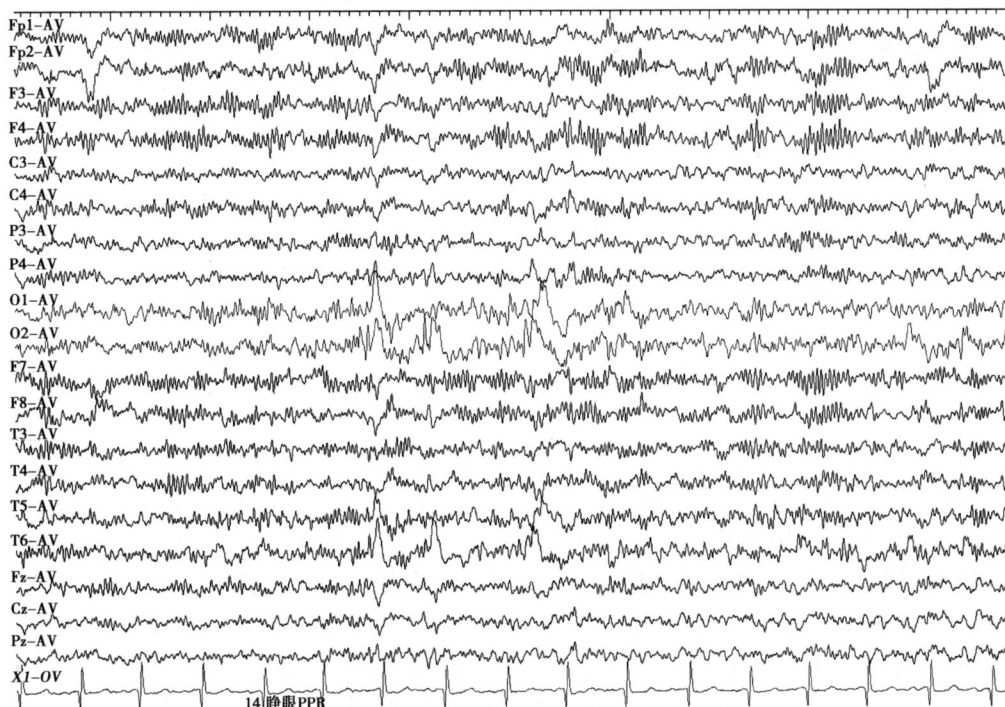

图 17-1 药物性快波

男,8 岁,癫痫,目前服用氯硝西泮和卡马西平,
图中额、颞区为主的大量 β 节律主要与氯硝西泮有关

苯二氮䓬类药物对睡眠周期的影响表现为缩短睡眠潜伏期,延长整个睡眠时间,增加 NREM 睡眠 Ⅰ～Ⅱ期,减少慢波睡眠期(Ⅲ～Ⅳ期),延长 REM 睡眠潜伏期。睡眠期纺锤波和 K-综合波的数量增加,常伴有波幅增高,波形变尖。

五、丙 戊 酸

丙戊酸(valproic acid)可通过增加脑内 GABA 浓度和加强突触后膜对 GABA 的反应性而发挥抗癫痫作用。长期丙戊酸单药治疗的儿童脑电图可有明显而广泛的 β 活动增多,并有慢波活动减少,背景活动改善,癫痫样放电减少或消失,并可消除光敏性反应。

丙戊酸脑病昏迷伴血氨升高时,脑电图背景呈弥漫性慢波,或双侧同步高波幅慢波活动,后头部为著。患者表现有嗜睡、呆滞、昏迷。脑电图可见发作间期癫痫样放电,临床伴有非癫痫性负性肌阵挛(扑翼样震颤),与皮质放电无锁时关系。

第二节 抗精神障碍药物对脑电图的影响

抗精神障碍药物多数对脑电图有不同程度的影响。作用于精神活动的药物对脑电图的主要影响见表 17-2。

表 17-2　作用于精神活动的药物对脑电图的影响

药物类型	同步化	δ/θ	α	β1	β2	异常放电
神经松弛剂	—	—	↓	↑↑	↑	↓
抗精神病药	—	↑	↓	↑	↑	↑
抗抑郁药	↓	↑	↓	—	↑	—
精神兴奋剂	↓	↓	↑	↑	↑	↓
抗焦虑药	↓	—	↓	↑↑	↑↑	↓
催眠药	↑	↑↑	↓↓	↑↑	↑↑	↓

—无作用或不明显；↑增加；↑↑明显增加；↓减少；↓↓明显减少

一、氯氮平

属于二苯氧氮平类衍生物抗精神病药物，可抑制脑干网状结构上行激活系统，干扰大脑皮质的电活动，并可直接作用于边缘系统，调节多巴胺和乙酰胆碱的平衡，起到安定、镇静及情感调节的作用。应用氯氮平后 50％以上脑电图有轻度－中度异常，10％左右为重度异常。背景活动 α 节律变慢，θ 和 δ 活动增多，并见 20Hz 左右的 β 活动增多。常见阵发性慢波，少数有棘波、棘慢复合波发放，过度换气可诱发，严重时合并癫痫发作。有癫痫发作的患者在出现临床发作前脑电图检查即可出现癫痫样放电，因此脑电图可为临床调整药量和决定停药提供信息。脑电图异常多数与剂量有关并且是可逆的，重度异常或出现癫痫样放电时应减量或停药。

二、吩噻嗪类

吩噻嗪类抗精神病药物（氯丙嗪、奋乃静、氟奋乃静、三氟拉嗪等）对脑电图的影响总体上是增加 8～9Hz 的慢 α 活动，增加高波幅慢波活动，减少 β 活动指数。大剂量氯丙嗪可引起广泛阵发性慢波和尖波发放，甚至可引起癫痫发作，偶可导致非惊厥性癫痫持续状态。

三、三环类抗抑郁药

丙咪嗪、阿米替林、多虑平等三环类抗抑郁药在治疗剂量下增加慢波和快波活动，频率和波幅不稳定。α 节律的频率缓慢下降。治疗剂量也可引起阵发性慢波、棘波和多棘波，增加癫痫患者的发作频率。在大剂量时可导致非癫痫患者出现偶然或多次癫痫发作。中毒时脑电图出现广泛性慢波，缺乏反应性，并见不规则 8～10Hz 活动和阵发性棘波、慢波等图形。昏迷时为非特异性的昏迷图形。

→ 第十八章
脑电图的诊断与报告的书写

第一节 脑电图的诊断

脑电图的诊断缺乏"金标准"。目前国内外都没有统一的脑电图诊断标准。因为脑电图受年龄、醒-睡等状态、各种病理状态等多种因素的影响,因此临床脑电图诊断采用的是定性和半定量的方式,在正常和异常之间以及不同异常程度之间难以进行明确的定量划分。对阵发性异常波形的识别标准也难以严格界定,特别是对某些严重畸变的波形或不典型的波形,不同的脑电图专业人员可能有不同的理解和判断。

是否需要对异常脑电图进行分级主要取决于不同程度的异常是否与临床脑功能损伤的程度和(或)预后相关。

1. 背景活动 成人脑电图背景活动的广泛性异常和临床脑功能障碍的程度具有一定的相关性,新生儿脑电图背景活动异常程度与脑损伤程度及远期预后有较高的相关性。将这两个年龄段的脑电图背景活动分为轻、中、重度异常有助于临床对病情和预后的判断。儿童期脑电图的背景活动受到年龄、发育水平、记录状态等多种因素影响,异常程度难以把握,且多数与脑功能损伤程度没有密切关系,分级诊断对临床评价病情和预后没有太大帮助,且容易造成临床医师和患者的误解,因此一般不对异常儿童脑电图进行轻、中、重度分级。

2. 癫痫样放电 由于癫痫样放电具有相对特异性的诊断意义,且异常电活动的数量及范围与临床病变的严重程度没有密切的相关性,因此将癫痫样放电进行分级没有意义。例如脑电图虽然只有少量的前颞区低波幅尖波,但临床可能伴有明显的海马硬化和难以控制的癫痫发作;而儿童良性 Rolandic 癫痫常有大量的棘慢复合波连续发放,但临床发作稀少,容易控制且远期预后良好。具体指明阵发性异常的波形、频率、部位等特征对临床诊断更有意义。

本节参考国内外文献,分别提出一个成人和儿童脑电图粗略的诊断分级方案,但肯定远不能涵盖临床遇到的各种特殊脑电图现象,仅供参考。

一、成年人脑电图的诊断分级参考

(一)正常脑电图

符合下列所有各项时为正常脑电图:

1. 脑波分布有正常的部位差别,左右基本对称,双侧半球相应部位的波幅差不超过 30%。

2. 清醒期全头部 α 波频率差不超过 2Hz;后头部 α 节律在 9～11Hz,主要分布在双侧枕区;双侧枕区 α 节律的波幅最高,调幅最好,生理反应最明显;同一时段内左右两侧 α 波频率差不超过 0.5Hz,有正常调幅;α 指数平均为 75%。

3. β 活动在 20% 以下,波幅不超过 20μV,以额、颞区为主。

4. θ 活动不超过 5%,波幅不超过 30μV。

5. 全部记录中偶见 δ 活动,波幅不超过 50μV。

6. 过度换气、闪光刺激等诱发试验无异常反应。

7. 生理性睡眠波顺序出现,睡眠周期正常。

8. 无异常阵发性电活动。

(二)界线性脑电图

界线性(borderline)脑电图又称边缘状态脑电图,指脑电图改变介于正常和轻度异常之间。界线性脑电图可以是正常脑电图的变异,和遗传因素有关;也可见于精神紧张、情绪不稳定、非神经系统疾病或中枢神经系统疾病恢复期。临床无明确的诊断意义。有下述一项表现即可称之为界线性脑电图:

1. α 节律的频谱增宽,变化范围大于 2Hz;波幅超过 100μV,或轻度节律不规则。

2. 双侧半球相应部位波幅差超过 30%。

3. 中等波幅 β 活动分布广泛或数量超过 40%。

4. 额区低波幅 θ 活动轻度增多,数量超过 10%～15%。

5. 低波幅 δ 活动轻度增多。

6. 出现某种临床意义不确定的波形。

7. 睡眠周期紊乱,例如出现以 REM 开始的睡眠。

(三)轻度异常脑电图

轻度异常脑电图的临床意义与边缘状态相似,可见于 5%～10% 的正常人,亦可见于轻微脑功能障碍、脑深部病变或中枢神经系统病变的早期或恢复期,或见于全身其他疾病如内分泌及代谢性疾病,一般不具有重要的临床诊断意义。有下述一项表现即为轻度异常脑电图:

1. α 节律不规则,不稳定,调节、调幅不佳,频率减慢至 8Hz,波幅超过 100μV,生理反应不明显。

2. 两侧半球相应部位波幅差超过 50%。

3. β 活动明显增多,波幅高于 50μV。

4. θ 活动明显增多,主要出现在额区。

5. δ 活动轻度增多。

6. 过度换气出现中等波幅 θ 频段慢波活动早期出现或延迟消失。

(四)中度异常脑电图

中度异常提示有明显的脑功能障碍,见于各种中枢神经系统的器质性或功能性病变。有下列异常之一者为中度异常:

1. 基本节律明显减慢,枕区为 7～8Hz 的慢 α 节律,或 α 节律完全消失,被 4～7Hz 的 θ 节律取代。

2. 左右明显不对称。

3. 出现较多散在 3Hz 左右中等波幅的 δ 波或 δ 活动。

4. 正常生理性睡眠波在一侧或双侧消失,或正常睡眠周期消失。

5. 较多广泛散在或少量节律性癫痫样放电。

(五)重度异常脑电图

重度异常时正常节律完全消失,表明有严重的脑功能障碍,临床常见于各种病因的严重脑损伤,可伴有不同程度的意识障碍。有下述一项异常表现即可为重度异常:

1. 背景以 δ 波为主,可有少量 θ 活动,或少量 α 或 β 频段的低波幅快波复合在慢波之上。

2. 背景以 θ 节律为主,有少量散在 δ、α、β 波。

3. α 泛化。

4. 波幅和频率无规则,完全失去节律性。

5. 有阵发节律性的癫痫样发放。

6. 周期现象。

7. 持续低电压或电静息状态。

其中周期现象及电静息因预后不良,也可被称为极度异常。

二、小儿脑电图诊断的参考标准

小儿脑电图分为正常、正常范围、界线性和异常四个等级。正常范围和界线性脑电图均无明确的临床诊断意义。异常脑电图不再分级,但需指明主要异常表现。

(一)正常小儿脑电图

小儿(不包括新生儿)脑电图符合下列各项表现时为正常脑电图:

1. 背景活动的频率、波幅、节律性、调节性和分布符合相应的年龄范围。

2. 左右半球相应部位基本对称,波幅差不超过 50%,婴幼儿期颞区可有轻度不对称。

3. 在其年龄段应该出现的生理性波形如期出现(如睡眠纺锤、顶尖波等),在其年龄段应该消失的不成熟波形如期消失(如 δ 刷、枕区插入性慢波等)。

4. 可存在与年龄相关的图形(如思睡期阵发性慢活动、颞区轻度不对称等)。

5. 过度换气没有明显的慢波提前出现和(或)延迟消失。

6. 生理性睡眠波顺序出现,睡眠周期正常。

7. 各种状态下没有异常阵发性放电。

(二)正常范围小儿脑电图

正常范围小儿脑电图多数为正常变异,和正常小儿脑电图的临床意义基本一致。在正常小儿脑电图的基础上,具有下列一项表现时为正常范围脑电图:

1. 脑波频繁范围轻度增宽,调节、调幅欠佳(仅指年长儿)。

2. 过度换气时有轻度的慢波提前出现和(或)延迟消失。

3. 出现少量临床意义不确定的波形。

(三)界线性小儿脑电图

界线性小儿脑电图可为正常变异,也可见于轻度脑功能障碍小儿,临床不具有重要的诊断意义。在正常范围小儿脑电图的基础上,具有下列一项表现时为界线性脑电图:

1. 脑波频率轻度落后于相应年龄的正常范围,慢波轻度增多,调节调幅不良(仅指年长儿)。

2. 出现少量不典型棘波、尖波；或出现较多临床意义不确定的波形。

(四)异常小儿脑电图

小儿脑电图出现以下情况属于明确的异常：

1. 背景脑波发育延迟，清醒时基本脑波频率明显落后于相应年龄的正常范围（基本节律慢化），该年龄段应出现的脑波未正常出现（如枕区 α 节律），或应消失的脑波未如期消失（如δ刷形放电、TA 波形等）。

2. 脑波分布无正常部位差别（如无枕区优势频率）。

3. 两半球对应区域明显持续不对称。

4. 广泛或限局性的持续慢波活动。

5. 出现高度节律紊乱、暴发－抑制、低电压或电静息。

6. 睡眠周期或睡眠结构异常，或在长时间的睡眠记录中生理性睡眠波在一侧或两侧恒定消失。

7. 过度换气时诱发出棘(尖)慢复合波或出现两侧慢波明显不对称，或闪光刺激诱发出棘(尖)慢复合波或出现光搐搦反应。

8. 出现各种异常阵发性活动。

第二节 脑电图报告的书写

目前无论是在国际上还是国内，无论是常规脑电图还是长程监测脑电图，报告的书写均没有统一的格式。对每一份脑电图记录，不同的脑电图工作者可能有不同的理解和表达方式，这不仅取决于报告者的经验，也包含了不同的个人风格。原则上，脑电图报告应全面反映记录中各种状态下的脑电图特征，并特别突出对临床诊断最有价值的特征。脑电图报告人应在报告中为临床传递明确的信息，尽量避免含糊不清的结论，使临床医师无所适从。

常用的脑电图报告主要有两种形式：①表格选项式，各家脑电图室设计的表格不同，但内容大同小异，这种方式简便快捷，一般用于常规清醒脑电图报告，特别是在患者较多，工作量大时。但表格式报告难以既全面又有重点地反映脑电图描记中可能出现的一些特殊现象。②描述式报告，对各种状态下的正常和异常脑电图现象进行简要的文字描述，适用睡眠脑电图和长程脑电监测，可以全面而有重点地反映一份脑电图记录的特征和对临床诊断的价值。不论采用哪一种形式，脑电图报告均应包括一般情况介绍、脑电图记录的描述、报告人对脑电图的印象和解释几个部分。

一、一般情况介绍

1. 患者的一般情况　包括姓名、性别、年龄（婴幼儿精确到月，新生儿精确到周或日，并参考母亲分娩时的孕周数）、利侧手。

2. 患者检查前的准备，如剥夺睡眠、药物诱导睡眠等。

3. 患者当前正在服用的可能对脑电图产生影响的药物（抗癫痫药物、镇静催眠药或抗精神病药物等）。

4. 如果是癫痫患者，应注明最近一次发作的时间。

5. 脑电图记录时患者的状态（清醒、自然睡眠或药物睡眠、昏迷等）、体位（坐、卧、站立、抱、或在动态脑电图监测时的随意体位）。

6. 脑电图记录的地点(脑电图室、ICU 病房、急诊室等)。

7. 脑电图记录的方式(常规脑电图、视频脑电图或动态脑电图)和记录的开始和结束时间。

二、脑电图记录的描述

脑电图报告中描述的目的是能使其他脑电图人员或临床医生在不看图的情况下根据描述得出有关该记录是否正常及异常程度的判断。报告人应客观全面描述脑电图记录到的各种正常及异常特征,避免加入主观判断。不论表格式或描述式报告,均应包括以下顺序和内容(部分参考美国脑电图和神经生理协会的"书写脑电图报告指南")。

1. **背景活动** 描述清醒闭眼状态下(新生儿及小婴儿为清醒安静状态下)的脑电图特征。首先描述占优势的主要活动或节律,包括枕区基本节律的频率和调节、调幅情况,快波,慢波,双侧半球的对称性,睁-闭眼反应等。然后描述非优势活动的频率、数量、波幅、部位、对称或不对称、有节律或无节律。重点评价脑波的分布、枕区优势节律的特点、基本节律的频率是否与年龄相适应、散在或间断慢波活动的数量及分布等。

异常脑电图记录、婴儿记录或睡眠记录可能没有明显的优势频率。在这些情况下,可按任何顺序描述其频率、波幅等。当记录显示明显的半球间不对称时,每侧半球的各种特征应分别描述。

2. **诱发试验** 应说明过度换气合作好、一般或不好,闪光刺激的类型及频率范围。具体描述对过度换气、节律性闪光刺激等诱发试验的反应,如有异常反应需注明,如慢波提前出现、诱发出癫痫样放电或诱发出光阵发性反应等,并具体注明异常电活动的特征(波形、频率、分布等)。

3. **睡眠** 注明睡眠时间和达到的睡眠深度,主要描述正常睡眠波(顶尖波、睡眠纺锤等)是否如期顺序出现,睡眠周期是否正常。如有一侧或双侧睡眠波消失或明显而恒定不对称,极度睡眠纺锤、正常睡眠周期消失等异常情况,应予说明。除非申请医师有特殊要求(如发作性睡病)或进行多导睡眠图记录,一般不需分析详细的睡眠参数。

4. **异常波** 如存在异常波,应重点详细描述,包括以下特征:波形(棘波、尖波、棘慢复合波、尖慢复合波、多棘慢复合波、多形性慢波等),频率(在广泛性棘慢复合波发放时尤为重要),波幅,空间分布(广泛性、多灶性或限局性,后者应注明具体部位),同步性及对称性,出现方式(单发、散发或阵发),持续时间,出现于什么状态(清醒、困倦、睡眠期、觉醒期、诱发试验时等),是否存在周期性,数量(偶发、频发、大量、持续等),特殊的诱发或激活方式(睡眠、过度换气、闪光刺激、看电视、阅读、惊吓等)。其中异常波的数量只是一个主观的感觉,一般不需要精确定量。在某一状态下存在大量或接近持续异常波发放时,可粗略估计放电指数,如 NREM 睡眠期棘慢复合波指数约为 70%。

5. **其他** 如记录中缺乏某些正常特征如 α 节律、睡眠纺锤等应进行描述。但如缺乏某些异常脑电图特征则一般不需特别描述。如果对临床诊断特别有用,可在描述中使用"无局灶性异常"或"无癫痫样异常"等表述,但不应使用"符合××疾病"这种具有疾病诊断意义的表述。

6. **临床发作** 如果在脑电图记录中出现临床发作,应根据现场目击或录像所见简要描述发作表现及发作期脑电图特征。对发作期 VEEG,最好由临床医师和脑电图技术人员共同分析,并特别注意对诊断及分型有重要价值的信息,如先兆症状、意识状态、自动症状、最初出现症状的部位、发作的运动性症状累及的部位、抽搐形式、持续时间、发作后状态等。应注明发作次数及各次发作出现于什么状态。注明发作时的状态(清醒、思睡、睡眠期或觉醒后等)比注明具体发作时间对诊断更有价值。如发作持续时间较长,症状有动态变化,可以用箭头表示发作的进展演变过程,如阵挛性抽动从右侧拇指开始→右侧示指和中指→右侧手和前臂→右侧面部和下肢。对癫痫发作症状的描述应尽可能使用术语,以便于讨论时的理解、对比和交流。同时描述发作期的脑电图特征,注意与背景图形比较,发作波最开始出现的部位及演变过程,如波幅变化(突然增高或降低)、频率变化(增快或减慢)、节律变化(从无节律到有节律,或反之)及部位的扩散等。

如监测中出现家长或医师怀疑为发作的症状,但发作期脑电图没有异常电活动,应予以说明,表明在分析阅图时注意到了这些问题。

7. 脑电图描记中的特殊用药 有时由于癫痫持续状态或电持续状态,在长程脑电图监测过程中需要给予某些抗癫痫药物或其他药物(如苯二氮䓬类或维生素 B_6 等),以观察药物对临床和脑电图的作用。报告中应注明给药种类和剂量、给药时间、给药后脑电图和临床的变化及持续时间等。

8. 干扰波 长程脑电图监测中常存在大量伪差。但只有在干扰波和脑电图活动有关(如和棘波有锁时关系的肌肉抽搐电位),或可能提供有价值的诊断信息(如肌纤维颤搐、眼震等),或影响对脑电图记录的分析解释(如大量肌电和运动伪差掩盖,无法分析发作期脑电图)时才予以提及。

三、脑电图的结论和解释

上述对脑电图特征的描述需要尽可能客观,但脑电图结论是报告者个人对一份记录的印象,对脑电图的结论和对结论的解释应由具有丰富脑电图诊断经验和一定临床经验的脑电图医师在综合临床和脑电图资料的基础上谨慎作出。应避免对结论的随意解释,否则有可能会干扰临床诊断思路或引起医疗纠纷。

首先应对脑电图正常与否及异常程度作出结论。对异常脑电图应进一步指明异常所在,特别是异常波形和出现部位等主要特征。当存在几种不同特征异常时,应择重点列出2~3条主要异常。如以前曾接受过脑电图检查,结论中应包括与以前记录结果的比较(有改善、无变化或出现新的问题)。

由于脑电图主要反映脑功能状态而缺乏病因特异性,脑电图结论中一般不涉及临床疾病的诊断。如脑电图结论为"高度失律",但不宜得出"符合婴儿痉挛诊断"的结论,因为高度失律也可见于某些非婴儿痉挛的发作,而婴儿痉挛也不能仅根据脑电图的高峰失律作出诊断。又如"双侧对称同步3Hz棘慢复合波"也不宜附注"儿童失神癫痫"的诊断。脑电图报告结论中也不应使用对现有临床诊断带有肯定性或否定性含义的用词,如"符合(或不符合)脑炎的诊断",因为单凭脑电图所见常不足以肯定或否定临床诊断。对临床怀疑为癫痫的患者,如果没有记录到发作,脑电图记录到发作间期癫痫样放电不能作为肯定癫痫诊断的依据,因为癫痫样放电也可见于少数非癫痫患者;反之没有记录到癫痫样放电也不能作为否定癫痫诊断的依据。报告者可根据情况提出进一步检查的建议,如进行某种诱发试验或长程脑电图监测。

当脑电图,特别是视频脑电图监测记录到癫痫患者的癫痫发作时,多数可以作出明确的临床诊断,如在记录过程中患者出现失神发作,同时脑电图出现广泛同步对称的3Hz棘慢复合波节律暴发,可证明检查中有典型失神发作。

由于长程脑电图监测的目的主要是鉴别发作性质和(或)确定发作类型。因此在监测到发作的患者,应根据前述对发作期临床—脑电图特征的描述,在结论中尽可能作出发作性质和发作类型的诊断。如"监测到 3 次左侧起源的额叶发作"、"清醒期频繁肌阵挛发作"等。

对发作期录像脑电图分析仍然不能确定诊断的患者,应如实表述并说明原因。如"监测到一次入睡期四肢不规则运动,发作期大量运动伪差掩盖,发作性质不能确定",或"监测到一次癫痫性发作,发作类型不能确定"(即不符合目前已定义的任何一种发作类型)。

如经脑电图监测证实患者、家长或医师怀疑的症状为非癫痫性事件,也应说明,对有关问题作出回答。

如果脑电图异常可能与药物或其他治疗干预的影响有关,或可能与患者的特殊临床事件有关,应当注明。如"该记录的脑电图改变可能与电惊厥治疗有关",或"由于是临床发作后短时间内的记录,不除外发作后的一过性弥漫性慢波,建议随访复查"。

××××××医院　脑电图报告

姓名：	×××	病历号：	××××××	检查日期：	××××.××.××
性别：	男	脑电图号：	××××××	检查开始时间：	9Am
年龄：	17 岁	申请科室：	ICU 病房	检查结束时间：	9:30Am
利手：	右	申请医师：	×××	末次发作时间：	3 小时前
状态：	浅昏迷	临床初诊：	抽搐、昏迷待查	检查地点：	ICU 病房床旁
检查体位：	卧位	临床用药：	地西泮(8Am,静脉)	检查方式：	视频 EEG

背景活动	
慢波	
快波	
波幅特点	
过度换气	
闪光刺激	
异常波（发作间期）	
发作期	
结论	

脑电图技术员：×××

脑电图医师：×××

××××年××月××日